＼マンガでわかる／

ココロの不調回復

食べてうつぬけ

精神科医 奥平智之
マンガ いしいまき

主婦の友社

はじめに

この本を手にとったあなたは、ココロや体の不調で悩んでいるのではないでしょうか？　ツライのに、お仕事や育児など、がんばっているのでしょうね。

詳しい状況はわかりませんが、どなたにも共通してご提案できることがあります。それは、食事を見直すことです。食事を変えると、ココロも体も変わります。

実は、老若男女の不調の多くに鉄欠乏が影響しています。とくに女性に多いので、「テケジョ（鉄欠乏女子）」と名づけて注意喚起することにしました。

テケジョの多くには貧血はありません。でも、疲れやすく、気分は不安定、お肌の調子はよくない、など、いまいち体調がすぐれない。

この本には、そんなあなたに、ぜひ参考にしていただきたい、ココロに効く食事や栄養、漢方の情報が書かれています。チェックリストもたくさんあり、ご自身の状態を把握できるようにもなっています。

この本が、あなたのココロを、少しでも軽くする手助けとなることを祈っています。

奥平　智之

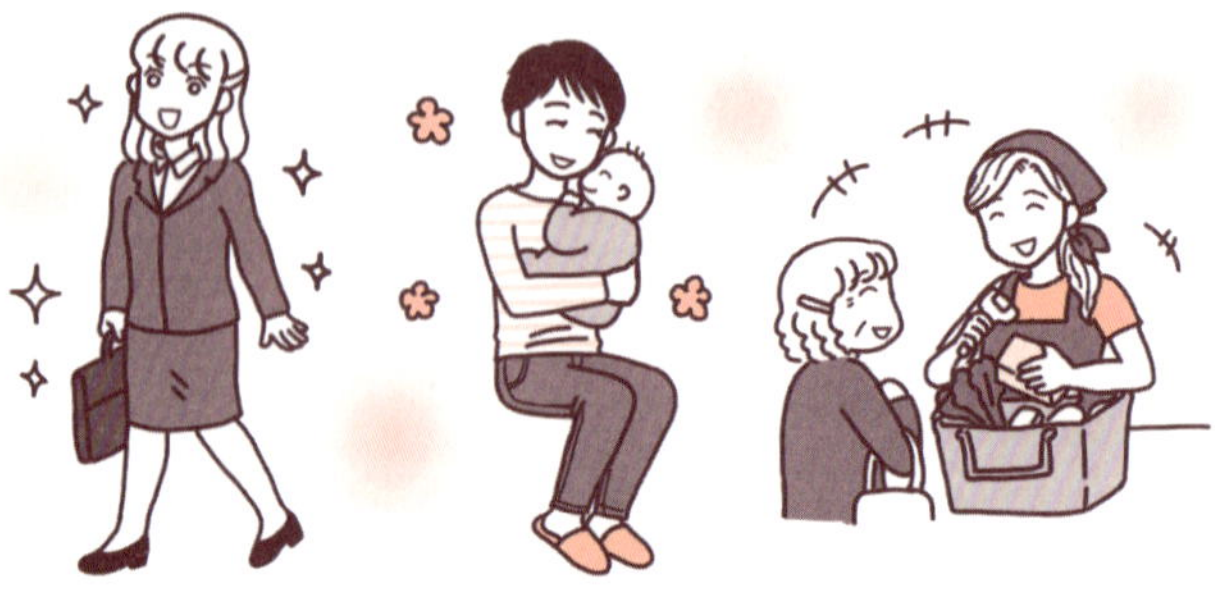

推薦のことば

「どうか生きていてください」

診察が終わり、患者さんを見送るとき、いつもそう祈っています。

抗うつ薬は頼りになる薬です。しかし、本当の意味で有効なのは6割くらいにすぎないというデータもあります。いまだにうつ病のメカニズムは十分に解明されておらず、完璧な治療法もありません。

より多くの患者さんが救われる道は、どこにあるのでしょう。

私は、食事・運動・睡眠といった生活習慣の改善が、非常に重要だと考えます。

『日本うつ病学会治療ガイドライン』作成においても「精神症状に対する身体的な要因を見逃さないこと」を強調してきましたが、鉄欠乏や血糖調節障害などの栄養による身体的要因は、見逃されていることが多いと思います。

奥平智之先生のこの著書は、精神症状と栄養（身体的要因）が深く結びついているという視点で書かれた、稀有な一冊と言えるでしょう。この本が、一人でも多くのかたの「ココロと体の不調」改善の一助になることを願っています。

野村 総一郎

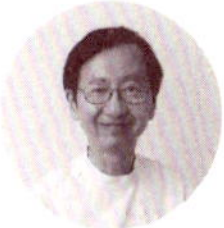

野村 総一郎 先生

元防衛医科大学校精神科学主任教授
元防衛医科大学校病院長
六番町メンタルクリニック 所長

1949年生まれ、慶應義塾大学医学部卒業。防衛医科大学校精神科主任教授・病院長を経て、2015年より一般社団法人日本うつ病センター副理事長、六番町メンタルクリニック所長。元日本うつ病学会理事長。読売新聞朝刊で人気の人生相談欄「人生案内」で回答者を長年務め、その経験を診療の中で活かし、患者さんとの時間を大切にしている。著書に『新版 うつ病をなおす』(講談社現代新書)、『新版 双極性障害のことがよくわかる本』(講談社)など多数。

もしかしてうつ？

イライラと不調が続く　A子さん

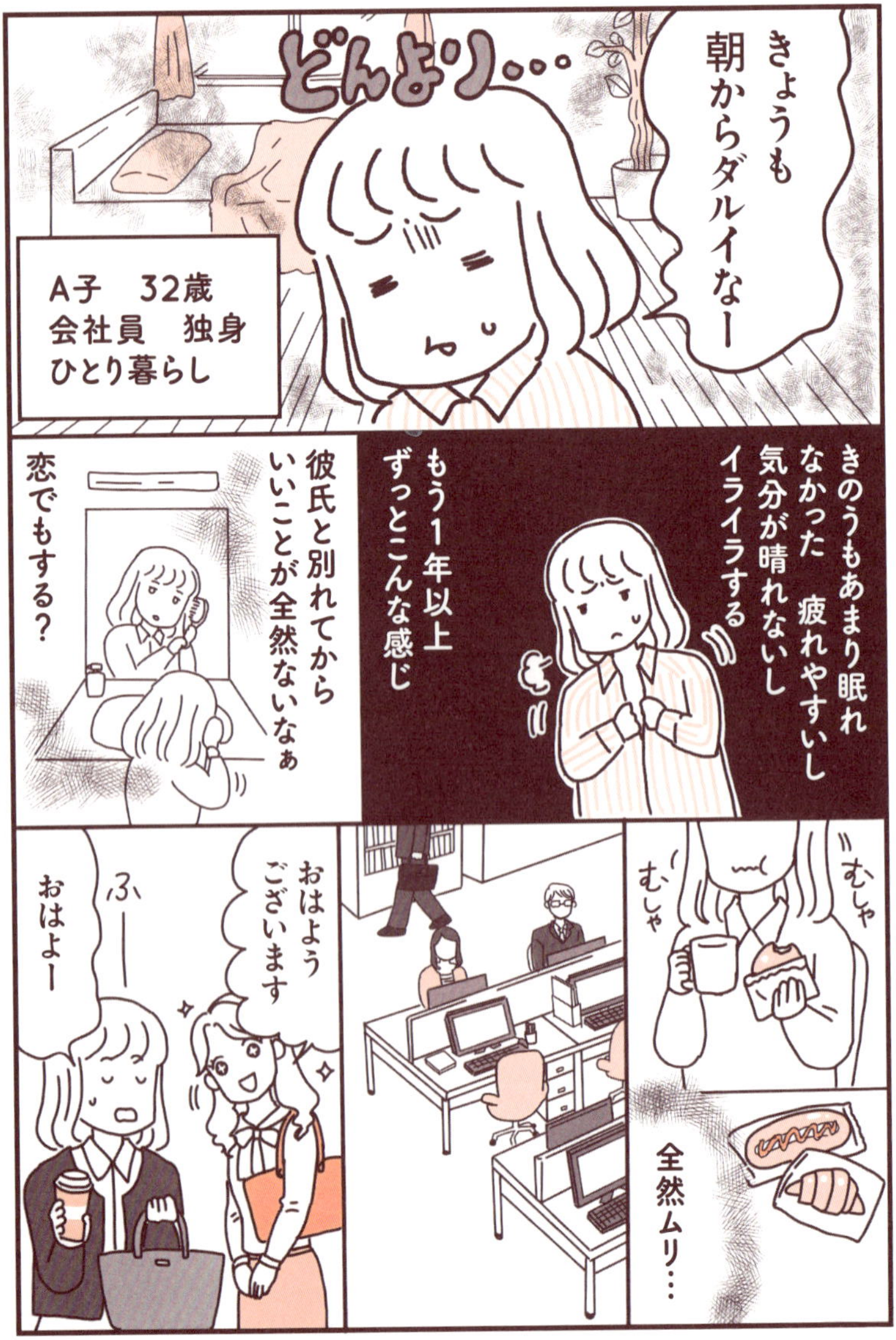

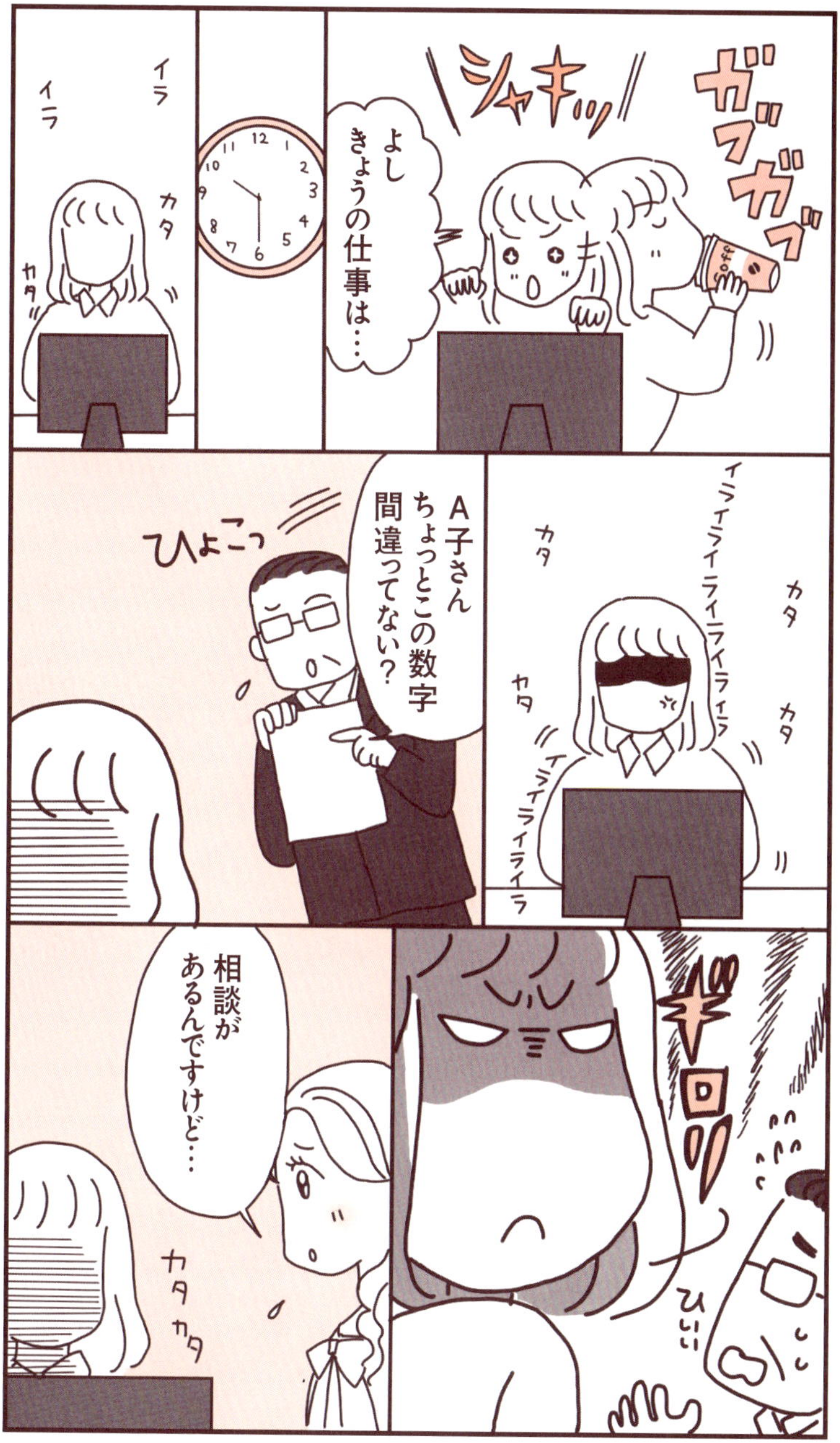
ガブガブ
シャキッ
よし きょうの仕事は…
イラ
イラ
カタ
カタ
イライライライライライラ
カタ
カタ
カタ
カタ
イライライライラ
A子さん ちょっとこの数字 間違ってない？
ひょこっ
ギロ
ひぃぃ
相談があるんですけど…
カタカタ

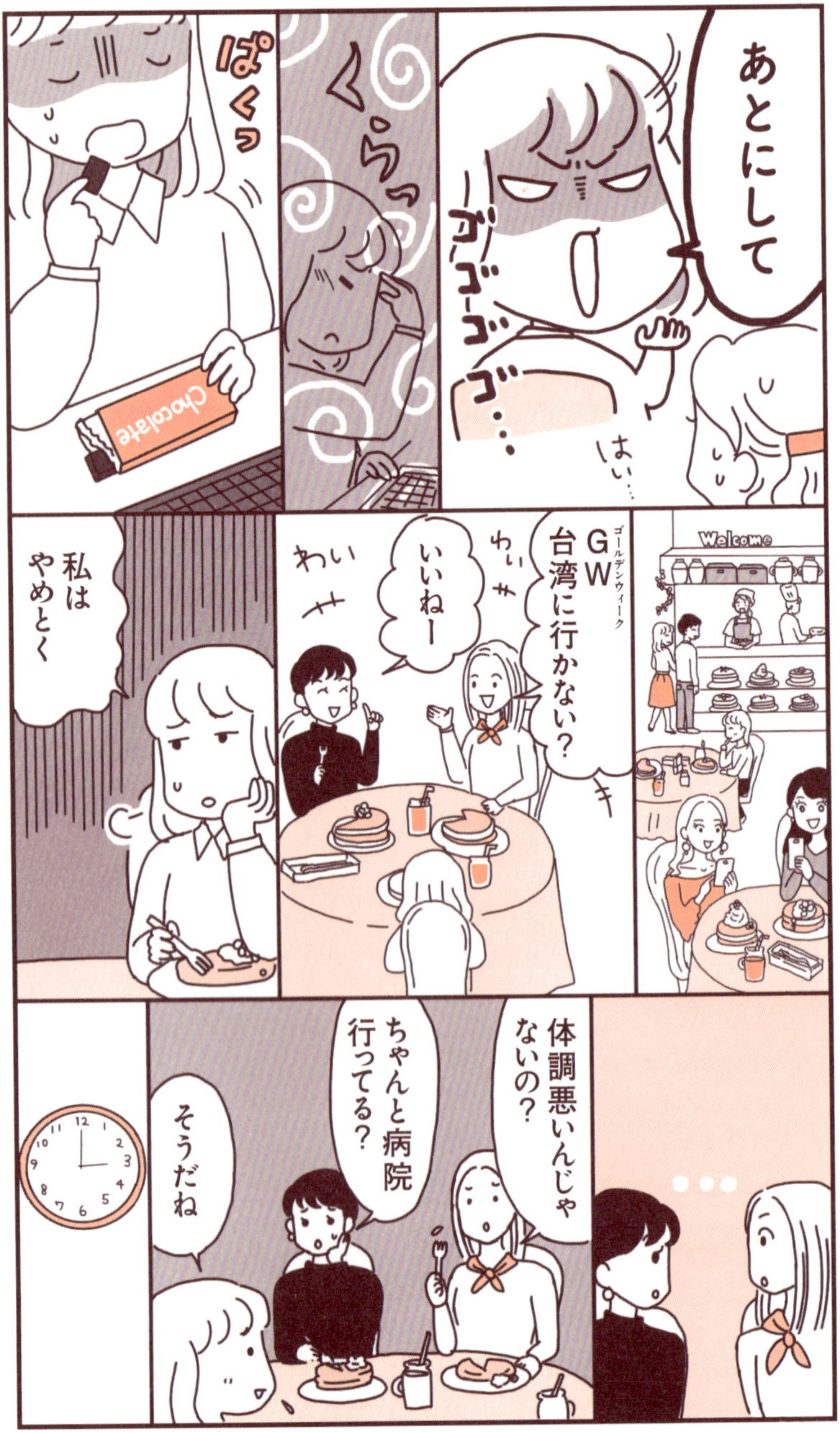

あとにして
ゴゴゴゴ…
はい…
くらっ
ぱくっ
Chocolate
Welcome
GW《ゴールデンウィーク》台湾に行かない?
いいねー
わいわい
わいわい
私はやめとく
体調悪いんじゃないの?
ちゃんと病院行ってる?
そうだね

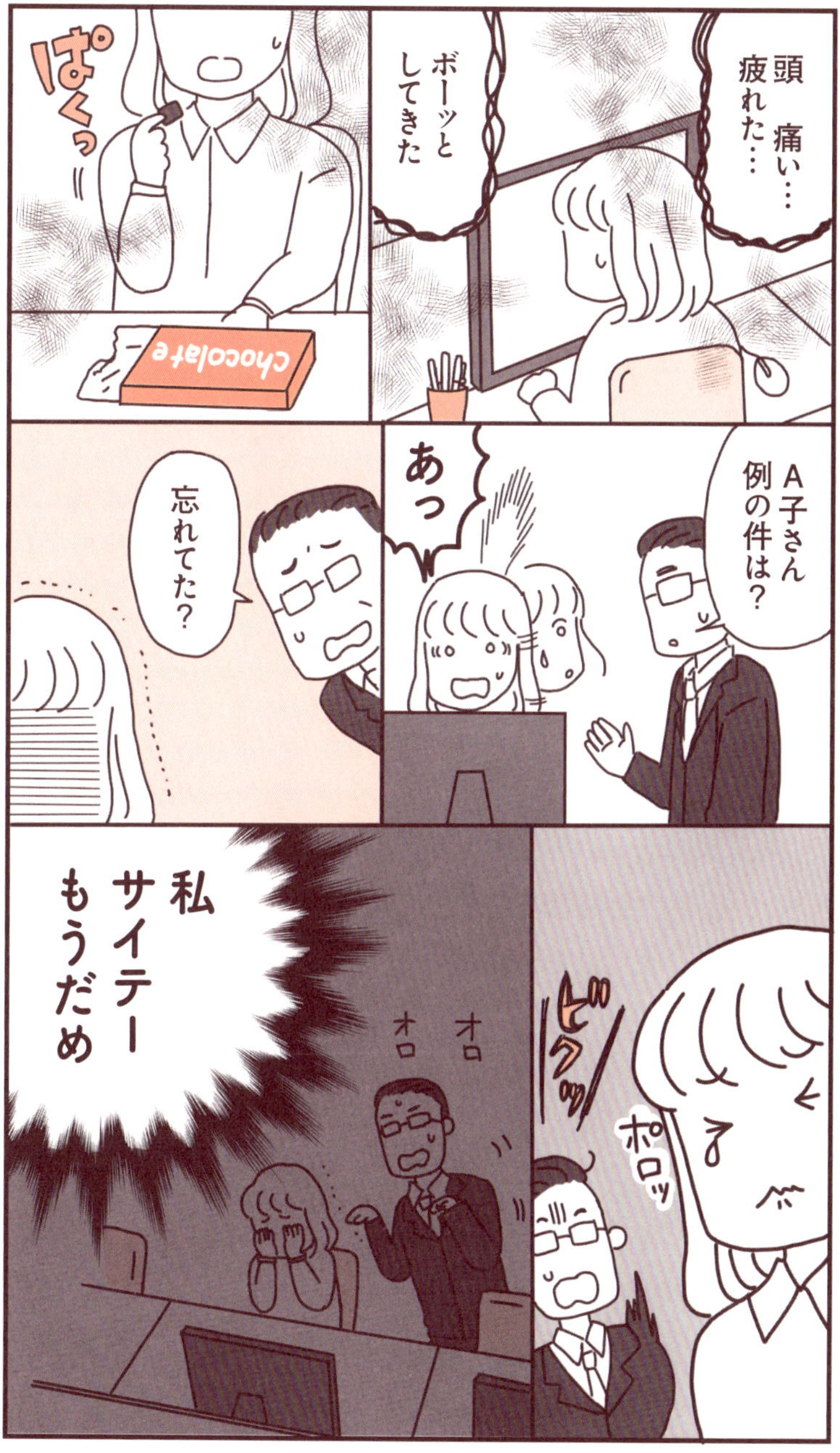
頭 痛い……
疲れた……
ボーッと
してきた
ぱくっ
chocolate
A子さん
例の件は？
あっ
忘れてた？
ビクッ
ポロッ
私
サイテー
もうだめ
オロ
オロ

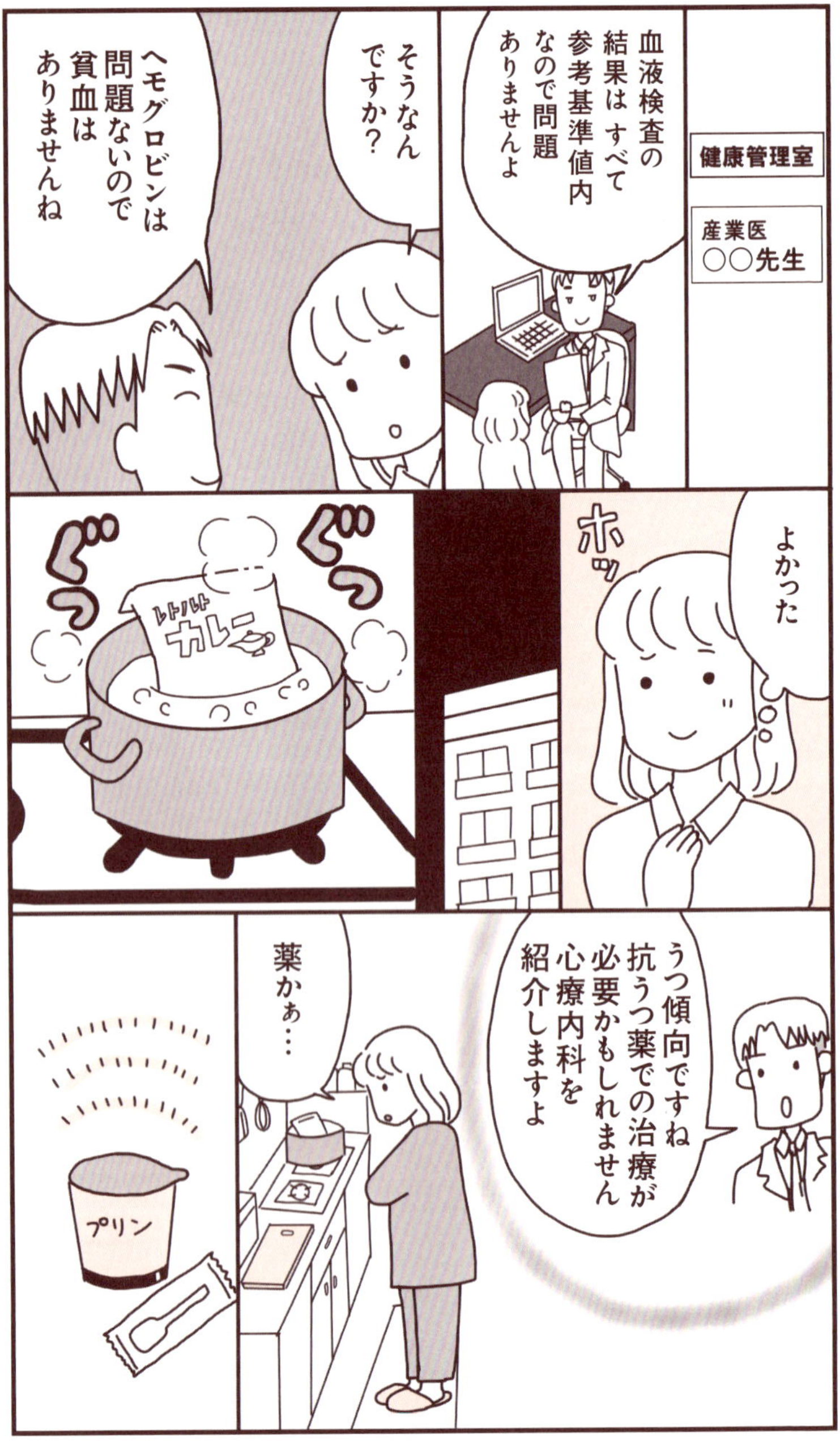

健康管理室
産業医
○○先生
血液検査の結果はすべて参考基準値内なので問題ありませんよ
そうなんですか？
ヘモグロビンは問題ないので貧血はありませんね
ホッ
よかった
ぐつぐつ
レトルト
カレー
うつ傾向ですね 抗うつ薬での治療が必要かもしれません 心療内科を紹介しますよ
薬かぁ…
プリン

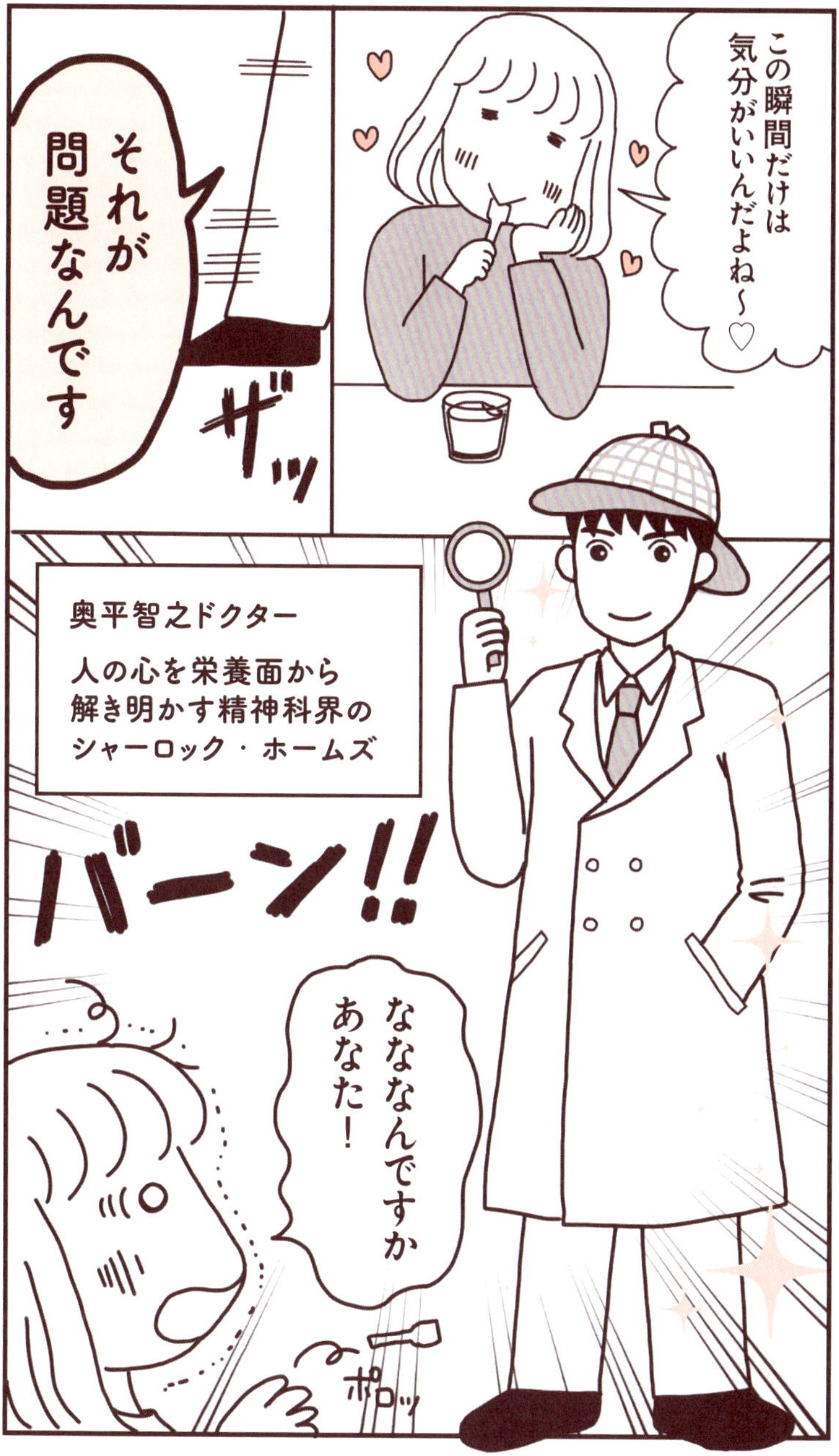
この瞬間だけは
気分がいいんだよね～♡
それが
問題なんです
ザッ
奥平智之ドクター
人の心を栄養面から
解き明かす精神科界の
シャーロック・ホームズ
バーン!!
なななんですか
あなた!
ポロッ

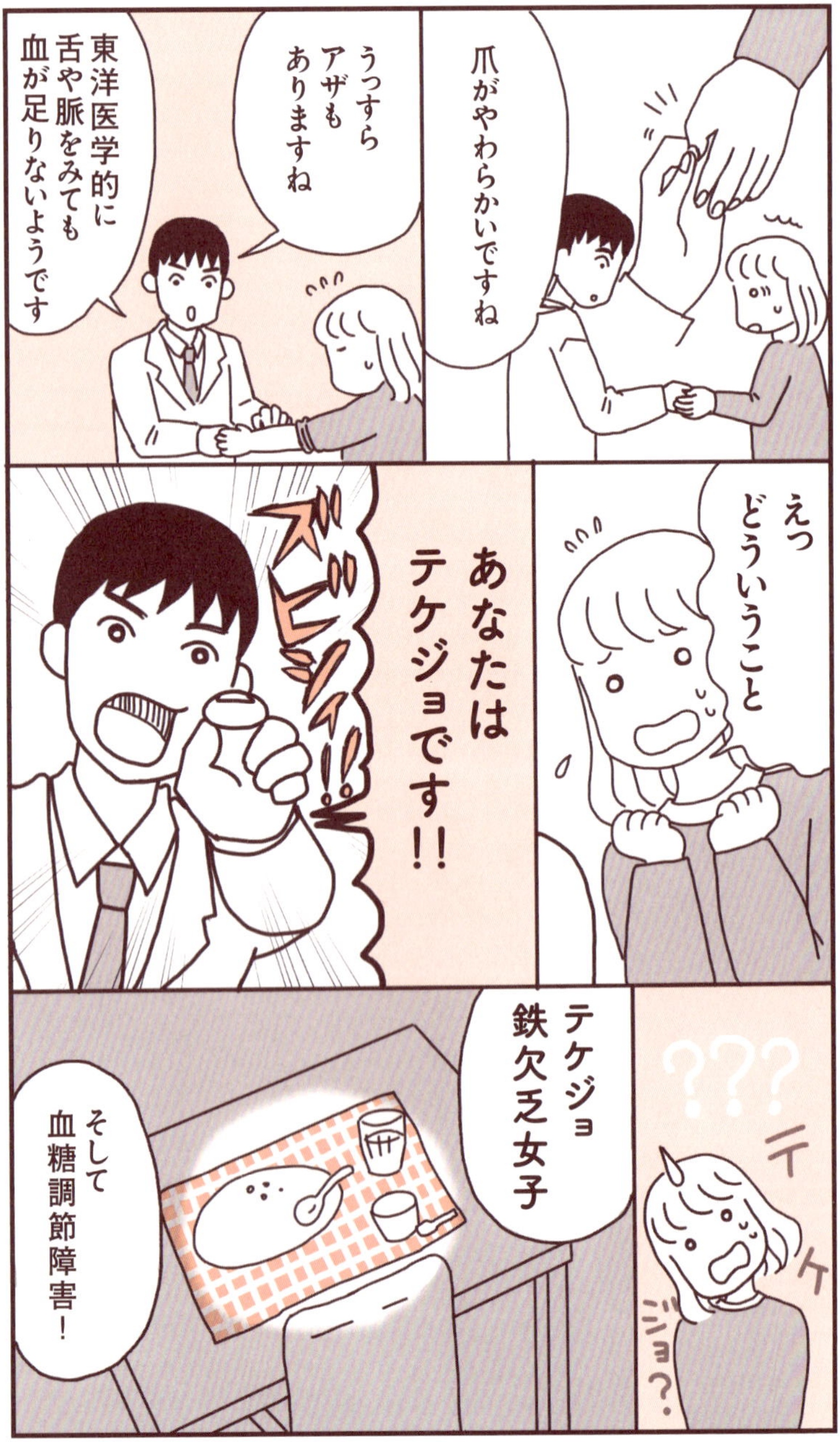
爪がやわらかいですね
うっすら
アザも
ありますね
東洋医学的に
舌や脈をみても
血が足りないようです
えっ
どういうこと
あなたは
テケジョです!!
ズビシィ!!
???
テ
ケ
ジョ?
テケジョ
鉄欠乏女子
そして
血糖調節障害!

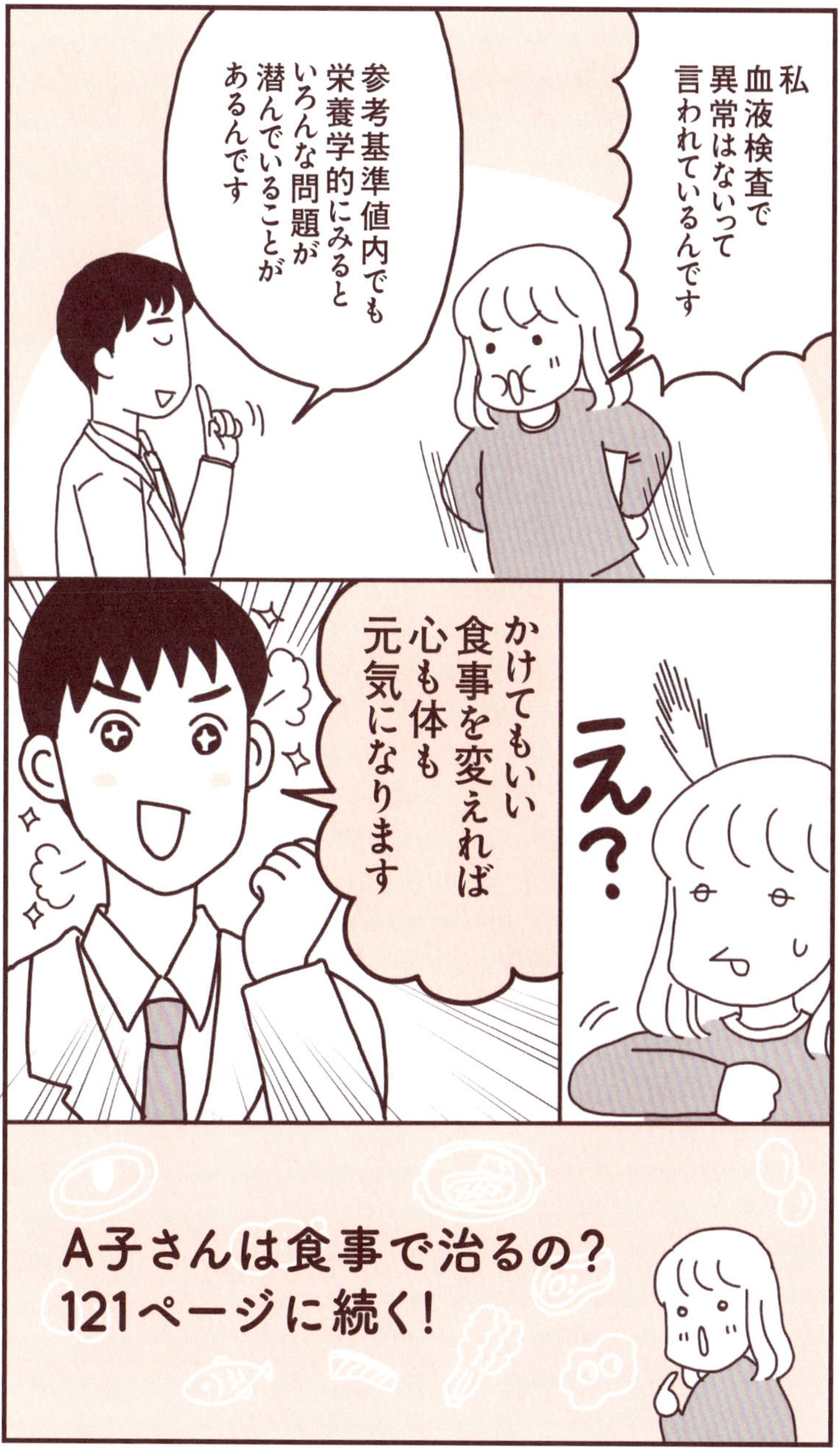

私 血液検査で異常はないって言われているんです
参考基準値内でも栄養学的にみるといろんな問題が潜んでいることがあるんです
え？
かけてもいい食事を変えれば心も体も元気になります
A子さんは食事で治るの？
121ページに続く！

メンタルヘルスは食事から!

現代社会を生きる私たちにとって、
すぐそこにある危機――
それがココロの病です。
「精神症状は薬を使って治すもの」と
思われがちですが
実はもっと大切なものがあります。
それは、食事です。
何をどう食べれば
あなたのココロは軽やかに
楽に呼吸できるのでしょうか。
この本でともに
探っていきましょう。

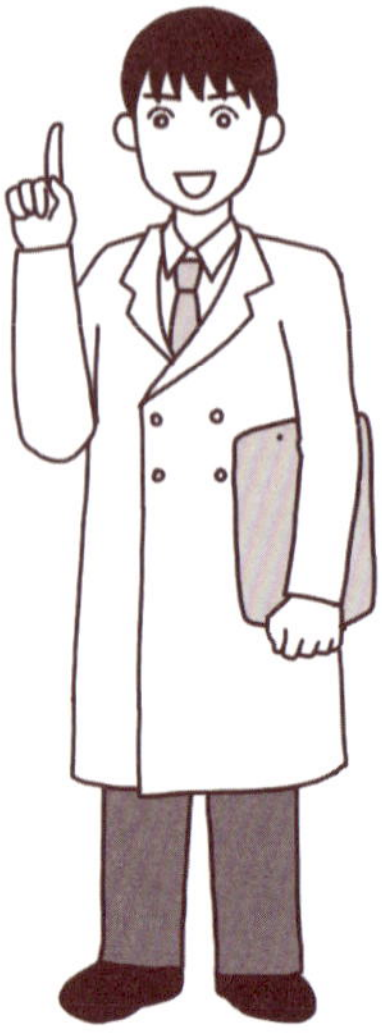

奥平智之 ドクター

精神科専門医、漢方専門医

漢方など、東洋医学的な視点をとり入れた精神科診療の中で、食事の工夫や栄養が症状を緩和することに着目。東洋医学に加え、食事日記や血液検査結果を栄養学的に解釈し、ココロと体の不調の原因を解き明かしていく。

ココロの病気の7割は食べ物が影響しているのです

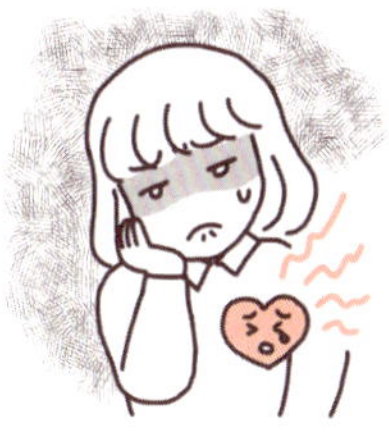

朝、気持ちよく目覚めたことがない。なんとなくダルい。ささいなことで傷ついて泣きそうになる。イライラが抑えられない。仕事や家事に集中できない。遊びに誘われるとうんざりする。

元気な私って、どんなんだったっけ……？

もしもそんな気持ちが毎日続くようであれば、あなたのココロがＳＯＳサインを出しているのかもしれません。「とってもキツイんだ」「助けてよ」って。

あなたのココロ。

世界にたったひとつしかないあなたのココロ。

生まれたときからずっといっしょで、ずっとあなたのためにがんばってきた、あなたのココロ。

そのココロのＳＯＳに耳を傾けて、救ってあげられるのもあなたしかいないのです。

どうやって救うのでしょう。

その方法はいろいろです。心療内科や精神科に行って、抗うつ薬や抗不安薬などを処方してもらうこともできます。漢方薬を使う人もいるかもしれません。あるいはカウンセリングや、マッサージ、鍼灸治療を受けたりする方法もあるでしょう。もしかしたら、離婚や退職という大ナタを振るう人もいるかもしれません。

この本を読んでいるあなたは、おそらくは、私の患者さんではないでしょう。だからどんな治療法が効くかは言いきれません。それでも……

たったひとつだけ、確信をもって言えることがあるのです。

食事を変えてください。いまの食事を見直しましょう。

どんなにすぐれた治療法でも、食事という「体を支える土台」がグラグラだと、なかなか改善できません。

あなたのココロは、あなたの体の中にあります。

必要な栄養がちゃんと腸から吸収されて、血液に乗って必要な細胞に届けられれば、細胞のひとつひとつが元気をとり戻します。

必要なときに必要なホルモンが正しく分泌されれば、よく眠れたり、ホッとしたり、ストレスがあってもすぐに立ち直れたりするはずです。

精神科で処方される薬で症状はかなり消えますが、あくまでも対処療法。症状に栄養や腸の問題が影響している場合は、それらを解決して体質改善することが、根本的な回復につながるのです。

食事が基本！まずは正しく食べよう

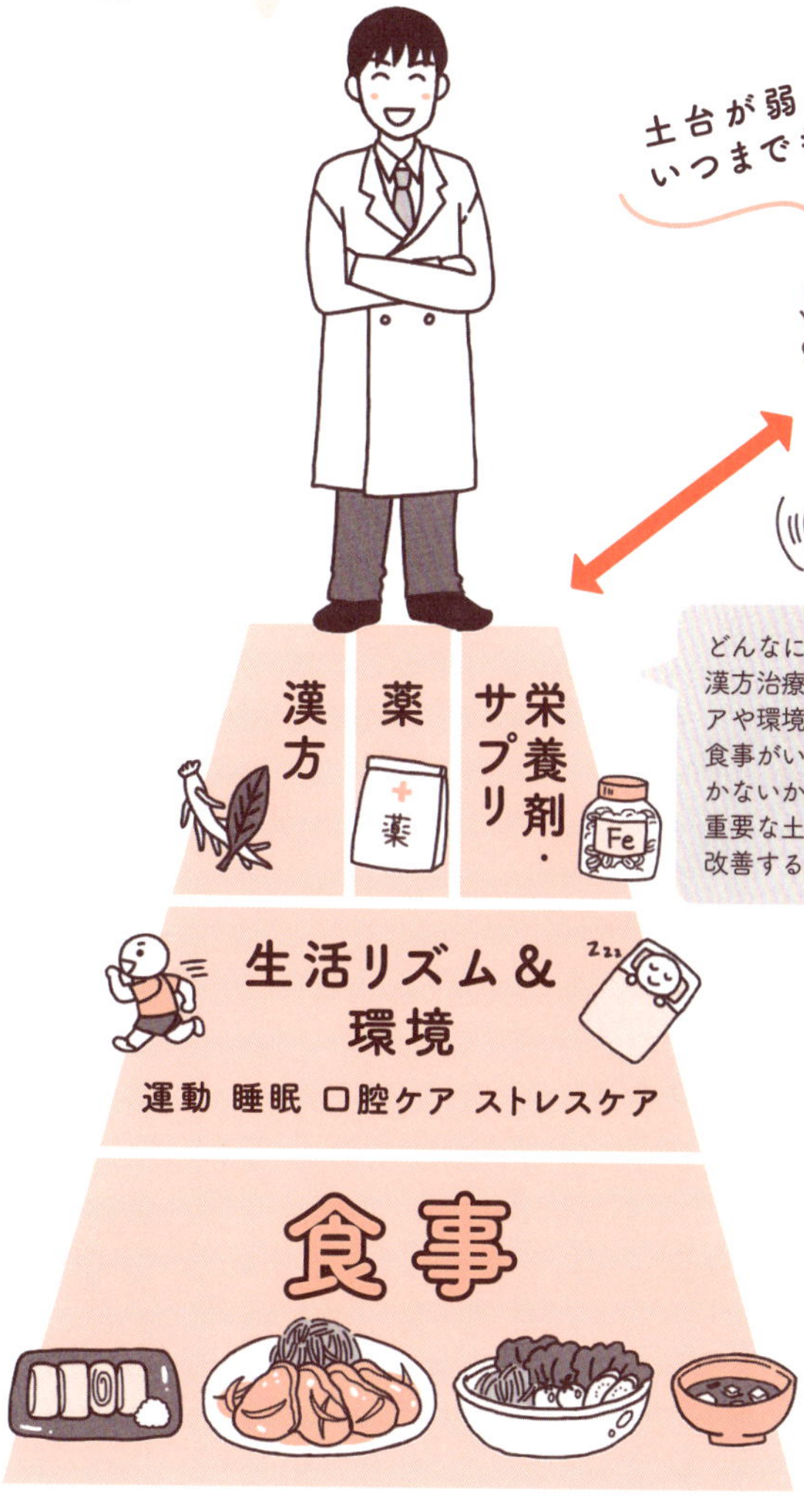

漢方
薬
栄養剤・サプリ
薬
Fe
生活リズム＆環境
運動　睡眠　口腔ケア　ストレスケア
食事

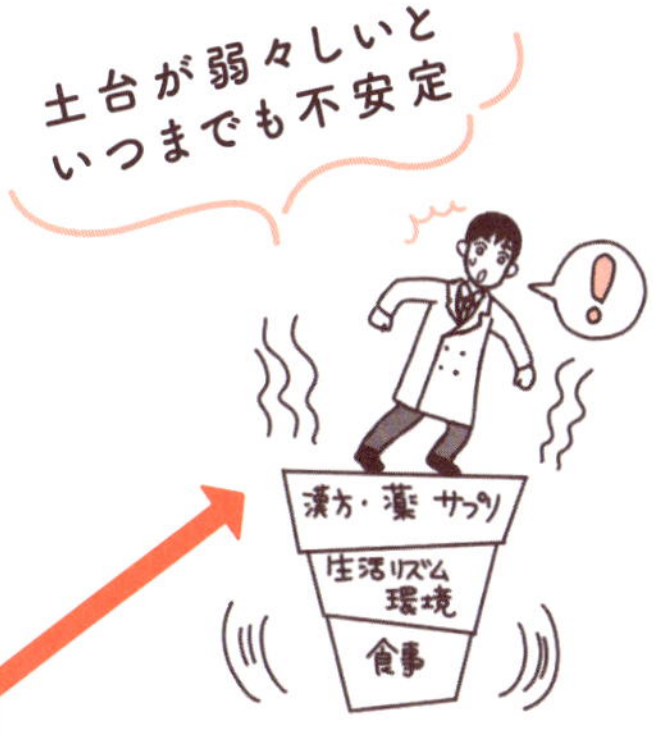

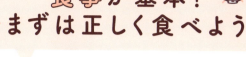

土台が弱々しいといつまでも不安定
!
漢方・薬 サプリ
生活リズム 環境
食事

どんなに薬やサプリを飲んでも、漢方治療をしても、ストレスケアや環境改善をがんばっても、食事がいいかげんだとうまくいかないかも…。ココロを支える重要な土台である食事を正しく改善することが最優先！

ココロに影響を与える問題はひとつじゃない！

ココロの不調をかかえている人の中には、肩や背中にずっしりと重い荷物を背負っているような人もいます。重くて重くて、いまにもつぶれそうになっているかもしれません。

でも、荷物の中身をこまかくていねいに見てほしいのです。中にあるのは、たとえば「うつ病」という病気だけでしょうか。その病気だけがずっしり背中に乗っているのでしょうか。

私は、別のものをさがします。

血液検査の結果などを読み解くとわかるのです。たとえば鉄欠乏、たとえば血糖調節障害、たとえばビタミンB群不足……さまざまな栄養

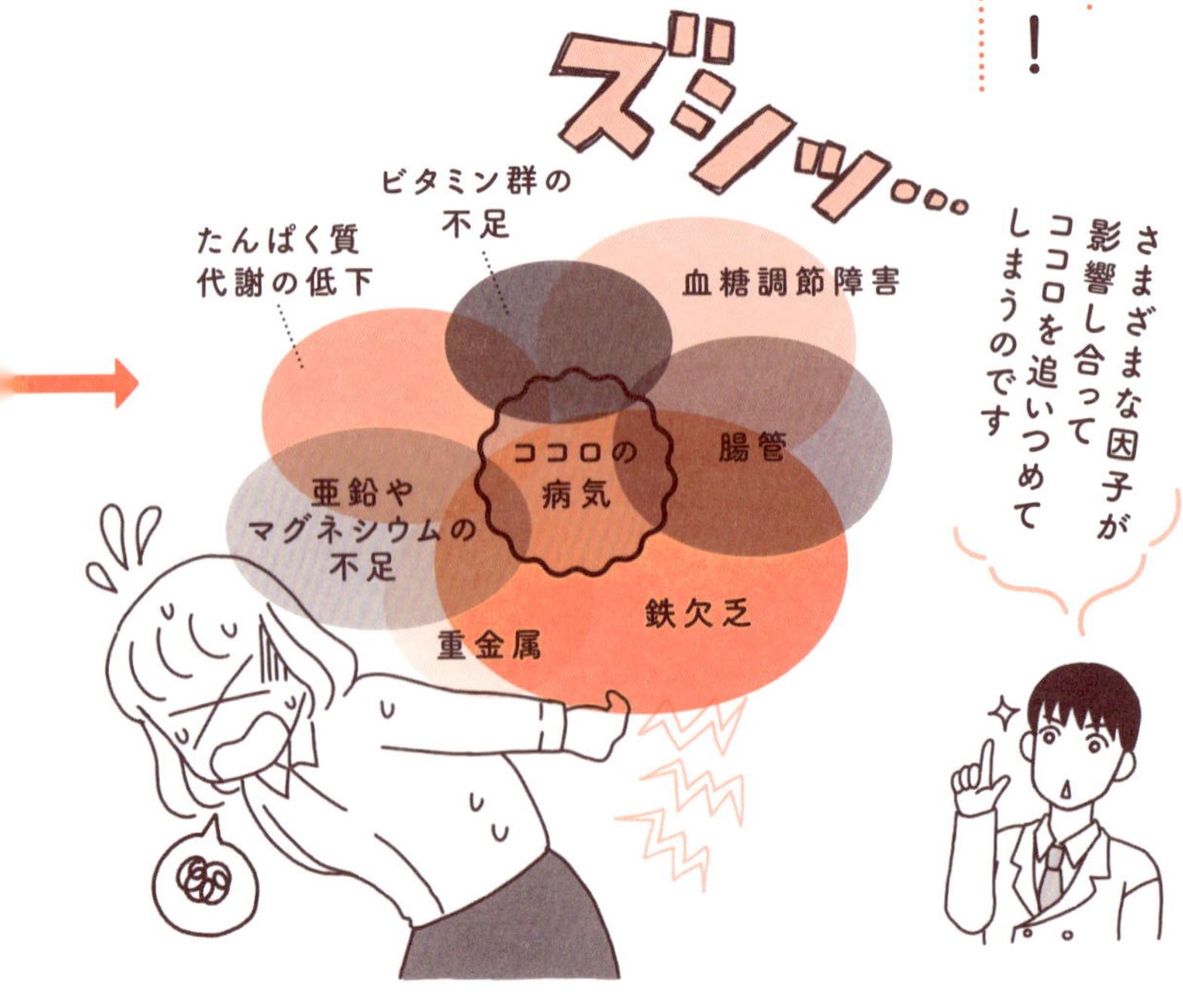

ズシッ…
ビタミン群の不足
たんぱく質代謝の低下
血糖調節障害
腸管
ココロの病気
亜鉛やマグネシウムの不足
鉄欠乏
重金属
さまざまな因子が影響し合ってココロを追いつめてしまうのです

面の問題や、腸の問題が、ココロの病気といっしょに荷物の中に入り込み、ココロの病気をさらに悪化させていることがあるのです。

私は食事を変えることを提案し、必要に応じて栄養を補う薬やサプリ、漢方を処方します。

すると、不思議なことが起こります。

「鉄不足が改善したらイライラが消えました！」「お菓子やジュースをやめたら、重い疲労感がなくなりました！」「何年も飲み続けていた薬を減らすことができました！」

栄養面での問題が小さくなると、ココロの不調も軽くなることがあるのです。ときには完全に消えてしまうことさえあるのです。

魔法ではありません。体がととのうから、ココロも元気になるのです。

さあ、始めてみましょう。この本にはそのヒントがたくさん詰まっています。

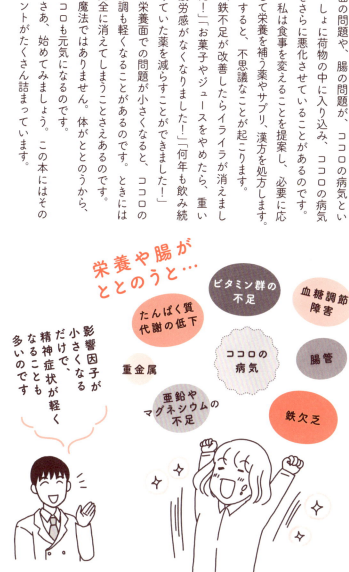

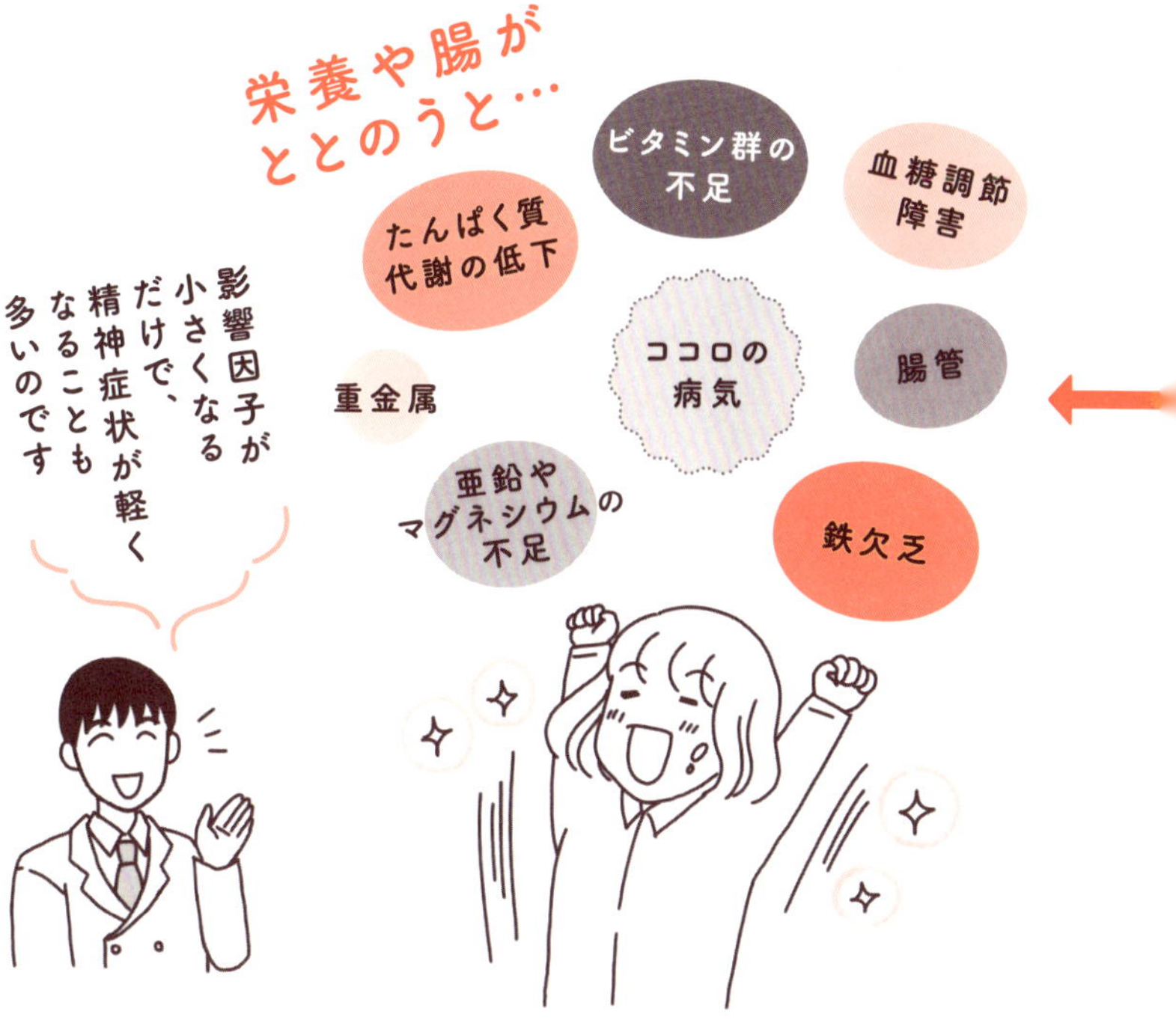
栄養や腸が
ととのうと…
ビタミン群の不足
血糖調節障害
たんぱく質代謝の低下
ココロの病気
腸管
重金属
亜鉛やマグネシウムの不足
鉄欠乏
影響因子が小さくなるだけで、精神症状が軽くなることも多いのです

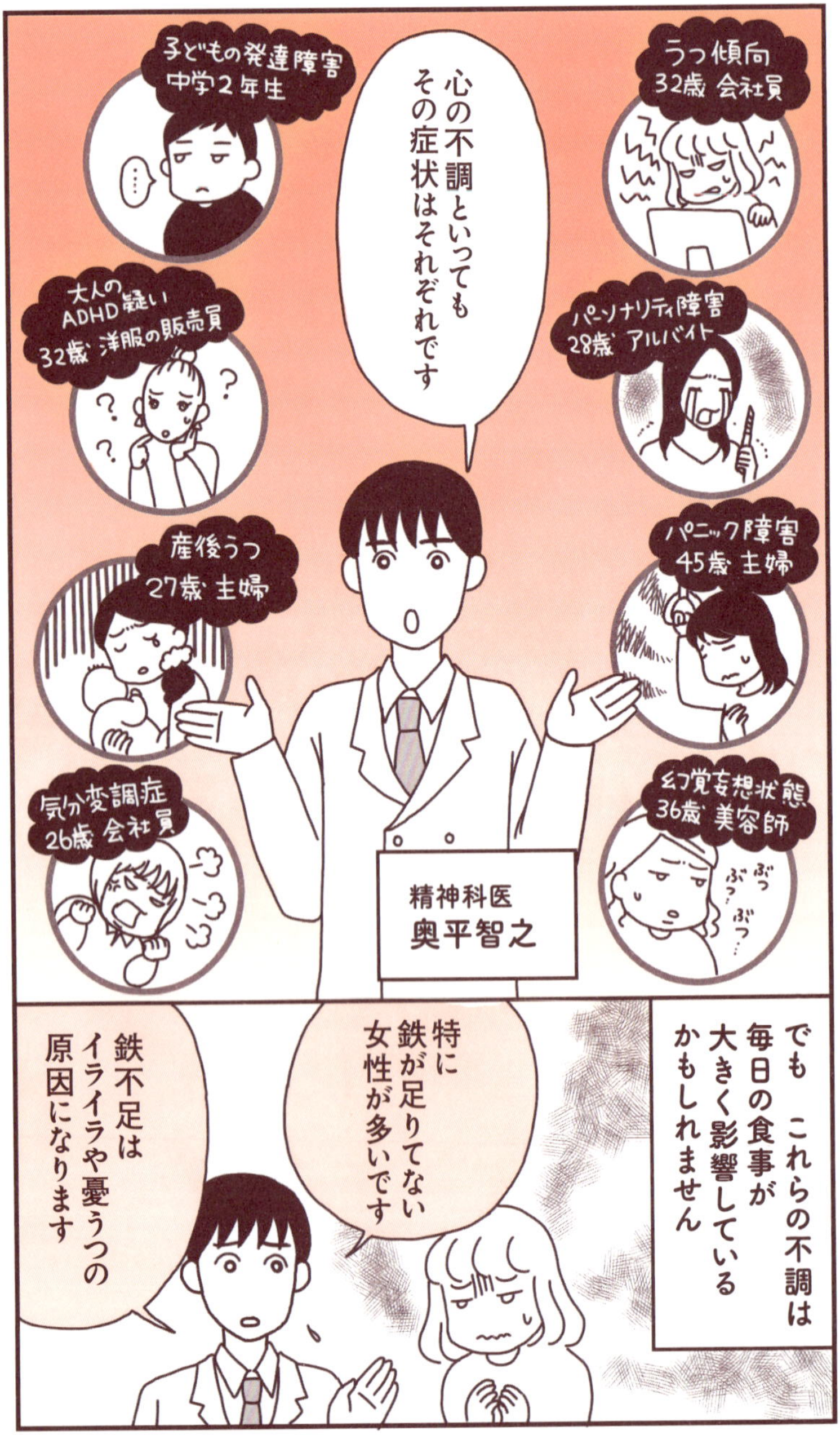

心の不調といっても
その症状はそれぞれです
うつ傾向
32歳 会社員
子どもの発達障害
中学2年生
……
パーソナリティ障害
28歳 アルバイト
大人のADHD疑い
32歳 洋服の販売員
？ ？ ？
パニック障害
45歳 主婦
産後うつ
27歳 主婦
幻覚妄想状態
36歳 美容師
ぶつ ぶつ ぶつ…
気分変調症
26歳 会社員
精神科医
奥平智之
でも これらの不調は
毎日の食事が
大きく影響している
かもしれません
特に
鉄が足りてない
女性が多いです
鉄不足は
イライラや憂うつの
原因になります

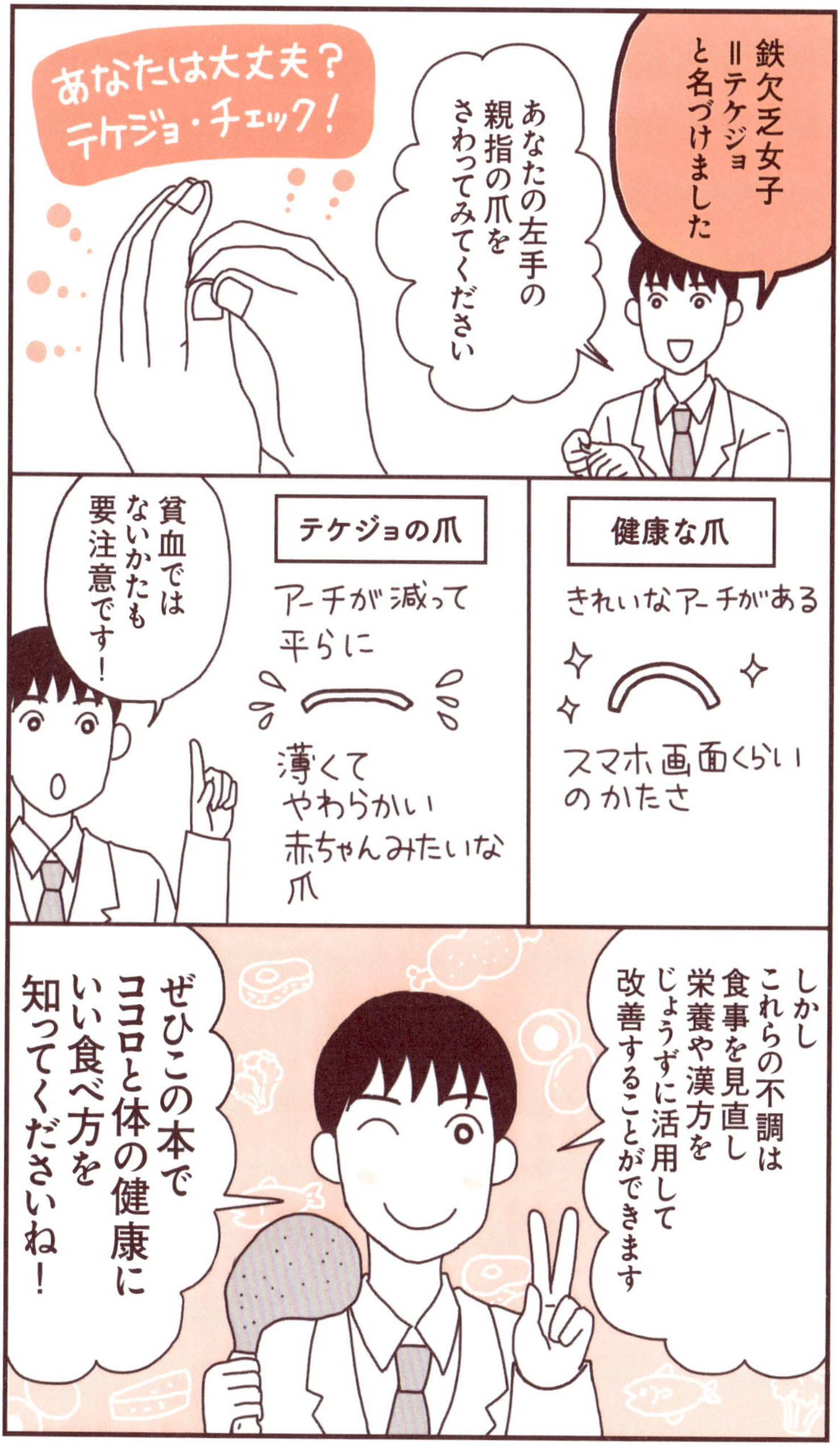
鉄欠乏女子＝テケジョと名づけました
あなたの左手の親指の爪をさわってみてください
あなたは大丈夫？テケジョ・チェック！
健康な爪
きれいなアーチがある
スマホ画面くらいのかたさ
テケジョの爪
アーチが減って平らに
薄くてやわらかい赤ちゃんみたいな爪
貧血ではないかたも要注意です！
しかしこれらの不調は食事を見直し栄養や漢方をじょうずに活用して改善することができます
ぜひこの本でココロと体の健康にいい食べ方を知ってくださいね！

Contents

Part 2

ココロに必要な栄養ってなんだろう？

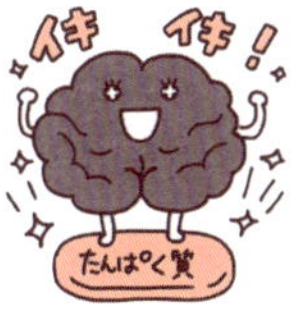

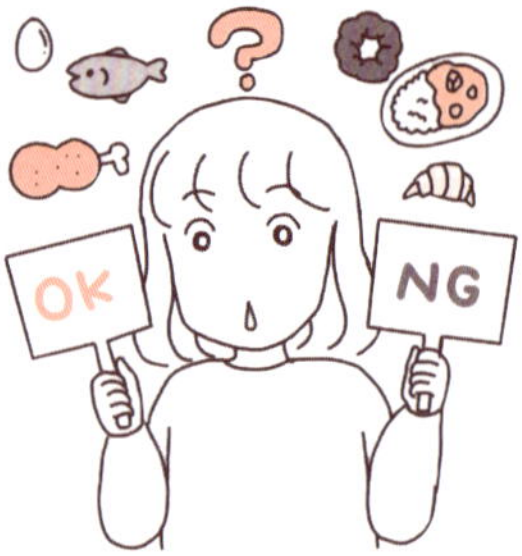

Part 3

鉄欠乏女子たちの食べていいもの・悪いもの

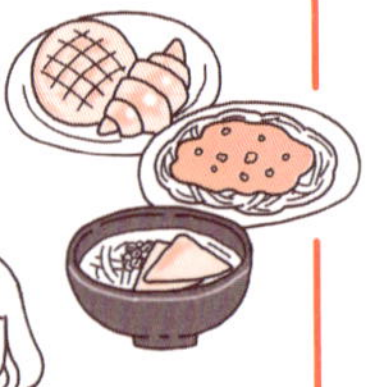

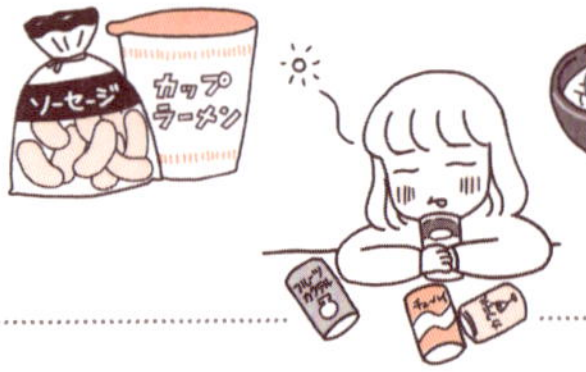

Part 4

ココロの回復のために東洋医学を味方につけよう！

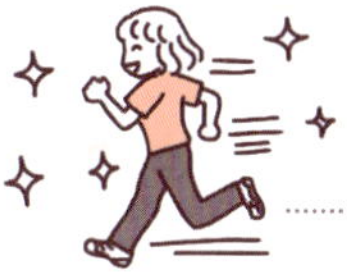

Part 5

Dr.奥平式
食事&栄養療法で改善!

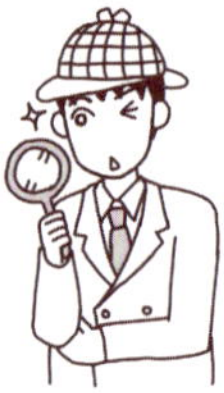

Part 1

血糖値 ジェットコースターから 抜け出そう！

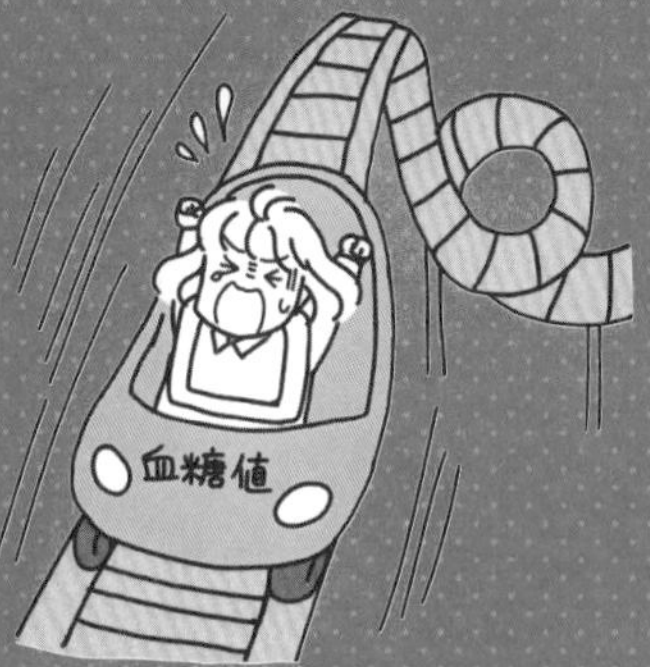

お菓子、ジュース、パン、めん、ごはん……

とりすぎていませんか？

ダイエット目的の「糖質制限」が話題ですが

ココロの健康にも糖質は

悪影響を与えているのです

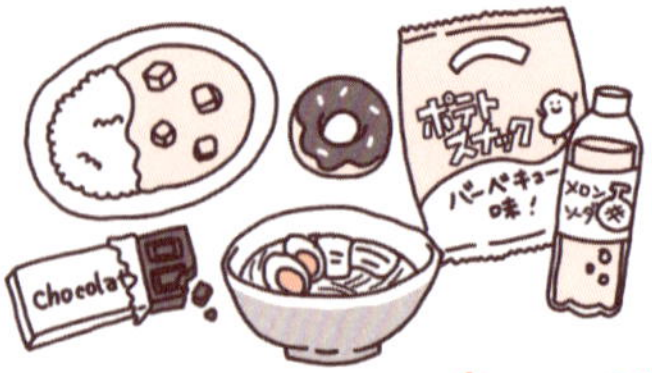

Check! 糖質過多

あてはまるものいくつある？

- □ ジュースをよく飲む
- □ お菓子や甘いものをよく食べる
- □ パン、めん類、
  ごはんをほぼ毎食食べる
- □ 脂肪をあまりとらない
- □ 肉はあまり食べない
- □ 運動習慣がない
- □ 食後はゆっくりくつろぐ
- □ 血縁者に糖尿病の人がいる

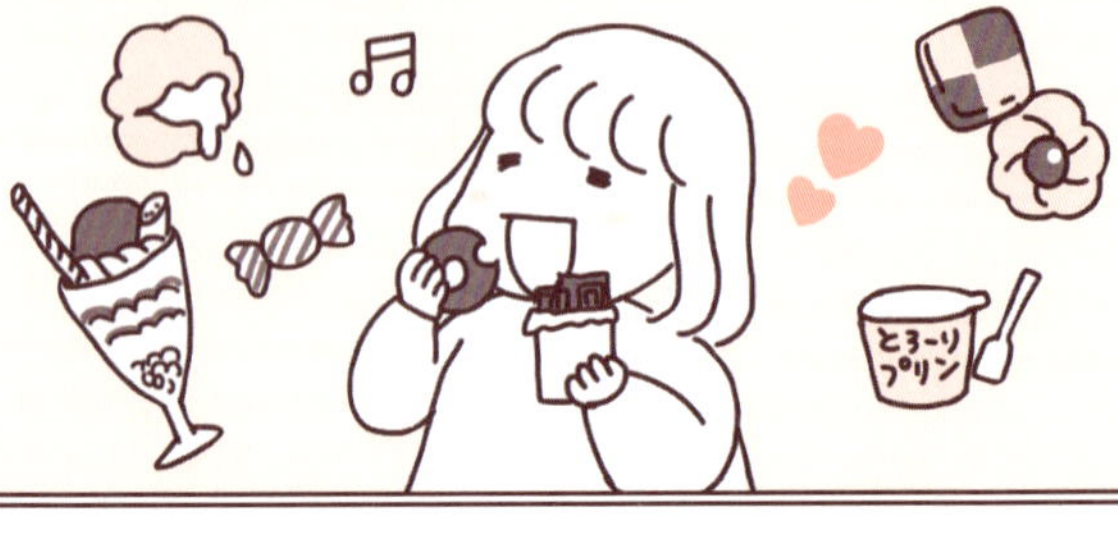

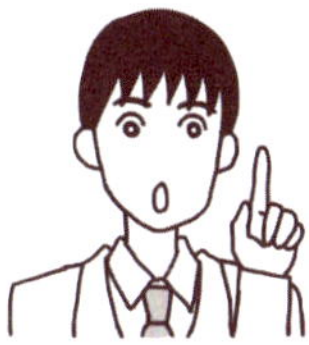

6つ以上は黄色信号、
8つ以上は赤信号！

※血糖調節障害かもしれません！

- □ 夕方に眠くなる、集中力が低下する
- □ 甘いものを食べるとホッとする
- □ 頭痛や動悸が甘いもので改善する
- □ 疲れやすい
- □ 睡眠が浅い
- □ おなかがすくことが多い
- □ 夕方になるとコーヒーがほしくなる

→ **Checkの数 □ 個**

※血糖調節障害の程度やタイプを知るには、持続的な血糖測定が必要。

糖質ってなんだろう？

簡単にいうと…

炭水化物から
食物繊維を除いたもの

パン・めん・ごはん・
スナック菓子など、
甘くない糖質もある

とりすぎると**精神症状**に
影響したり、
中性脂肪として
蓄積されたりする

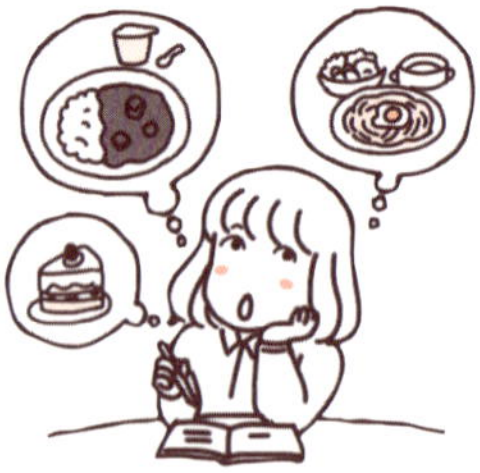

食事日記をつけると糖質過多の現実がわかる

ココロの不調の改善のためには、食事の見直しが欠かせません。その第一歩は、毎日の食事日記をつけることです。食事日記には、食べたものを「あめ1個」まで記入するのですが、1週間ほど記録すると、多くの女性が「糖質過多」であることがわかってきます。そう、糖質のとりすぎが一番の問題なのです。

糖質とは主食やお菓子などに多く含まれる栄養素。消化されてブドウ糖となり、腸から血液に入り、全身の細胞のエネルギーとして使われます。よく耳にする「血糖値」とは、血中にとけ込んだ糖の濃度のこと。糖質は血糖値を直接上げる唯一の栄養素、まずはそう覚えてください。

フツーの食生活は…
糖質過多！

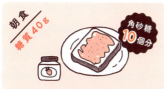

朝食 糖質40g

角砂糖10個分

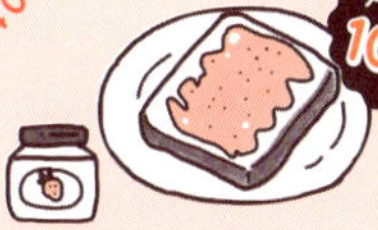

食パンといちごジャム

6枚切り食パン1枚にいちごジャム大さじ1をのせた場合

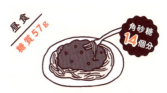

昼食 糖質57g

角砂糖14個分

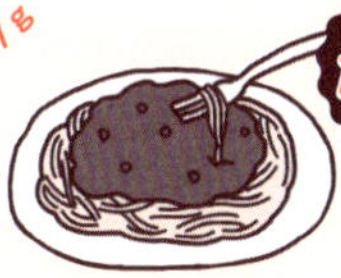

ミートソースパスタ

ゆでたパスタ160gにミートソース140gをかけた場合

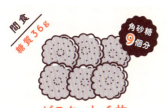

間食 糖質36g

角砂糖9個分

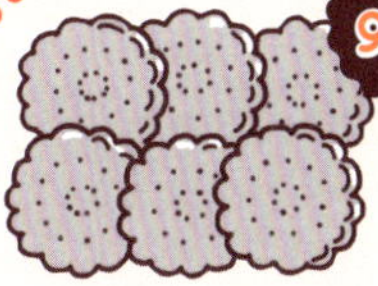

ビスケット 6枚

ハードタイプのビスケット

夕食 糖質114g

角砂糖28個分

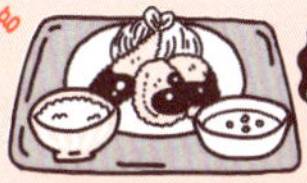

ミックスフライ定食

ポテトコロッケ、クリームコロッケ、えびフライ各1つずつにウスターソース18gをかけた場合。ごはん160gとコーンスープを添えて

※角砂糖は1つ4gで換算

1日合計247g 角砂糖61個分の糖質が！

普通に食事をとると血糖値が急上昇する

血糖値が上がりすぎると、体とココロにさまざまな問題を引き起こします。にもかかわらず多くの人が、無意識に血糖値を急上昇させているのです。なぜなら、糖質はチョコやケーキなどの甘いお菓子だけでなく、パンやめん類、ごはん、いも、スナック菓子などにもたっぷり含まれているから。上のメニューのような「普通の食事」でも、ココロに悪影響を及ぼすほどの糖質量なのです。

さてあなたの食事日記、糖質量はどのくらいですか？

食事日記の見本は204ページに！

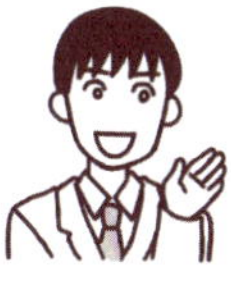

糖質過多は
なぜ問題？

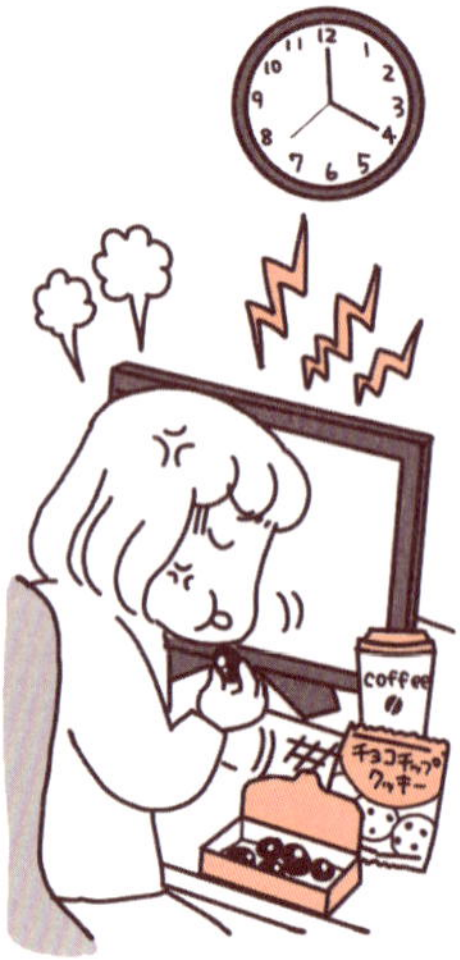

NG 1

血糖値が乱高下してしまう

- ✕ イライラや不安などの精神症状が出やすくなる
- ✕ 副腎が疲れてきてストレスに弱くなる

NG 2

腸内環境が悪化する

- ✕ 必要な栄養が吸収されにくくなる
- ✕ 炎症のため鉄分が吸収されにくくなる

NG 3

ビタミンB群（おもにB_1）が不足する

- ✕ エネルギー不足になる

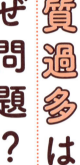

血糖調節障害って どういうこと？

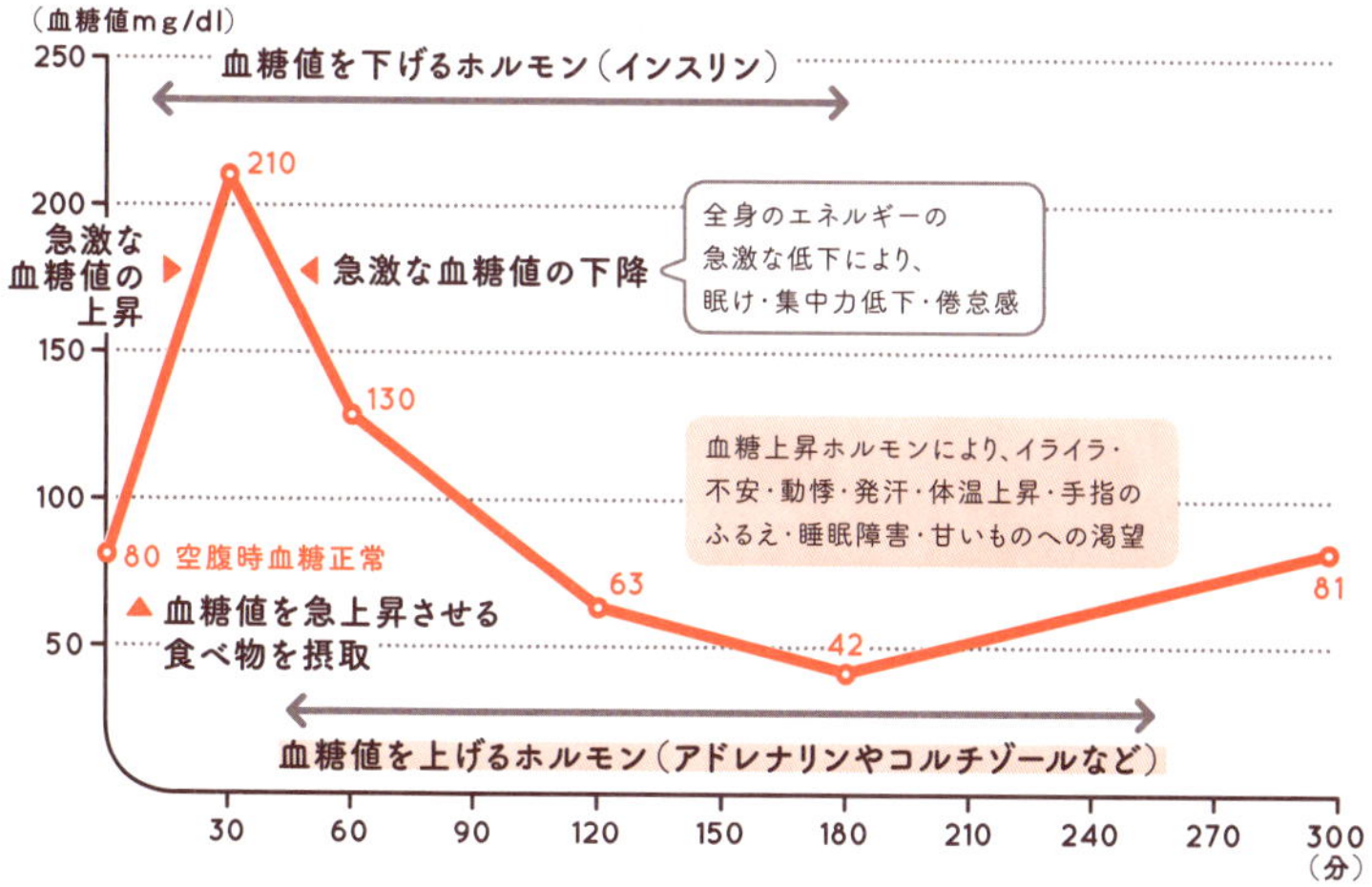

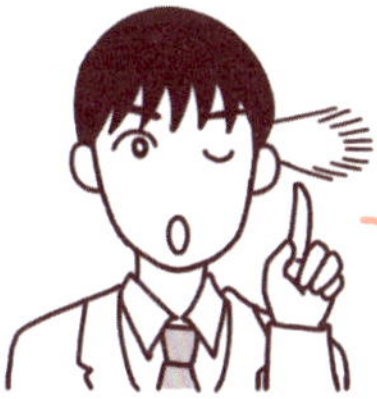

血糖値を下げるホルモンと上げるホルモンが綱引き状態になり血糖値が乱高下してしまう。それがココロを不安定にするのです

腸の悪玉菌は糖質が大好物なのだ

糖質過多の第1の問題点は血糖調節障害を引き起こすことです。これは32ページでくわしく説明しましょう。

第2の問題は腸内環境の悪化です。腸内の悪玉菌は糖質が大好物。悪玉菌が増殖して善玉菌が減ると、腸管に微細な穴があいて有害物質がもれ出したり、腸管に炎症が起きたりして、栄養や薬が吸収されにくくなってしまうことがあるのです。とくに鉄の利用障害は大問題です（→P.51）。

第3の問題は、糖をエネルギーに変える際に大量のビタミンB群が使われてしまうこと。ビタミンB群は、体内でエネルギーを産生するために必須の栄養素。不足するとエネルギー不足に陥ってしまうのです（→P.57）。

血糖調節障害は心身の不調の一因

糖質のもたらす幸福は一瞬で消える幻

糖質過多の最大の問題は、血糖値の乱高下。血糖値が急激に上がり急激に下がって低血糖状態になります。

甘いものや白いごはんをたっぷり食べると、私たちはたまらなくハッピーな気分になります。「幸福ホルモン」と呼ばれるセロトニンが一瞬だけふえるためです。でも持続性はありません。

一方体内では、急激に高まった血糖値を下げるためにインスリンというホルモンが大量に分泌されます。血糖値が急激に下がって「低血糖」の状態になり、イライラ、だるい、眠いといった症状に襲われます。この血糖値の乱高下が、ココロの不安定さの原因となります。

血糖値が急上昇すると？

その瞬間は幸せ気分になるものの、血糖値の急上昇による高血糖は、血管を傷つけ、動脈硬化や認知症のリスクを高めることも。血糖値が急上昇すると、血糖値を下げるインスリンが過剰に分泌される。

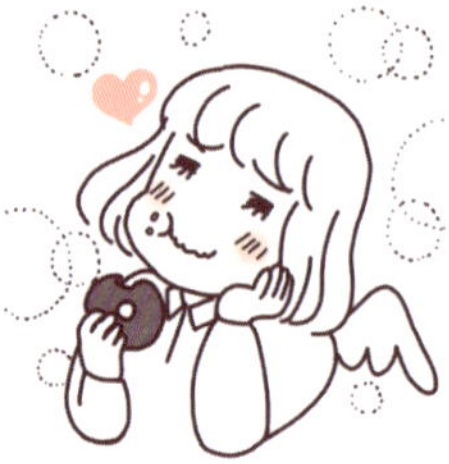

ところが

30分～2時間で血糖値は急降下

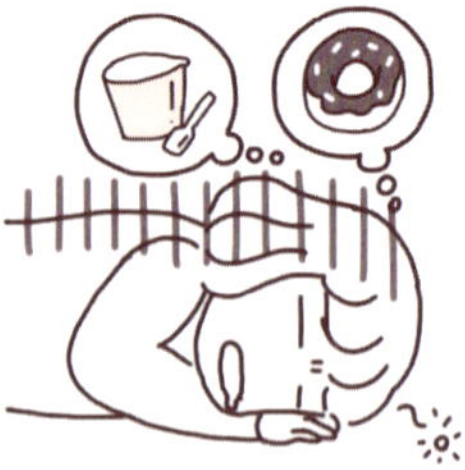

血糖値が急激に下がると、体はいきなりガス欠状態に。集中力が低下し、やる気もなくなり、激しい眠けに襲われる。甘いものがほしくなり、再び糖質を食べてしまうことも。

このくり返し

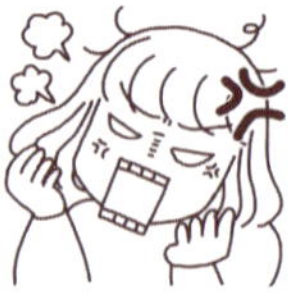

血糖値の乱高下が脳を壊す？

アドレナリン

副腎髄質から分泌されるホルモン。急激な血糖値の低下というストレスに対して、※交感神経が強い緊張状態になり、攻撃性、興奮、イライラ、怒りっぽい、血圧上昇、ドキドキなどの症状があらわれる。

コルチゾール

副腎皮質から分泌されるホルモン。ストレスや炎症、低血糖を緩和する。長期的に大量分泌されると、免疫機能や筋力の低下、不妊、睡眠障害の原因になったり、脳の記憶などをつかさどる海馬の萎縮につながったりすることもある。分泌能力が低下すると慢性疲労に。

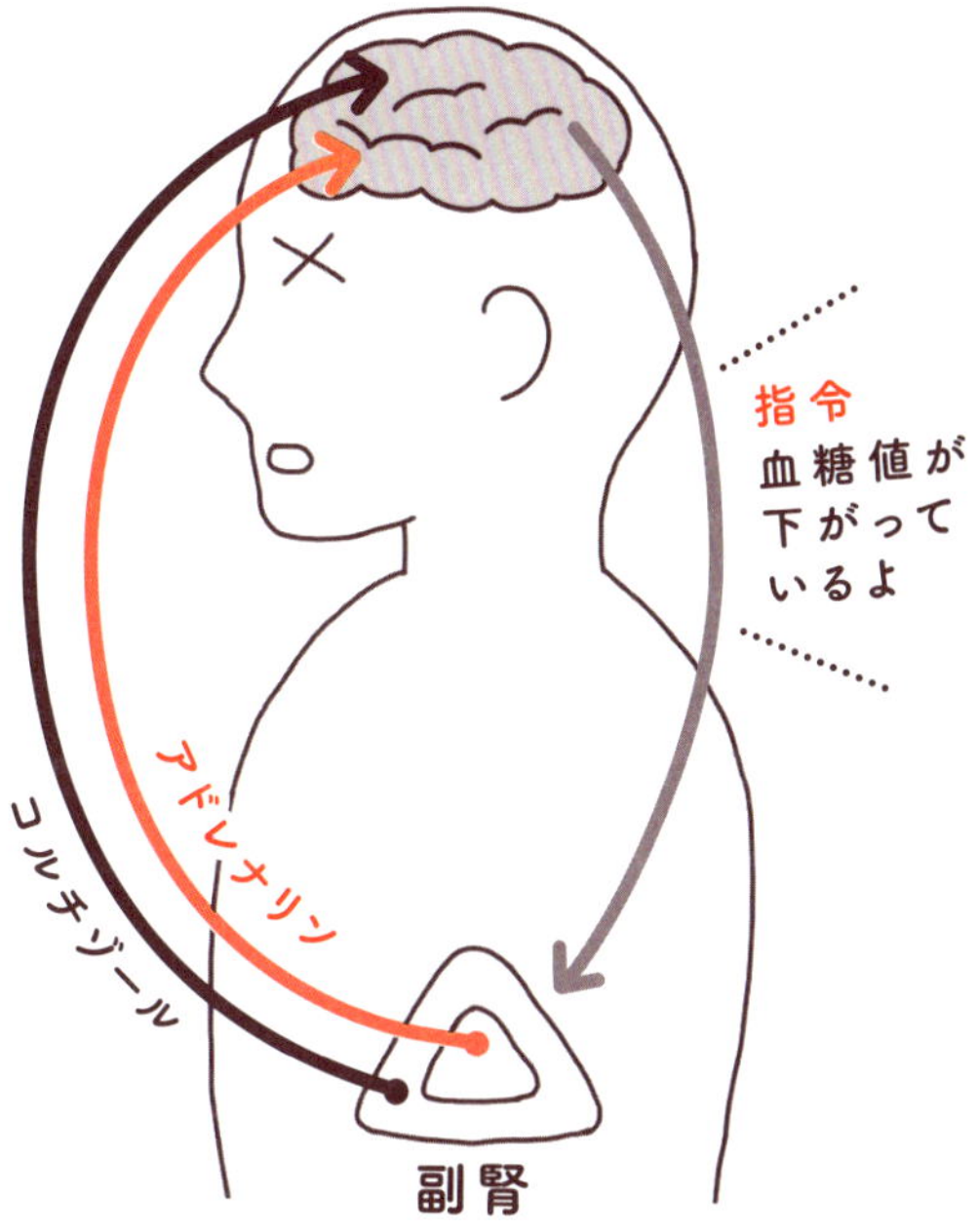

血糖値を上げるホルモンはココロを不安定にする

低血糖になったことを脳が察知すると、今度は血糖値を上昇させるホルモンが分泌されます。なかでも注目すべきは「アドレナリン」と「コルチゾール」。アドレナリンは攻撃性、興奮、イライラ、怒りといった交感神経の緊張状態を引き起こします。コルチゾールが大量に分泌され続けると、その分泌元である副腎が疲労し、コルチゾールの分泌能力が低下、疲れやすい体になります。血糖値を下げるインスリンも、大量に分泌され続けると膵臓を疲弊させたり、肥満の原因になったりします。また、血糖値の乱高下にホルモンが大量に使われ続けると、ホルモンの分泌異常が起き、自律神経が乱れがちに。

※交感神経が過緊張になると、血液検査でリンパ球に対して好中球の割合がふえる。

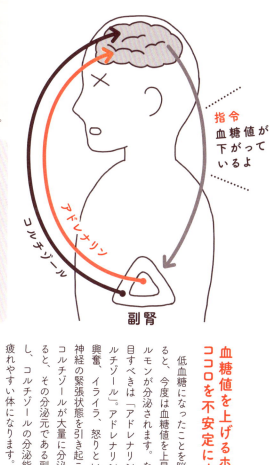

低糖質食で ココロを救え

食品成分表示は ここに注目!

熱量	588kcal
たんぱく質	28.5g
脂質	14.1g
炭水化物　注目!	91.8g
ナトリウム	2.4g

糖質量はこれでわかる!

炭水化物－食物繊維＝糖質

1食の糖質量の目安

- 超低糖質なら　20g以下
- 低糖質なら　40g以下
- ゆる低糖質なら　60g以下

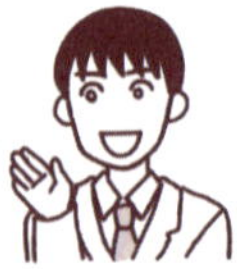

理想は「超低糖質」だが 病態を考え個別に対応

血糖値を直接上昇させる栄養素は糖質だけ。糖質を減らせば血糖値の乱高下は起こらなくなります。

食事日記をつけてみて「糖質量が多いかも」と思ったら、1週間だけでも糖質を減らしてみましょう。「体が楽になった」「寝起きがよくなった」などの変化を感じるはずです。

糖質はどの程度減らせばいいのでしょう。理想は、糖質をほとんどとらない「超低糖質」ですが、糖質量はその人の病態に合わせて個別に対応する必要があります。左ページのような人は急激に糖質量を減らすと体調をくずす可能性が高いので、まずは1食の糖質量60g以下の「ゆる低糖質」からスタートしましょう。

ただし…こんな人は注意が必要です！

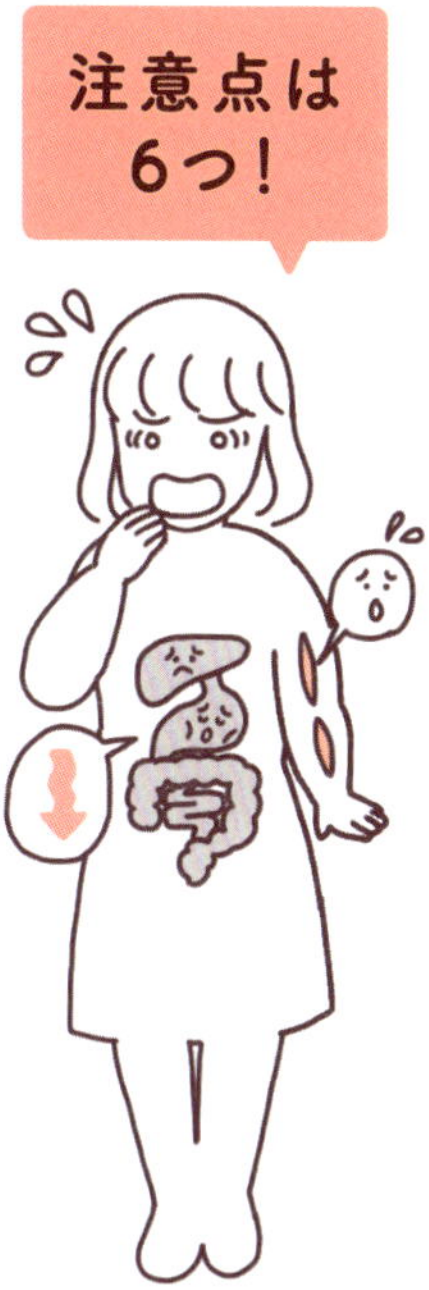

1 筋肉量が少ない

筋肉は最大の糖の貯蔵庫。筋肉が少ないと高血糖・低血糖になりやすい。低血糖になると、肝臓で糖が作られる（糖新生）。筋肉のアミノ酸も糖新生の材料の一つ。筋肉が少ないと低血糖になる可能性がある。

2 ビタミンB群不足

ビタミンB_6やナイアシン不足だと糖新生がうまくいかず、低血糖になりやすい。

3 肝機能低下

糖新生を行う肝臓の機能が落ちていると、低血糖に。

4 副腎機能低下

慢性的なストレスで副腎が疲弊していると、低血糖時に血糖値を回復するホルモン（コルチゾール）の分泌が低下して低血糖に。

5 栄養不足

鉄、ビタミンB群、マグネシウム、脂質などが不足していると、必要なエネルギーをうまく作り出せない。

6 胃腸が弱い

胃腸が弱いと急激にふえたたんぱく質を消化できず、胃もたれ・腸内環境悪化・腸管の炎症の原因になる。

糖新生力が弱い人や栄養不足の人は注意

糖質を減らす場合、注意したいのが「糖質を減らした分のカロリーを、別の食品で補う」ということです。カロリーが不足すると筋肉量が低下しますし、子どもであれば成長障害につながります。

糖質を減らした分は、脂質やたんぱく質でしっかり補うこと。お料理にオイルをかけたり、肉・卵などのおかずをふやしたり、脂質・たんぱく質をおやつに食べてみましょう。現在ココロの不調で治療している人は、主治医に相談してから始めてください。また、腎臓や膵臓に問題がある人、インスリン注射などの治療中の人、甲状腺の機能が低下している人なども医師に相談しましょう。

低糖質ルール1

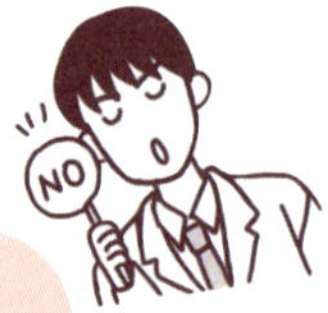

お菓子＆ジュースをやめよう

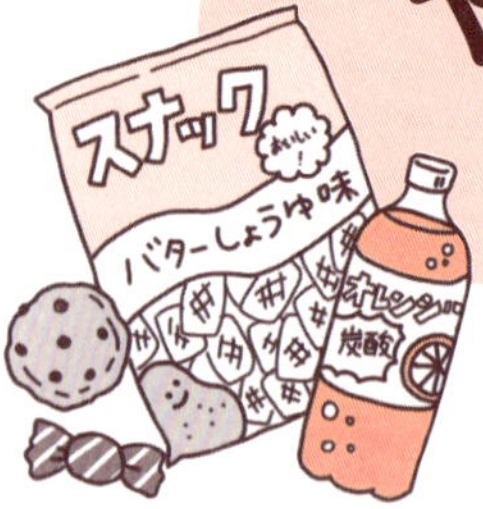

おやつOK! でも血糖値が上がらないおやつを

お菓子やジュースをやめると、それだけで精神症状が緩和されることがあります。血糖値の乱高下や、ビタミンB群のムダづかいを軽減できますし、腸内環境や隠れ脂肪肝も改善に向かいます。

「おやつナシでは生きられません!」というかたでも大丈夫。「血糖値を上げないおやつ」は食べてOKです。低血糖になりそうな人は、2~3時間おきに食べましょう。

炭水化物や砂糖を使った一般的な菓子類は血糖値を上げてしまいます。かわりに、ココロと体の健康維持に役立つ食材をおやつにしましょう。ナッツ類（ただし、カシューナッツなど、他のナッツより糖質が高めのものもある・食べすぎに注意）や、中鎖脂肪酸（→P.87）の多いココナッツバターは手軽に食べられるのでおすすめです。

低糖質おやつで
ココロと体の元気回復

たんぱく質おやつ

- ゆで卵
- 小魚
- 枝豆
- 焼き鳥（塩）
- ツナ缶など魚缶（水煮）
- 豆腐
- 豆乳ヨーグルト
- ナチュラルチーズ※

※カゼイン（乳製品に含まれるたんぱく質）にアレルギーのある人は注意。

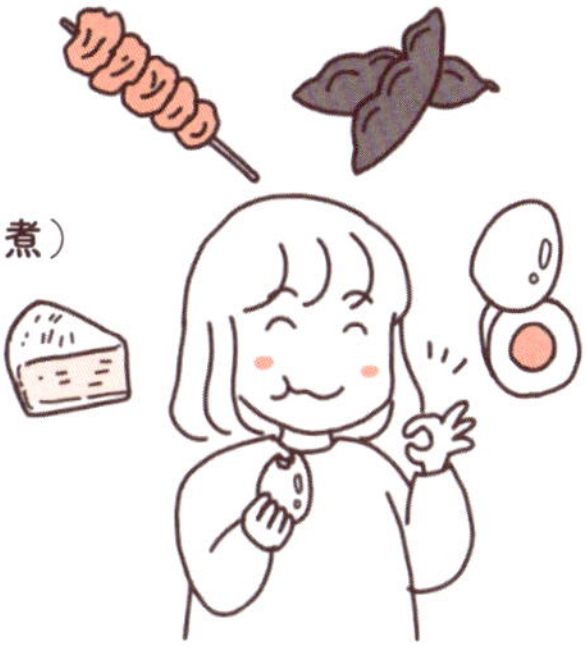

ココロと体の回復に欠かせない栄養素がたんぱく質。食事だけでとりきれない分を、おやつでしっかりとりたい。よくかんで食べよう。

脂質おやつ

- ナッツ
  （くるみ、アーモンド、マカダミアナッツなど）
- ココナッツバター
- ココナッツオイル
- ココナッツミルク

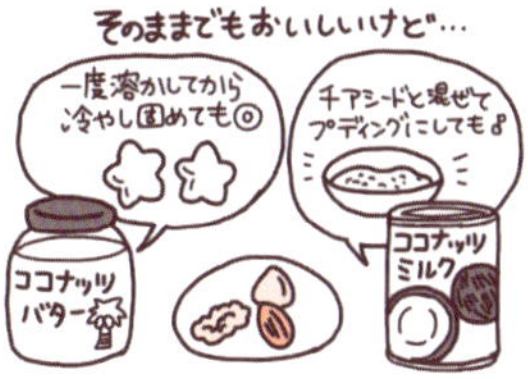

オイルは、低コレステロールを改善し、低血糖を緩和してくれます。ほかにも体にいい作用がいっぱい。あくまで「良質の油」を！（→P.86）

手作り低糖質スイーツに挑戦

甘いものが食べたいときには、ラカント（血糖値を上げない甘味料）を使って手作りおやつを作ってみませんか？

ナチュラルチーズたっぷりのチーズケーキ、チョコレートのかわりにココアを使ったチョコレートムース、大豆粉とアーモンドプードルを使ったクッキーもおすすめです。

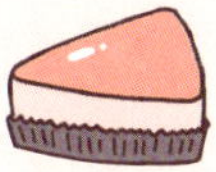

低糖質ルール2

たんぱく質は毎食2種類

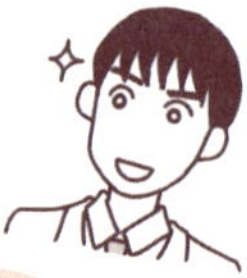

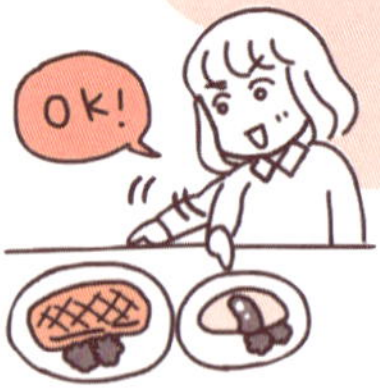

血糖値の安定と栄養確保のカギ

糖質を減らすのと同時に行うべき大切なことは、たんぱく質をふやすということです。たんぱく質が豊富な食材には、ココロに必須のビタミンやミネラルもしっかり含まれているからです。

なかでも重視したいのは、肉・魚・卵などの動物性たんぱく質。「健康のためには肉を食べないほうがいい」と思い込んでいる人もいますが、それは違います。鉄の補充を考えると、赤身の肉や血合いの多い魚を多く食べるのが理想的です。体内の炎症や血栓を防ぐためには、EPAを豊富に含む青魚をぜひとりたいものです。

注意したいのは、同じ食材を5日以上続けて食べないこと。遅延型のアレルギーが起こる可能性があります。でも肉や魚なら、種類を変えれば毎日食べても大丈夫ですからご安心を（たとえば、牛→豚→鶏など）。

ココロのための食事 成功のコツは

よ〜くかむこと！

最初のひと口はとくによくかもう！

- 最初のひと口だけでも意識して30回かむと、食事のスピードが抑えられる
- よくかむと胃酸が分泌されて消化吸収能力が高まる
- 食事に時間をかけることで、満腹感が得られて食べすぎ防止に
- 脳細胞のはたらきを活発にしてくれる

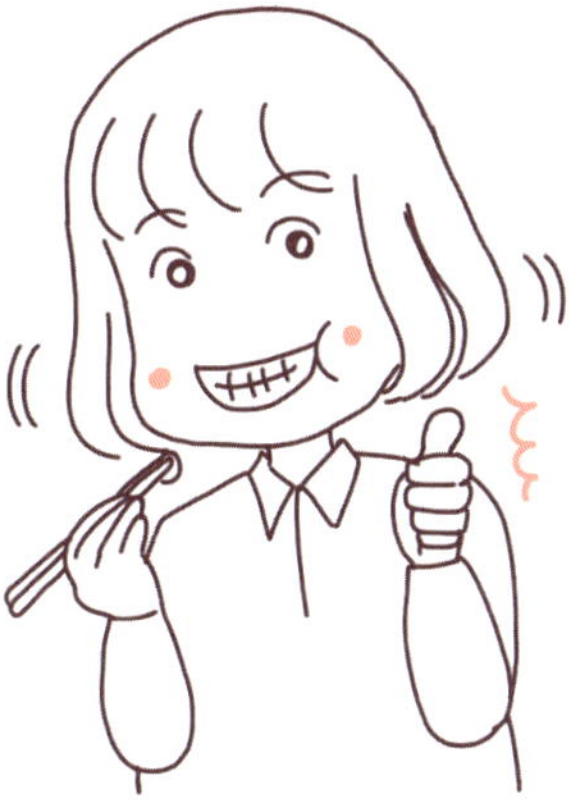

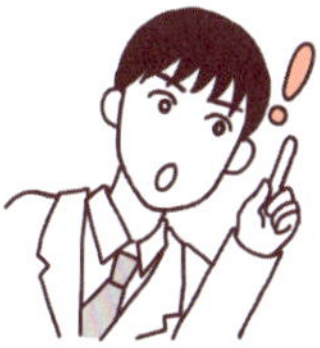

糖質ならよくかまずに飲み込めるけど
たんぱく質中心の食事は
よくかまないと胃腸に負担が！

そのほかの成功のコツ

食べたらすぐ体を動かそう

血糖値の急上昇を防ぐ。部屋の掃除、散歩や買い物、外食時は歩いて帰るだけでOK。

筋肉をふやそう

おすすめの運動は、ストレッチやヨガ。ゆっくり呼吸しながら無理のない範囲で。

質のよい油をとろう

良質のオイルをとることで低血糖を予防でき、体内の炎症や酸化を防ぐ。

カロリーはキープ

ごはんやパンを減らした分、良質のオイルや肉・魚などでカロリーを保持しよう。

低糖質ルール3

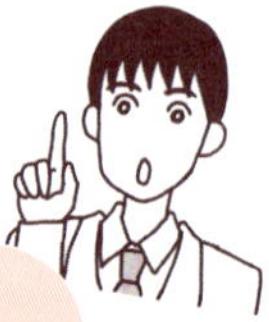

どうしても食べたい人はごはん・パン・めんは最後に食べる

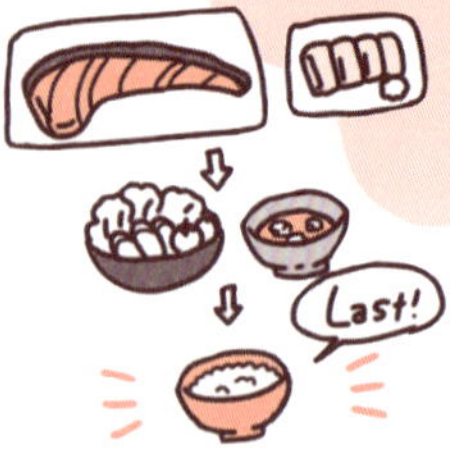

ごはんなどはいちばん最後 懐石料理みたいに食べよう

　おかずを食べたらごはんをひと口……は、日本人が大好きな「三角食べ」ですが、血糖値の急上昇を避けるためには、「懐石料理食べ」をおすすめします。主食は（どうしても食べたかったら）最後にひと口だけ。おなかも落ち着いたころなので、食べすぎずにすみますよね。洋食でも中華でも、このルールはぜひ守ってください。

「左手にお茶わんがないとさびしい!」というかたは、お茶わんに味のついていない豆腐などを入れてみては? それだけで不思議と満足感や安心感が生まれると思います。

　どうしても主食を食べたいのであれば、アレルギーの観点で、最良の主食といえるお米を。白米よりは、栄養豊富で血糖値も上がりにくい酵素玄米がおすすめです。よくかんで食べてくださいね。

小食女子なら たんぱく質ファーストでいこう！

1 肉・魚・卵

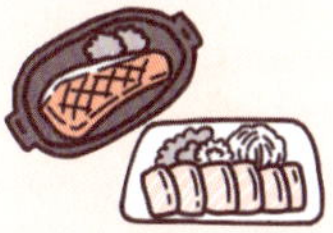

最初にたんぱく質のメインディッシュを。肉などに含まれる鉄やビタミンB群を確実にとりたいので、食欲があるうちに先に食べる。

2 野菜

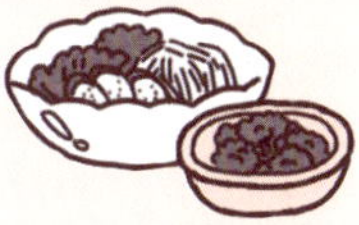

次に野菜を。根菜類は糖質が高めなので、糖質の低いブロッコリーやレタスなどの葉物を中心に。アボカド・海藻・きのこもおすすめ。

3 少量 ごはん・パン・めん

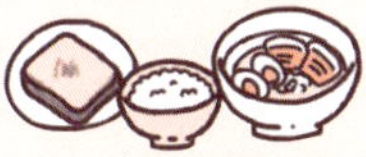

どうしても食べたい場合には、最後に少しだけ。1・2の段階でしっかりかんで時間をかけていれば、少量でも十分満足できるはず。

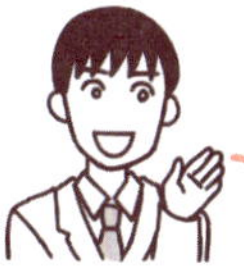

小食の人が野菜から食べ始めると、
肉や魚が食べきれないことが多いのです。
小食なのは鉄欠乏で
胃腸の粘膜が弱いことも一因

しっかり食べられるなら 野菜ファーストでいこう！

1 野菜

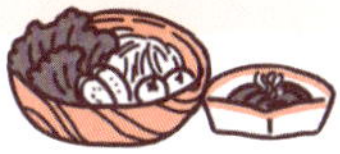

2 肉・魚・卵

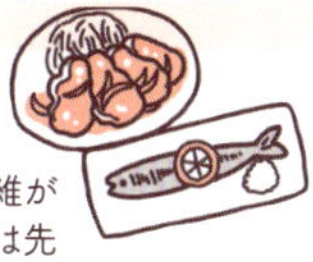

3 少量 ごはん・パン・めん

野菜は血糖値の上昇を抑える食物繊維が豊富なので、しっかり食べられる人は先に野菜を食べたほうがより効果的！

3つのルールが守れたら

食事の糖質もしっかりオフ

3食の糖質の減らし方

step 1

まず夕食の主食をオフ

ゆる低糖質に慣れたら、ごはんなどの「主食」を完全に抜いてみよう。最初は夕食から。夜は少し時間をかけて食事の用意ができるし、食べる時間もゆったりとれる。たんぱく質豊富なメニューで満腹に！

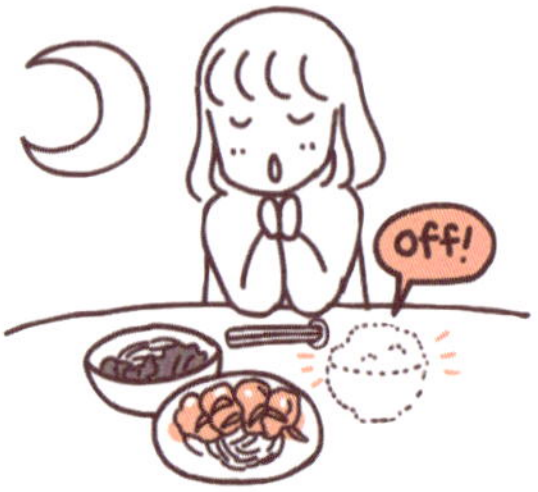

step 2

次に昼食の主食をオフ

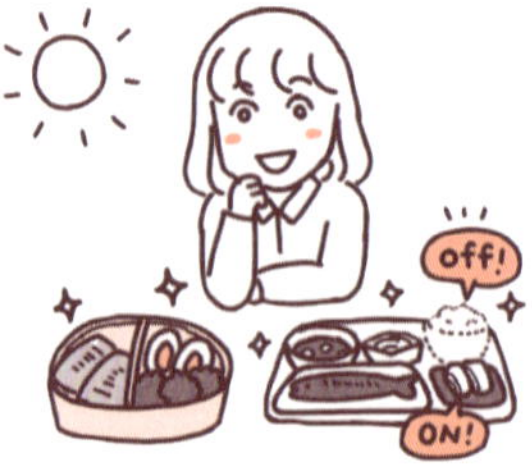

次にオフしたいのは昼食。※夕方4時ごろ急激に眠けや疲労に襲われるのは、昼食の糖質が原因かも。お弁当を持参するのが理想だけれど、定食を「ごはん抜き＋小鉢（たんぱく質や脂質）」にするのもおすすめ。

step 3

3食とも主食をオフ

最後は朝食の主食をオフ。ゆで卵や蒸し鶏なども利用して、3食とも主食を食べない生活に挑戦！　ここまでくれば1日の糖質量は理想的。カロリー不足にならないようにおかずをしっかり食べよう。

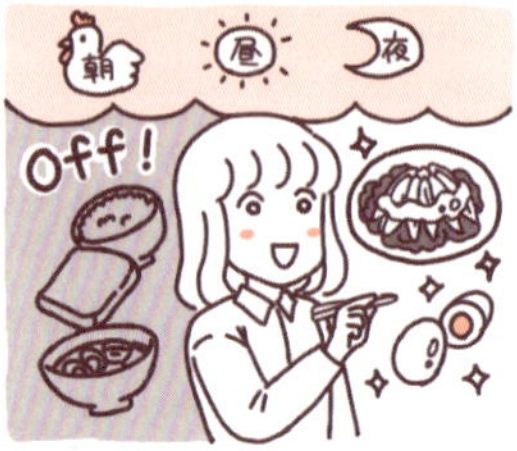

※コルチゾール（血糖上昇ホルモン）の日内変動は、夕方4時ごろにいちばん低くなる。

たとえばこんなメニュー

朝食　卵を活用しよう

メニュー例

- 半熟卵、ツナ（水煮）サラダ、みそ汁（あおさ、まいたけ）
- 卵焼き、納豆、具だくさんみそ汁

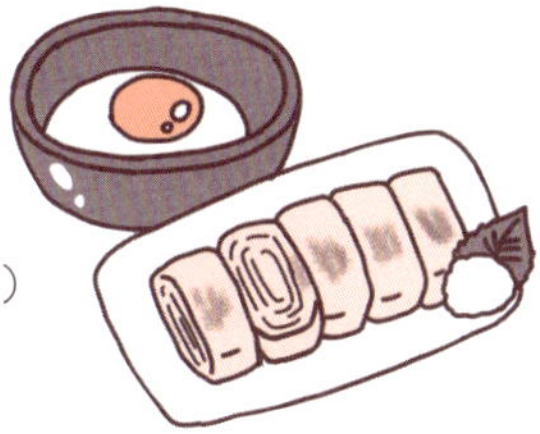

平日の朝は時間がないので、たんぱく質は卵＋αの定番メニューをパターン化しよう。遅延型のアレルギーを避けるために、週2日は卵を食べない日を。

昼食　外食でもOK

メニュー例

- レバにら炒め、納豆、みそ汁（わかめ·豆腐·長ねぎ）
- さばの塩焼き、冷ややっこ、もずく、みそ汁（あさり·青ねぎ）

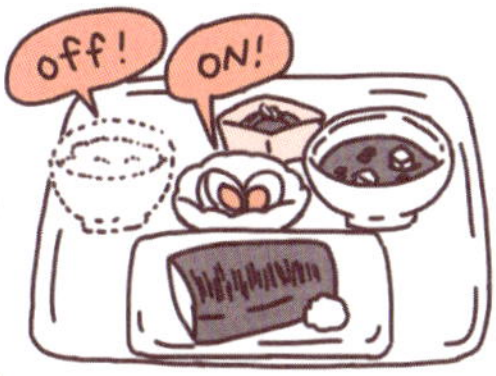

外食するときは、定食メニューがあるお店に行き、ごはんを抜いて小鉢（たんぱく質や脂質）を足そう。ステーキ店や、ファミレスなどで肉をしっかり食べるのもいい方法。

夕食　肉·魚を定番にしたい

メニュー例

- 青魚のお刺し身、ぬか漬け、豚汁
- ローストビーフ、豆腐と海藻のサラダ、きのこ汁

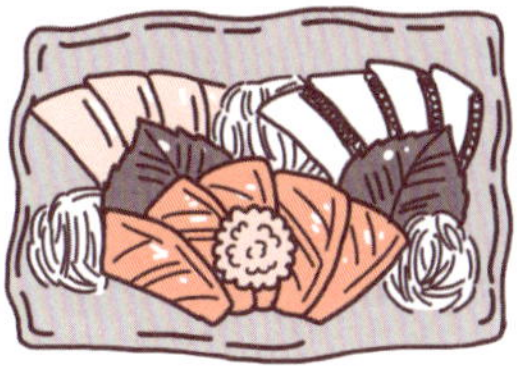

外食するなら居酒屋メニューがおすすめ。青魚の刺し身で体にいい脂質（EPAやDHA）をしっかりとったり、焼き鳥でおなかいっぱいたんぱく質を食べたり。もちろん、自分で調理すれば安上がり。

column

低糖質のお酒

ビールや日本酒は糖質が多いので避けたいもの。焼酎やウイスキーなどの蒸留酒なら糖質はゼロ。ハイボールやウーロンハイ、緑茶ハイなど甘味料が含まれていないものを。とはいえ、飲みすぎはココロの健康に悪影響を及ぼすので、量は控えめに。

column

糖質がなくてもケトン体がある！

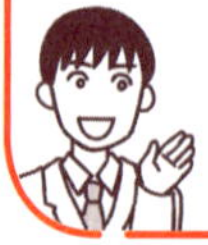

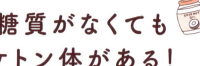

「脳のエネルギー源は糖質だけ」、というのは大きなまちがいです。糖質しか使えないのは、赤血球と肝細胞だけで、脳や他の細胞は**ケトン体というエネルギー源**も使えます。しかも、糖質をとらなくても肝臓のグリコーゲンや、筋肉を分解したり、たんぱく質などを材料にしたりして、**必要な量のブドウ糖は体が作ります（糖新生）**。ケトン体は、糖質を可能な限り減らした場合に中性脂肪から作られますし、中鎖脂肪酸（P.88）を摂取すると肝臓で作られます。

実は、**ケトン体こそが人間本来のエネルギー源**。抗酸化作用もあり、老化や病気の予防に効果があるといわれています。糖質をエネルギーとする歴史は農耕開始後の1万年ほど。日本人の主食であるごはんはまだしも、パンやお菓子やジュースなど、見渡せば糖質ばかり。現代のこのような糖質過多の食生活が、肥満症、糖尿病、高血圧、脳梗塞、がんなどの現代病の一因となっています。

ケトン体は脳を守ります。アルツハイマー型認知症は第3の糖尿病ともいわれ、脳細胞が糖をエネルギーとしてとり込みにくくなるのですが、ケトン体は使えるのです。また、ケトン体は脳の新しい神経を作ったり、神経をダメージから保護したりして、認知機能や学習能力を高めます。そのうえ、ＧＡＢＡの受容体に作用し、静穏、抗不安作用を示すといった報告もあります。

Part 2

ココロに必要な栄養ってなんだろう？

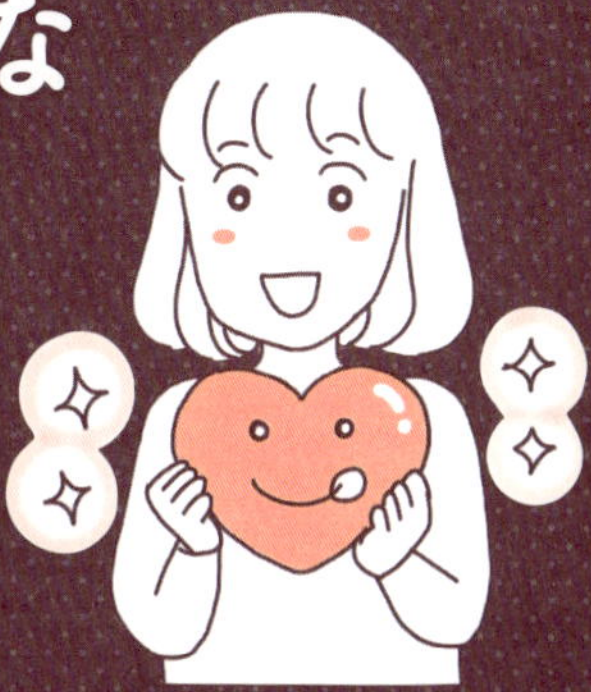

たんぱく質、鉄、ビタミンB群、
マグネシウム、亜鉛……
ココロに効く栄養素、
あなたはちゃんととっていますか？

栄養がココロの元気をつくるワケ1

“脳内ホルモン”が スムーズに生成

脳内ホルモンって？

脳内で
「神経伝達物質」
として活躍する。
うまく作れないと、
ココロの不調に
影響を与える

アミノ酸から
作られるので、
たんぱく質が
とても重要

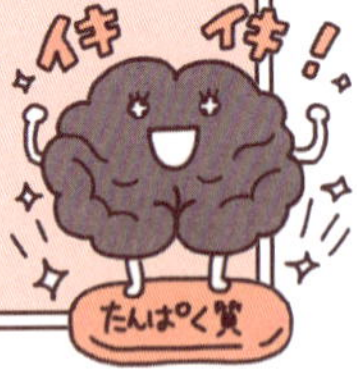

脳内ホルモンの「材料」を食べる

脳の中では、さまざまな神経伝達物質が脳細胞の間でメッセージを伝え合っています。神経伝達物質がちゃんと働いてくれるからこそ、私たちは考えたり、動いたり、心を落ち着かせたりできるのです。

なかでも左ページの6つの脳内ホルモンは、ココロの元気に必須です。これらがスムーズに作られて、バランスよく働いている状態がココロにとっては理想形。

そのためには、脳内ホルモンを作るための「材料」が必要です。土台となるのはたんぱく質。そこにビタミンB群などのビタミンや鉄などのミネラルが必要です。

ストレスがかかると、たんぱく質、ビタミンB群やC、マグネシウムなどの需要が増します。ココロが不安定になったときには、「もしかして、脳内ホルモンの材料不足かも？」と栄養を見直すことが必要です。

これが代表的な脳内ホルモンだ！

アミノ酸（たんぱく質）

→ ナイアシン・葉酸 鉄・ビタミンB_6 →

ハッピーホルモン
セロトニン

うつや不安をやわらげてくれる幸福ホルモン。リズミカルな運動(散歩、咀しゃく、呼吸法など)や、グルーミング（人や動物をなでて心を落ち着ける）などでも分泌が促進。
薬：抗うつ薬SSRI、SNRI

→ マグネシウム →

おやすみホルモン
メラトニン

セロトニンから作られる。体内時計を調整して自然な眠りをいざなう。朝、太陽の光を浴びることで「メラトニンスイッチ」が入り、14〜16時間後に分泌される。ブルーライトは分泌を抑制。
薬：睡眠薬ラメルテオン

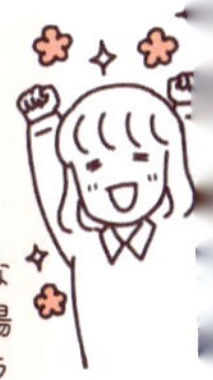

→ ナイアシン・葉酸 鉄・ビタミンB_6 →

ときめきホルモン
ドパミン

わくわくしたり、「あー気分がいい！」「やってよかった！」「またやりたい！」など、報酬を得たときに出る快楽ホルモン。
薬：低用量のアリピプラゾール

→ ビタミンC →

やる気ホルモン
ノルアドレナリン

ドパミンから作られるのがノルアドレナリン。「よーしがんばるぞ！」というときにたっぷり分泌される。痛みの緩和、意欲に関与。
薬：抗うつ薬SNRI、NaSSA

→ ナイアシン →

神経興奮ホルモン
グルタミン酸

記憶や学習にかかわるホルモンだが、過剰になると、てんかん、イライラの原因となる。GABAにするにはビタミンB_6が必要。
薬：抗認知症薬メマンチン、抗てんかん薬ペランパネル

→ ビタミンB_6 →

リラックスホルモン
GABA

グルタミン酸から作られる興奮を抑えてホッとさせるホルモン。お酒にも似た働きがあるが飲みすぎに注意。
薬：ベンゾジアゼピン系薬（睡眠薬、抗不安薬、抗てんかん薬、筋弛緩薬）

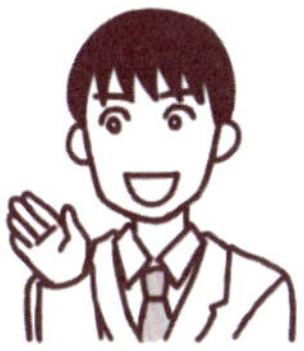

体質改善には、脳内ホルモンの材料を確保しておくことが大切。栄養素の不足が精神症状に影響しているかもしれません！

栄養がココロの元気をつくるワケ2

ミトコンドリアが活性化する

ミトコンドリアって何?

人間の細胞（37兆個）の中にあり、エネルギーを作り出している

食べたものから材料をとり込んでエネルギーに

働きが弱まるとココロの不調に影響を与える

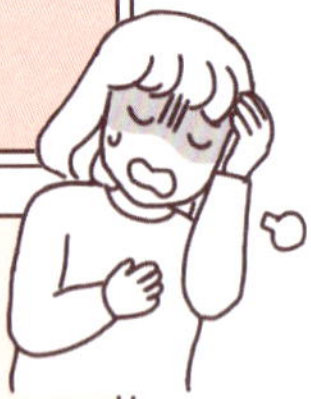

細胞の中の「工場」で栄養はエネルギーに

人間の体は約37兆個もの細胞でできています。その細胞ひとつひとつに、エネルギーを作る「工場」があることを知っていますか?

工場の名前はミトコンドリア。1つの細胞の中に数百から2千個の「工場」があり、全部合わせると体重の約10%にもなります。

エネルギーの材料になるのは、「三大栄養素」の糖質、たんぱく質、脂質。私たちが食べたごはんや肉や油は、消化吸収されて最小単位の栄養素になり、血管やリンパ管を通して全身のミトコンドリアに運ばれます。ここで、ATPというエネルギー物質に変換されて、初めて使える形になるのです。

ミトコンドリアは エネルギーの産生工場

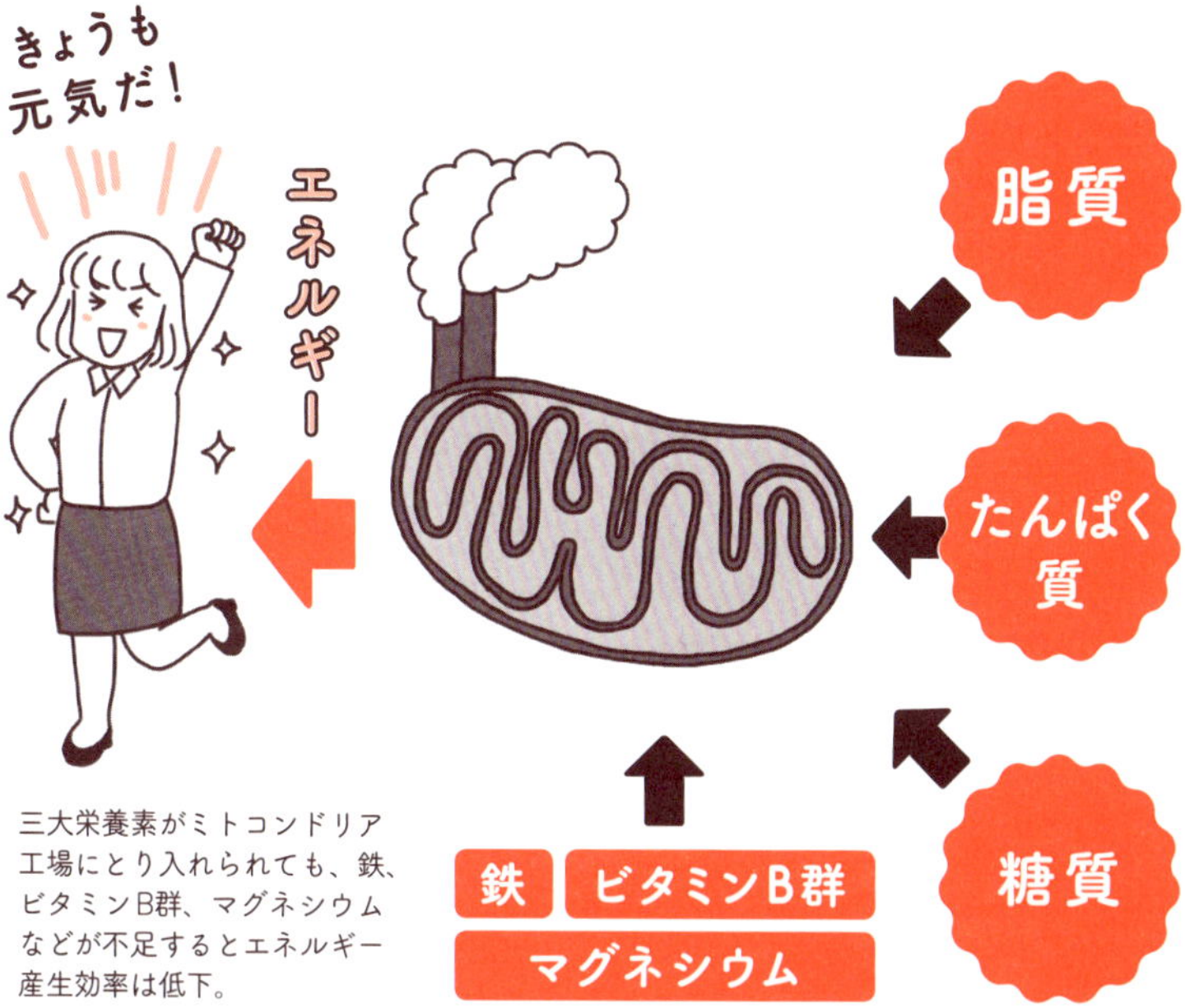

三大栄養素がミトコンドリア工場にとり入れられても、鉄、ビタミンB群、マグネシウムなどが不足するとエネルギー産生効率は低下。

エネルギー回路は主に鉄とB群が回している

とはいえ、三大栄養素だけでエネルギーは作られません。ミトコンドリアの中にある「エネルギーを作る回路」がうまく作動しなくてはいけません。ここで重要な働きをするのが主にビタミンB群、鉄、マグネシウムの3つ。不足すると、ミトコンドリアの機能が低下し、産生されるエネルギー（ATP）の量が格段に減ってしまうのです。「疲れやすい」「やる気が出ない」というのはそのサインです。

ちなみに、ブドウ糖からは36個のエネルギー物質しか作れませんが、脂肪酸からは129個のエネルギー物質が作れます。つまり、糖質より脂質のほうが、エネルギー産生効率が3倍以上すぐれています。

不足している栄養素をさがせ！

ココロの栄養素 check 1

あてはまるものいくつある？

- □ かたいものをかみたくなる（氷、アメなど）
- □ 爪が割れやすい、やわらかい、丸みがない
- □ 髪の毛が抜けやすい
- □ アザができやすい
- □ 歯ぐきから出血しやすい
- □ 経血の量が多い
- □ 生理前に不調になる
- □ 出産経験がある
- □ 痔や胃潰瘍がある
- □ 疲れやすい、軽い運動で動悸・息切れ
- □ めまい、立ちくらみ、頭痛、頭重感
- □ のどに不快感、飲み込みにくい
- □ 冷え性
- □ イライラしやすい
- □ 食が細い、肉・魚をあまり食べない

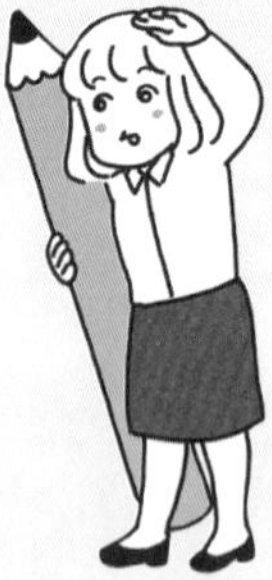

➡ チェックの数 □ 個

鉄欠乏

4つ以上は黄色信号、6つ以上は赤信号！
かもしれません！

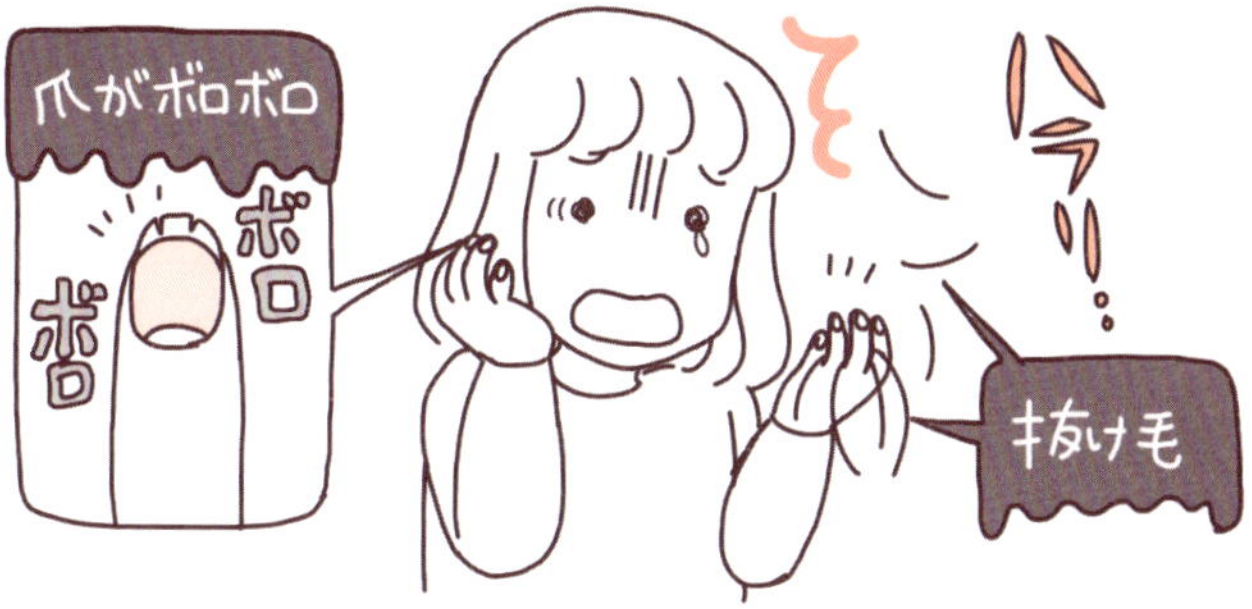

ココロの栄養素ナンバーワン！貧血でなくても安心しちゃダメ

セロトニンなどの脳内ホルモンを作るうえでも、ミトコンドリアでエネルギーを作るうえでも、必須のミネラル、それが鉄。ココロに効く栄養素の筆頭です。鉄欠乏の多くは貧血まで至らず、赤血球に含まれるヘモグロビンの鉄は正常です。

鉄欠乏の原因は大きく分けて2つ。

①「鉄不足」。《IＮが少ない》鉄の摂取不足。パンやパスタなど糖質中心で、鉄分豊富な肉類や血合いの多い魚を食べる量が少ない人。《OUTが多い》出産・生理の出血・汗で多くの鉄が失われている人。※アスリート。

②「炎症に伴う鉄の利用障害」。鉄があってもうまく利用できない状態。微細な炎症により腸管から鉄が吸収しにくくなったり、鉄がうまく運べなくなったりして、必要とする場所で鉄が欠乏している状態です。糖質過多は、腸管の炎症（↓P.69）や隠れ脂肪肝の原因となり、炎症体質につながります。

keyword

ヘム鉄と非ヘム鉄

ヘム鉄とは、肉や魚などの動物性たんぱく質に含まれる鉄。非ヘム鉄はほうれんそうなどの野菜やひじきなどの海藻に含まれる鉄。ヘム鉄のほうが吸収率がよい。非ヘム鉄は吸収の際に活性酸素を出したり、いっしょに食べるもので吸収が影響されたりする。

※アスリートは活動量が多い分、酸素も多く必要で鉄の需要もふえる。マラソンなど足のうらに衝撃を与えるスポーツでは、赤血球が破壊されて貧血になることがある。

鉄欠乏女子《テケジョ》はココロの危機？

鉄が不足すると

ミトコンドリアで効率よく
エネルギーが作れなくなる

イライラ、憂うつ、
神経過敏などの
精神症状が出やすくなる

粘膜の代謝が
悪くなって、**胃腸障害**や
飲み込みにくさが出る

鉄欠乏の問題を解決すると、
ココロの不調が改善する
女性は非常に多いのです！

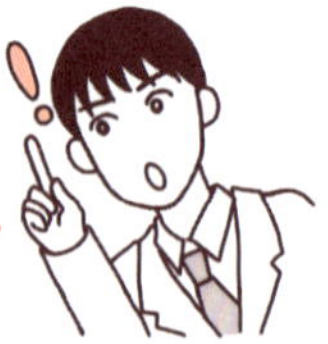

鉄不足かどうかはフェリチンを調べよ！

鉄欠乏の女性があまりに多いので、彼女たちをこう呼ぶことにしました。テケジョ＝鉄欠乏女子。

彼女たちはココロの危機だけでなく、髪が抜ける、肌が荒れる、爪がもろく割れる、代謝が落ちる、皮膚にアザやシミができやすくなるなど、「美の危機」にも瀕しているのです。

「でも、私は貧血じゃありませんよ」という人もいますが、ヘモグロビンの数値が正常、つまり貧血まで至っていなくても、赤血球以外で必要な鉄は不足しているかも。血液検査で必要な項目は「フェリチン（貯蔵鉄）」です。この数値が低ければ鉄不足。標準的な検査項目には入っていないので、テケジョは見逃されがちです。

血液検査 鉄欠乏サインはこの数字でわかる！

	解説	黄信号	赤信号	単位
フェリチン	赤血球の外に貯蔵されている鉄の指標。鉄が足りないと低下。炎症があると高めの値に。	50 未満	25 未満	ng/ml
ヘモグロビン	赤血球の中にある鉄の指標。低いと貧血と診断される。	13.5 未満	12.0 未満	g/dl
MCV	赤血球の平均の大きさ。鉄不足で小さくなり低下。	93 未満	90 未満	fl
TIBC	鉄を運ぶトラック。鉄不足で増加。炎症で低下。理想値は300μg/dl程度。	320 以上	350 以上	μg/dl

（生理のある女性のケース）

ヘモグロビンは財布 フェリチンは銀行口座

なぜヘモグロビン値に問題がないのに鉄が不足しているのでしょうか。鉄を「お金」にたとえてみましょう。

ヘモグロビンは血液中で酸素を運ぶ重要な役割があるので、吸収された鉄は最優先でここに回されます。つまり、「すぐ使うお金はお財布に入れる」というのと同じです。

一方のフェリチンは銀行口座です。財布の中身が乏しくなると引き出されるので、気づくと口座はカラッポ、ということも。財布にお金（鉄）が入っていても、貯金（フェリチン）もあるとは限らないのです。

生理のある女性はほとんどが鉄欠乏。ヘモグロビン値に問題がなくても、献血はおすすめしません。

※理想値は、疾患や病態、個体差、検査会社、検査方法によって変わることがあります。

鉄欠乏女子《テケジョ》を改善するには

どうする？

鉄分を多く含む食品をとる

ビタミンCで鉄の吸収を高める

料理に鉄器や鉄球を活用する

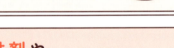

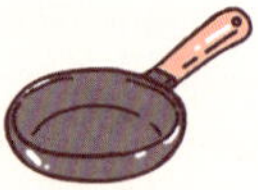

鉄剤やサプリメントを飲む

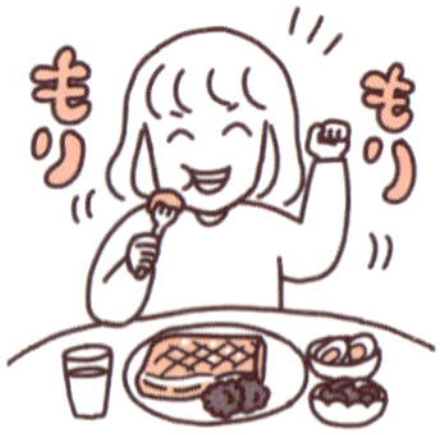

鉄を補うだけでなく吸収させなくちゃ！

テケジョ改善の基本は、鉄が多く含まれる食品をとることです。「ってことは、ひじきね！」と考える日本人は多いのですが、吸収率の高いヘム鉄が含まれる動物性たんぱく質が最優先。野菜や海藻に含まれる非ヘム鉄は、ビタミンCやクエン酸（レモンや梅干しなど）と食べると吸収率が向上するのでぜひ試してみて。

調理道具も大切です。南部鉄をはじめとする鉄なべで調理したり、お湯や煮物に調理用の小さな鉄球を入れたりして鉄を補充しましょう。

そしてせっかくとった鉄が吸収されるよう、腸管などの炎症を抑えたいもの。それには「低糖質&高たんぱく食」を実践することが大切です。

鉄剤が苦手な場合には

胃腸にやさしいヘム鉄を試す

鉄欠乏の人ほど胃腸の粘膜の代謝障害があり、鉄剤を飲むと吐きけや下痢などの症状が出ることも。市販のサプリ「ヘム鉄」は胃腸や腸管を荒らしにくく、吸収もされやすいのでこちらを試してみて。

鉄剤の飲み方を工夫

食事の直後や食事中に飲むことで、胃への刺激を少しでもやわらげて。就寝前に飲んで寝てしまう、という方法もアリ。それでもダメなら何回かに分けて飲んだり飲む量を減らしたりなど医師に相談を。

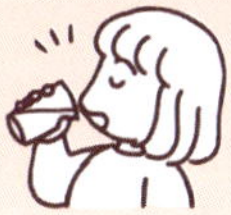

漢方薬を使う

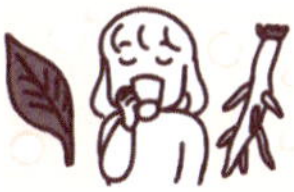

鉄剤といっしょに補中益気湯や六君子湯を飲むことで、食欲増進と胃の不快感をやわらげる効果を期待。人参養栄湯や十全大補湯などで血や気をゆっくり補う。月経過多は芎帰膠艾湯で出血量を減らす。

30～40代の女性は重度の鉄欠乏のおそれ

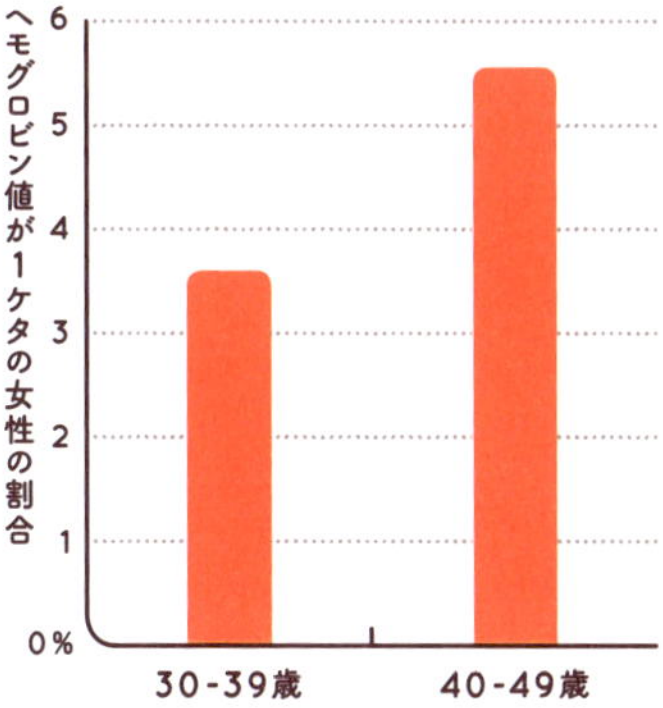

ヘモグロビンが1ケタの女性の割合をあらわした表。「お財布」の中身であるヘモグロビンが低い（貧血）ということは、貯金（フェリチン）はほぼカラッポ。年齢が上がるにつれふえているのは、生理の年月が長いこと、出産で鉄を使い果たしていることなどが考えられる。

生理のある女性はほぼテケジョ

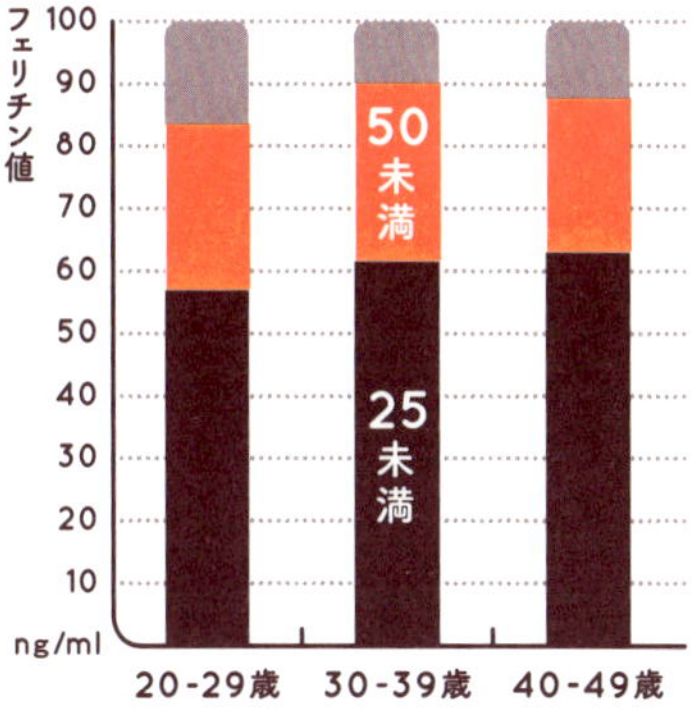

20歳から49歳までの女性のフェリチンは、約90％が黄色信号（50未満）で約60％が赤信号（25未満）。体内の炎症でフェリチンがやや高くなっている場合もあるので、実際の「テケジョ率」はもっと高い。50歳以降は閉経で鉄が貯金できるのでフェリチンは回復。

※上記の表は平成20年国民健康・栄養調査報告より作成。

ココロの栄養素
check 2

あてはまるものいくつある？

- □ 寝ても疲れがとれない
- □ 音に敏感
- □ テレビがわずらわしい
- □ よく悪夢を見る
- □ 寝つきが悪い
- □ 集中力が続かない
- □ 本を読んでも頭に入らない
- □ 記憶力が衰えている
- □ 口内炎や口角炎がよくできる
- □ 日中、眠い
- □ やる気が出ない
- □ 食べすぎてしまう
- □ アルコールをよく飲む
- □ 糖質をよくとる、ジュース、コーヒーをよく飲む
- □ 精神的ストレスが多い

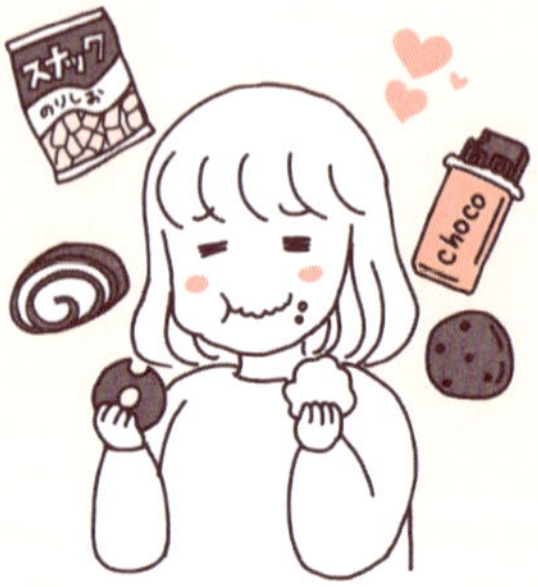

→ **チェックの数 □ 個**

ビタミンB群

4つ以上は黄色信号、
6つ以上は赤信号！

不足かもしれません！

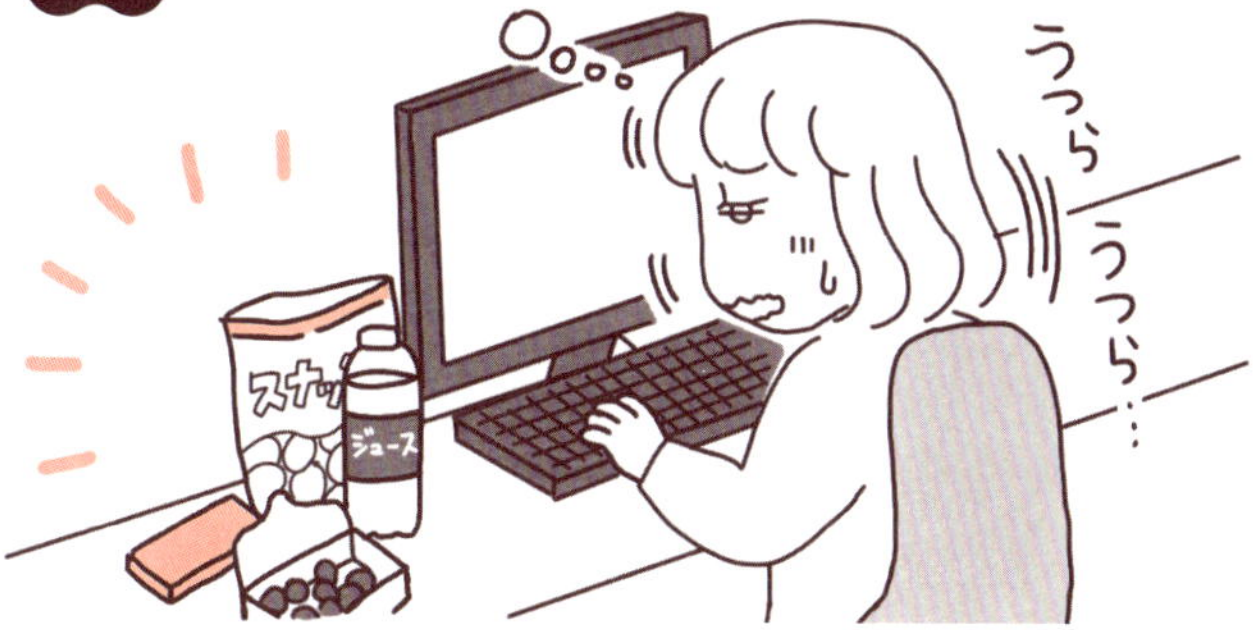

ココロに効くのは「チームB」
エネルギー産生と代謝に必須のビタミン

「ビタミン」と聞くと「体によい」と感じますが、「ココロによい」ビタミンがあります。それがビタミンB群です。

脳の神経伝達物質（脳内ホルモン）はたんぱく質から作られますが、ビタミンB_6などのB群が加わることでセロトニンになったり、ドパミンになったり、GABAになったりするのです。

ミトコンドリアでエネルギーを作り出すときにも、材料の脂質やたんぱく質や糖質だけではダメ。ビタミンB群が働くからこそエネルギーに変化します。

そう、ビタミンB群はあくまでサポート役。でもそのサポートがなければ、脳内ホルモンもエネルギーも適切に産生されないのです。体内の微量栄養素たちはごく少量なのに、存在感はとても大きいのです。

ビタミンB群は互いに補い合いながら働くので、できるだけB群全体でとるようにしたいものです。

keyword

微量栄養素

ビタミンやミネラルは、三大栄養素である炭水化物、脂質、たんぱく質にくらべるとごくわずか。それでも体とココロの機能を正常に保つためには不可欠な存在で、不足すると命を脅かすことも。ビタミンとミネラルの違いは、前者は有機質、後者は無機質。

ココロに働きかけるB群はこれだ！

糖質の代謝に
ビタミンB_1

糖質をエネルギーに変え、神経を正常に保ち、アルコールを代謝し大活躍。不足は倦怠感、無気力、肩こり、もの忘れ、集中力や食欲低下に。

江戸で白米がはやりB_1不足で脚気が大流行。現代は糖質過多で「現代型脚気」が増加。

脂質の代謝に
ビタミンB_2

脂質をエネルギーに変えるビタミン。「発育のビタミン」といわれ、成長を促進し皮膚や髪、爪などの再生にも関与。粘膜保護作用があり、口内炎、口角炎、目の疲れを予防。動脈硬化などの血行障害を起こす過酸化脂質を分解。尿の鮮やかな黄色はB_2の影響。

ビタミンB群

ヘモグロビン合成に
ビタミンB_{12}

葉酸とともに働く造血ビタミン。不足すると未熟な大きい赤血球に（赤血球は大きい細胞から小さくなり成熟する）。

低胃酸で吸収が低下。

不足すると記憶力や集中力低下、食欲不振、巨赤芽球性貧血などにも。

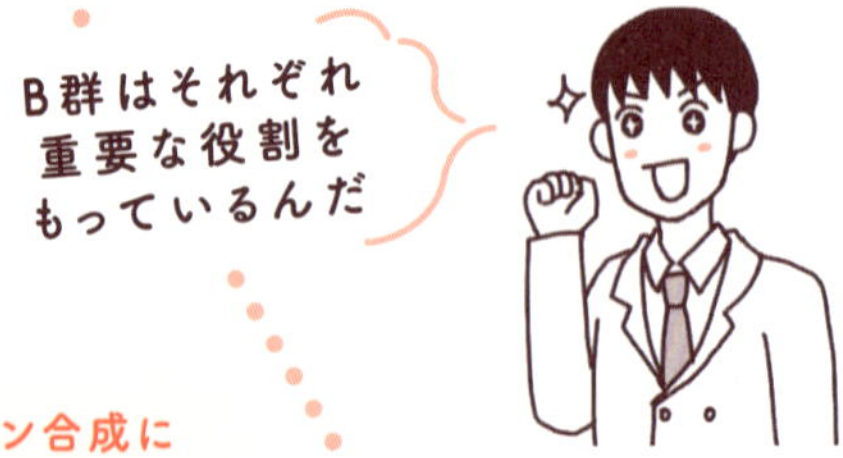
B群はそれぞれ重要な役割をもっているんだ

ヘモグロビン合成に
葉酸

ビタミンB_{12}と働く造血ビタミンで、不足すると巨赤芽球性貧血に。遺伝情報にかかわるDNAの合成にも関与しているので妊娠時はとくに重要。

不足すると胎児の先天性疾患の一因にも。アルコールは葉酸の代謝障害の原因に。

たんぱく質の代謝に
ビタミンB_6

たんぱく質の分解や合成にかかわるビタミン。神経伝達物質やヘモグロビンの合成、糖新生にも関与。不足すると、けいれん、うつ状態や低血糖、貧血の原因になる。

幻覚妄想や疲労がナイアシンで緩和？

ビタミンB群の中でも、精神疾患の栄養療法で注目を集めているのがナイアシンです。

ナイアシンは体内の500もの酵素とかかわり、三大栄養素をエネルギーに変える大切な役割もあります。エネルギー不足で慢性疲労の人は、ナイアシンをきちんと補給しましょう。なんらかの理由で、ナイアシンが極端に不足したり、作用しなくなったりすると、うつ状態や幻覚妄想状態を起こしやすくなる可能性があります。

高用量のナイアシン投与は一部の幻覚妄想状態に効くことがあるといわれています。当院で、再発をくり返した統合失調症に試みましたが、有用ではありませんでした。初めて統合失調症を発症した場合の治療や、血縁に統合失調症の人がいる場合の発症予防になる可能性があると考えています。有用であった例も経験しますが、いまだにそのメカニズムやどのタイプに有効かはわかっていません。

うつや幻覚に

ナイアシン
（ビタミンB3）

糖質、脂質、たんぱく質をエネルギーに変える働きがあり、アルコール代謝にも欠かせない。皮膚や脳神経の健康にも関与。不足するとうつや幻覚・妄想といった神経症状の一因に。LDL・総コレステロールを下げ、HDLを上げることも。

副腎の機能を補助

パントテン酸
（ビタミンB5）

糖質、脂質、たんぱく質をエネルギーに変える働きをする。ビタミンCと同様に、コルチゾールなどの副腎皮質ホルモンの合成にも関与。副腎疲労を回復させる働きがある「抗ストレスビタミン」といえる。

皮膚の健康を保つ

ビオチン

糖質、脂質、たんぱく質をエネルギーに変える働きをする。皮膚を作る細胞の活性化など皮膚の機能を正常に保つ働きや、抗炎症物質を生成しアレルギー症状を緩和する働きがあるので、アトピー性皮膚炎の改善にも効果が期待されている。

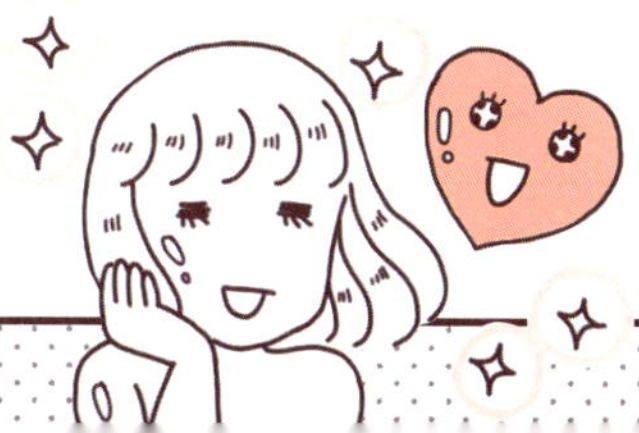

ココロの栄養素
check 3

あてはまるものいくつある？

□ 筋力が低下している
□ 肌のハリやツヤがない
□ むくみがある
□ 疲れやすい
□ 食事は野菜中心
□ パン、めん、おにぎりなど
の単品で食事をすませる
□ 肉や魚、卵をあまり食べない
□ 低カロリーを意識している
□ 成長期である
□ 妊娠中、または授乳中である
□ ステロイドを服用している
□ スポーツや肉体労働をしている
□ 胃薬をよく使う
□ 早食い、ながら食いの傾向がある
□ 精神的ストレスが多い

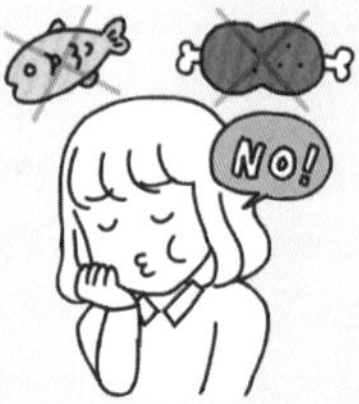

➡ チェックの数 □ 個

たんぱく質

4つ以上は黄色信号、6つ以上は赤信号！
不足かもしれません！

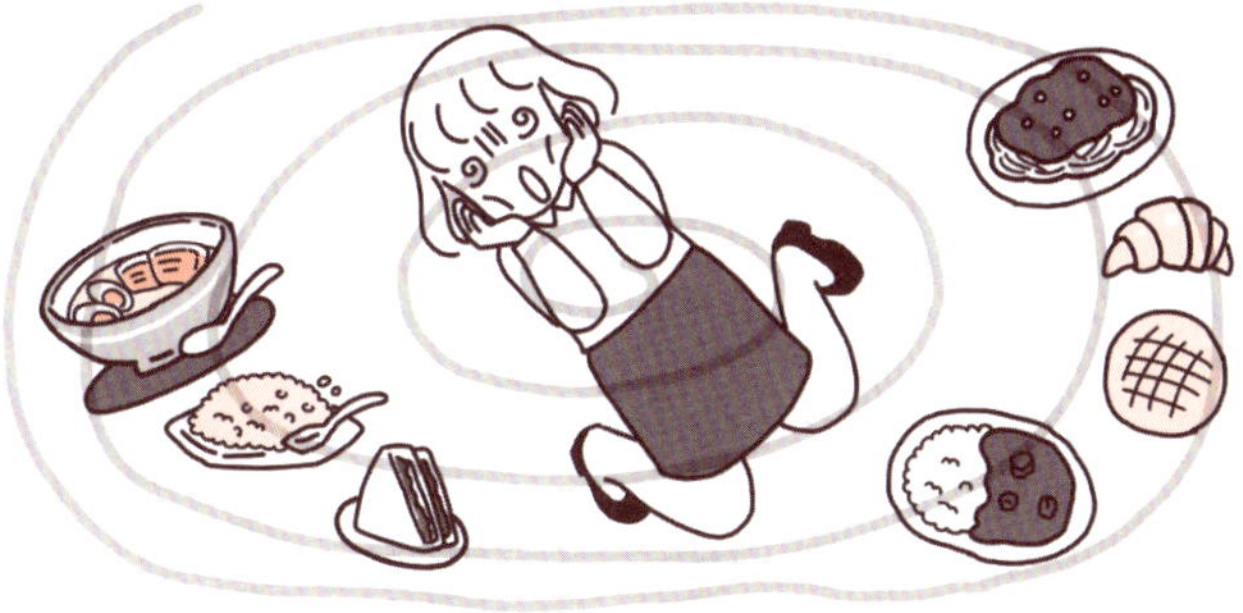

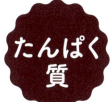

ココロの元気の大黒柱！作って壊してまた作ろう

たんぱく質は「筋肉や骨を作る」ということはご存じですよね？　でもそれだけではなく、酵素もホルモンもコレステロールも、全部たんぱく質でできています。

ですから、たんぱく質が不足すると消化酵素も不足して消化吸収能力が落ち、ココロに必要な栄養素をとり込めません。コレステロールが不足するとうつ状態が出たり、衝動的になったりします。ドパミンやセロトニンなどの神経伝達物質も、たんぱく質。筋肉量が低下すると、糖新生力が落ちるので、血糖調節障害も起きやすくなり、精神症状に影響が出ます。体とココロの土台部分は、たんぱく質でできているのです。

これらのたんぱく質は、常にいまあるものが分解され、新しいたんぱく質に変わっています。だから、たんぱく質は常にしっかり食べて補給することが必要。ストレスがあると「壊す」が優位になるので、なおさらたんぱく質は多めにとりましょう。

keyword

必須アミノ酸

たんぱく質は約20種類のアミノ酸でできており、うち9種類の必須アミノ酸は体内合成できず食事からの摂取が必要。セロトニンやメラトニンの材料となるトリプトファン、ドパミンやノルアドレナリンの材料となるフェニルアラニンなど。

ココロの栄養素
check 4

あてはまるものいくつある？

- □ 足がつりやすい
- □ まぶたがピクピクする
- □ 手足がしびれる
- □ 疲れやすい
- □ 記憶力の低下
- □ 憂うつ、不安
- □ イライラしやすい
- □ 頭痛
- □ 睡眠が浅い
- □ 下痢、便秘をよくする
- □ あまり食欲がない
- □ 高血圧だ
- □ 冷え性だ
- □ アルコールをよく飲む
- □ 精神的ストレスが多い

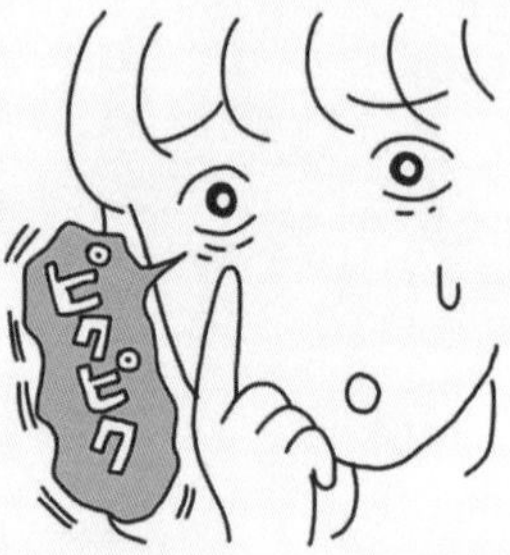

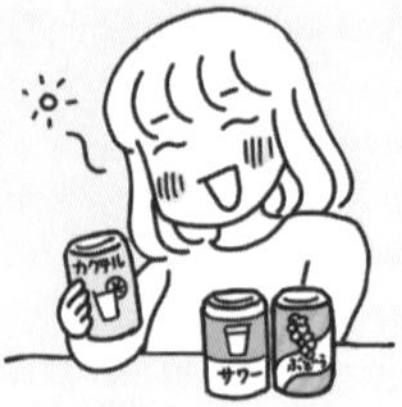

➡ チェックの数 □ 個

マグネシウム

4つ以上は黄色信号、
6つ以上は赤信号！

不足かもしれません！

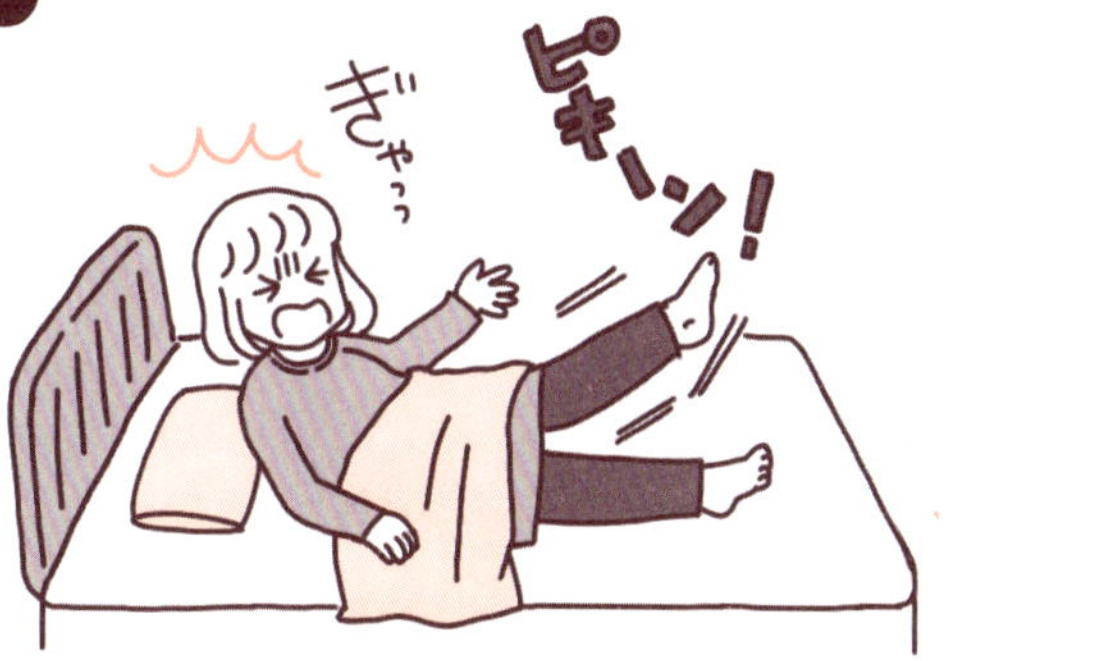

酵素を活性化させるために最重要！
でも日本人は不足しがち

マグネシウムは、消化酵素や代謝酵素など、体内の３００種類以上の酵素の働きをサポートしています。

ところが、ストレスが長引くとコルチゾールやアドレナリンといったホルモンがふえ、マグネシウムを消費してしまいます。アルコールや糖質の過剰摂取、低血糖ストレスのときもマグネシウムがむだに使われます。

マグネシウム不足になると、最初は学習能力や記憶力の低下、抑うつ気分がみられます。ビタミンB_1不足に似た症状がみられるのは、ビタミンB_1の代謝にマグネシウムが必要だからです。ビタミンは、ミネラルがなければ働かないのです。

ストレス社会、食生活では玄米から白米、天然塩から精製塩への移行、さらに土壌のミネラル不足、重金属汚染による吸収阻害などが、マグネシウム不足の原因となっています。

keyword

ミネラル

人間の体を構成している元素の96%は、酸素、炭素、窒素といった「有機物」。これらが体の中でたんぱく質や水、糖質、ビタミンなどになる。残り4%にあたる元素が「無機質」=ミネラル。鉄、マグネシウム、亜鉛、カルシウムなどがその代表。

ココロの栄養素
check 5

あてはまるものいくつある？

□ 味覚や嗅覚が鈍くなった
□ 月経不順（女性）
精力が減少している（男性）
□ 爪に白い斑点がある
□ 洗髪時に髪の毛が抜けやすい
□ かぜをひきやすい
□ 食欲不振になりやすい
□ 肌が乾燥しやすい
□ 傷の治りが悪い、あとが残りやすい
□ ネックレスなどで皮膚炎になる
□ やる気が出ない
□ 慢性的な下痢
□ 傷や虫刺されが膿みやすい
□ 加工食品を食べることが多い
□ アルコールをよく飲む
□ 精神的ストレスが多い

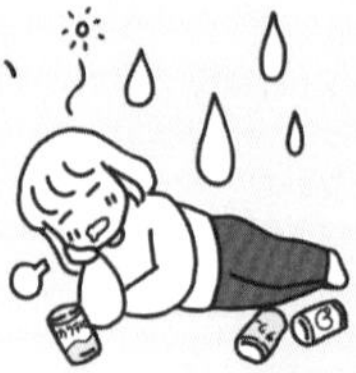

➡ チェックの数 □ 個

亜鉛

4つ以上は黄色信号、
6つ以上は赤信号！

不足かもしれません！

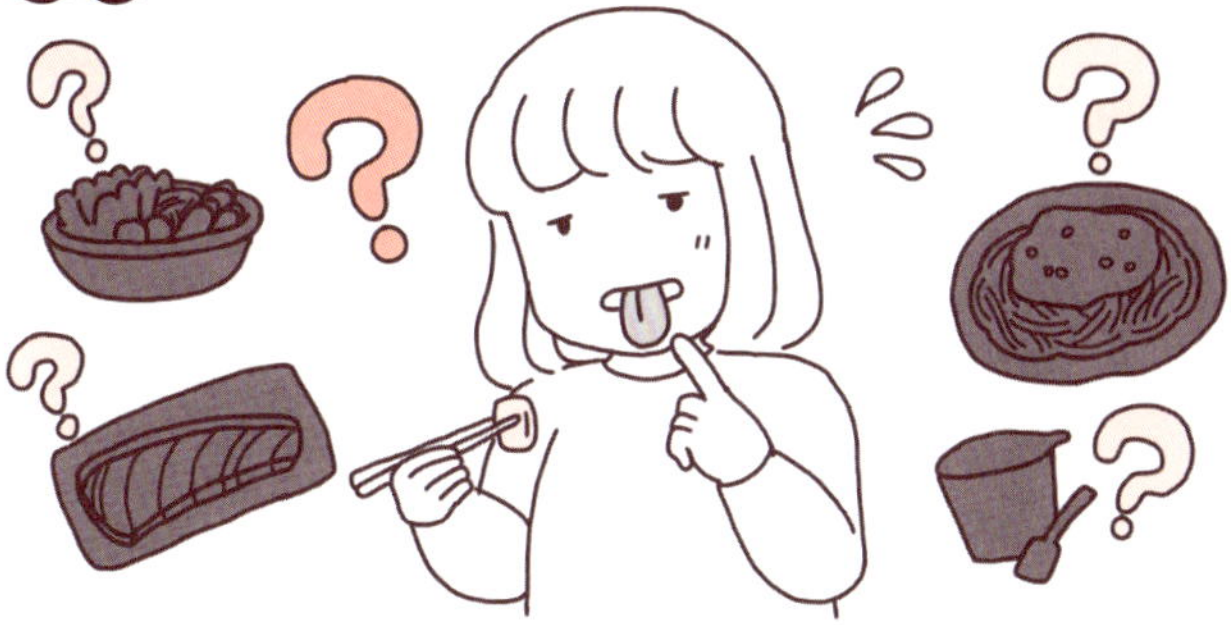

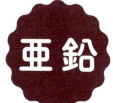

「料理の味が薄い」「口の中が苦く感じる」と思ったら亜鉛不足かも

マグネシウムの次に体内の酵素を活性化させるパワーをもつミネラル、それが亜鉛。「細胞分裂」に欠かせない存在です。

ところで「味蕾《みらい》」って知っていますか？　舌の表面の味を感じる部分です。ここは細胞の入れかわりが激しいので、亜鉛不足で細胞分裂が低下すると味蕾が減り、味覚異常を引き起こします。ほかにも、精子の形成不全や無月経などの生殖能異常、免疫機能の低下、貧血、皮膚炎、甲状腺機能や胃腸機能の低下などを引き起こします。また、記憶の中枢である海馬は、亜鉛濃度が高い器官です。そのため、認知症の初期には、味覚や嗅覚の障害を伴うことがあります。

亜鉛はストレスやアルコール、高血糖で不足しやすくなります。アルコールを分解するアルコール脱水素酵素にも亜鉛が必要です。血糖を下げるインスリンの構造を維持するのにも亜鉛が必須で、血糖調節障害にも影響が出てくる可能性があります。

keyword

酵素

酵素は、体内で起こる化学変化を高速で進める働きをする物質。消化酵素、代謝酵素、食物酵素（食べ物に含まれる酵素）がある。酵素が正常に働くためには、ミネラルとビタミンが必須で、不足すると、消化・吸収・分布・代謝・排泄のすべてに影響する。

ココロの栄養素 check 6

ビタミンD不足のサインは？

4つ以上は黄色信号、
6つ以上は赤信号！

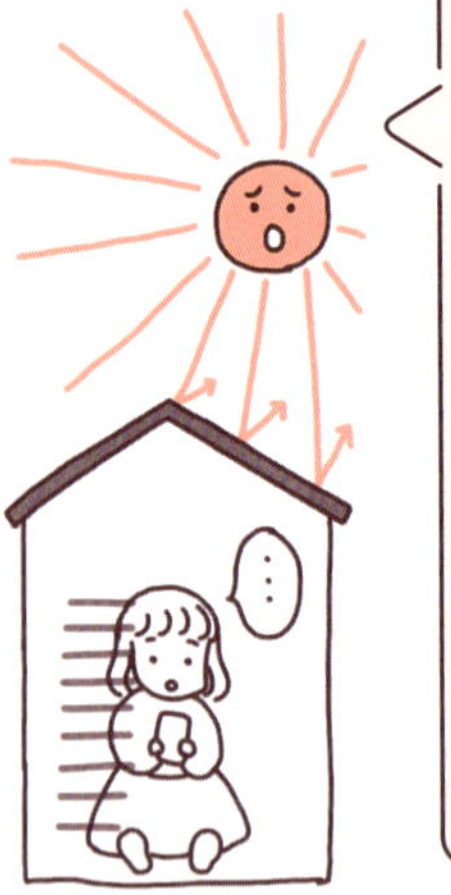

あてはまるものいくつある？

- ☐ 冬のほうが憂うつ、体調不良
- ☐ 屋内で過ごすことが多い
- ☐ 外出時は日やけ止めを塗る
- ☐ かぜをひきやすい
- ☐ インフルエンザにかかりやすい
- ☐ 花粉症
- ☐ おなかの調子がよくない
- ☐ 歯周病がある
- ☐ 肥満傾向
- ☐ 肝臓や腎臓が悪い
- ☐ 股関節や腰、膝、背中の骨が痛い
- ☐ 骨折したことがある
- ☐ 骨粗鬆症がある
- ☐ 50歳以上
- ☐ 魚や卵黄をあまり食べない

➡ チェックの数 ☐ 個

冬になるとうつっぽい？
それはきっとビタミンD不足

紫外線が皮膚に当たることで合成される栄養素がビタミンD。冬になって体調不良がみられる「冬季うつ」は、ビタミンDの不足が一因と考えられています。「美白」も大切ですが、日やけ止めもほどほどに。

ビタミンDが不足すると、小腸粘膜の細胞間の結合が弱くなり、リーキーガット症候群（→P.70）の原因にもなります。統合失調症や躁うつ病のかたの多くがビタミンD不足だったという報告もあります。

ビタミンDは、腸管や気道などの「粘膜」を丈夫にします。粘膜や皮膚などで有害菌とたたかう抗菌ペプチドも作っていますので、かぜやインフルエンザの予防にもなります。また、遺伝子の働きを調節し、免疫向上、糖尿病予防、発がんの抑制につながるといわれています。

ココロの栄養素 check 7

食物繊維不足のサインは?

あてはまるものいくつある?

- □ 便秘がち
- □ 便がかたい・便が水に沈む
- □ 便の色が黄色ではなく黒褐色
- □ おなかが張る
- □ おならが臭い
- □ 食後眠くなる
- □ 肥満傾向
- □ 疲れやすい
- □ 吹き出物や肌荒れ
- □ いつも食べすぎてしまう
- □ 野菜をあまり食べない
- □ わかめ・昆布などの海藻類をあまり食べない
- □ しいたけ・えのき・しめじなどのきのこ類をあまり食べない
- □ 納豆・おから・豆腐など豆製品をあまり食べない
- □ やわらかく、口当たりのよい食べ物をよく食べる

➡ チェックの数 □ 個

4つ以上は黄色信号、
6つ以上は赤信号!

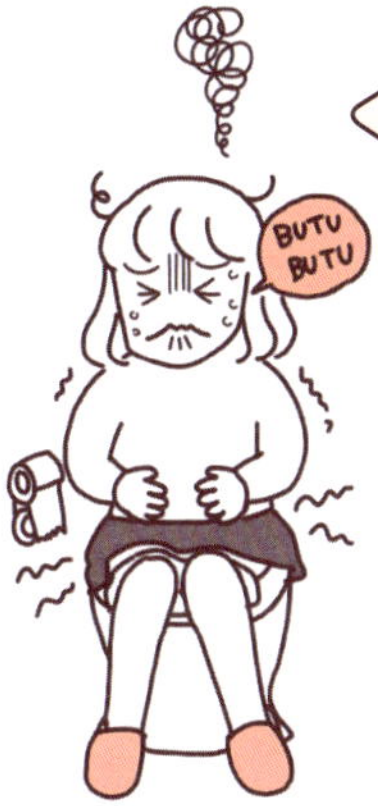

血糖値の上昇をゆるやかにし 腸内環境をととのえてくれる

食物繊維は正確には栄養素ではありませんが、腸を健康に保つための「第六の栄養素」といえます。

食物繊維は善玉菌のエサになったり、腸内の有害物質を排出したり、腸のぜん動を促して便秘を解消したりする大事な存在。糖の吸収を抑え、血糖値の急上昇を緩和することによる精神安定作用も期待できます。

大腸で腸内細菌が食物繊維を発酵する際に「短鎖脂肪酸」を産生。短鎖脂肪酸は、腸内環境を弱酸性にし、悪玉菌の出す酵素の活性を抑え腸内環境の悪化を防ぎます。大腸で吸収された短鎖脂肪酸は、炎症の抑制、腸管の免疫機能の調整、大腸のバリア機能の強化、糖尿病や肥満や発がんの予防に効果的。また、食欲を抑えたり満腹感を持続させたりするホルモンの分泌を促します（→P.71）。

栄養を吸収できる腸にする！

まずは腸の状態をcheck!

あてはまるものいくつある？

□ 便秘や下痢がある

□ 腹部膨満感または腹痛がある

□ おならがよく出る

□ 皮膚に湿疹などが出やすい

□ 慢性的な疲労感やストレスがある

□ 食品のアレルギーや過敏症がある

□ 潰瘍性大腸炎やクローン病などの腸の疾患がある

□ 早食いの傾向がある

□ 甘いものをよく食べる

□ アルコールやカフェインをよく飲む

□ 加工食品をよく食べる

□ 抗生物質を使うことがある

□ 胃薬（制酸剤）を長く飲んでいる

□ ピルを服用している

□ ロキソニン、バファリンなどの解熱鎮痛剤を使用している

→ チェックの数 □ 個

4つ以上は黄色信号、6つ以上は赤信号！

腸に炎症がある かもしれません！

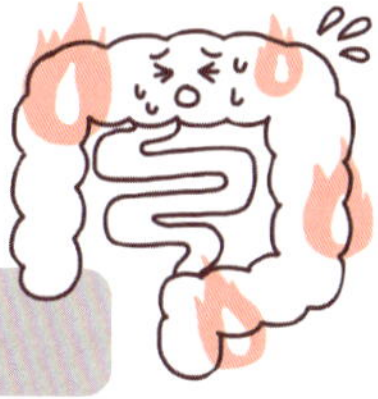

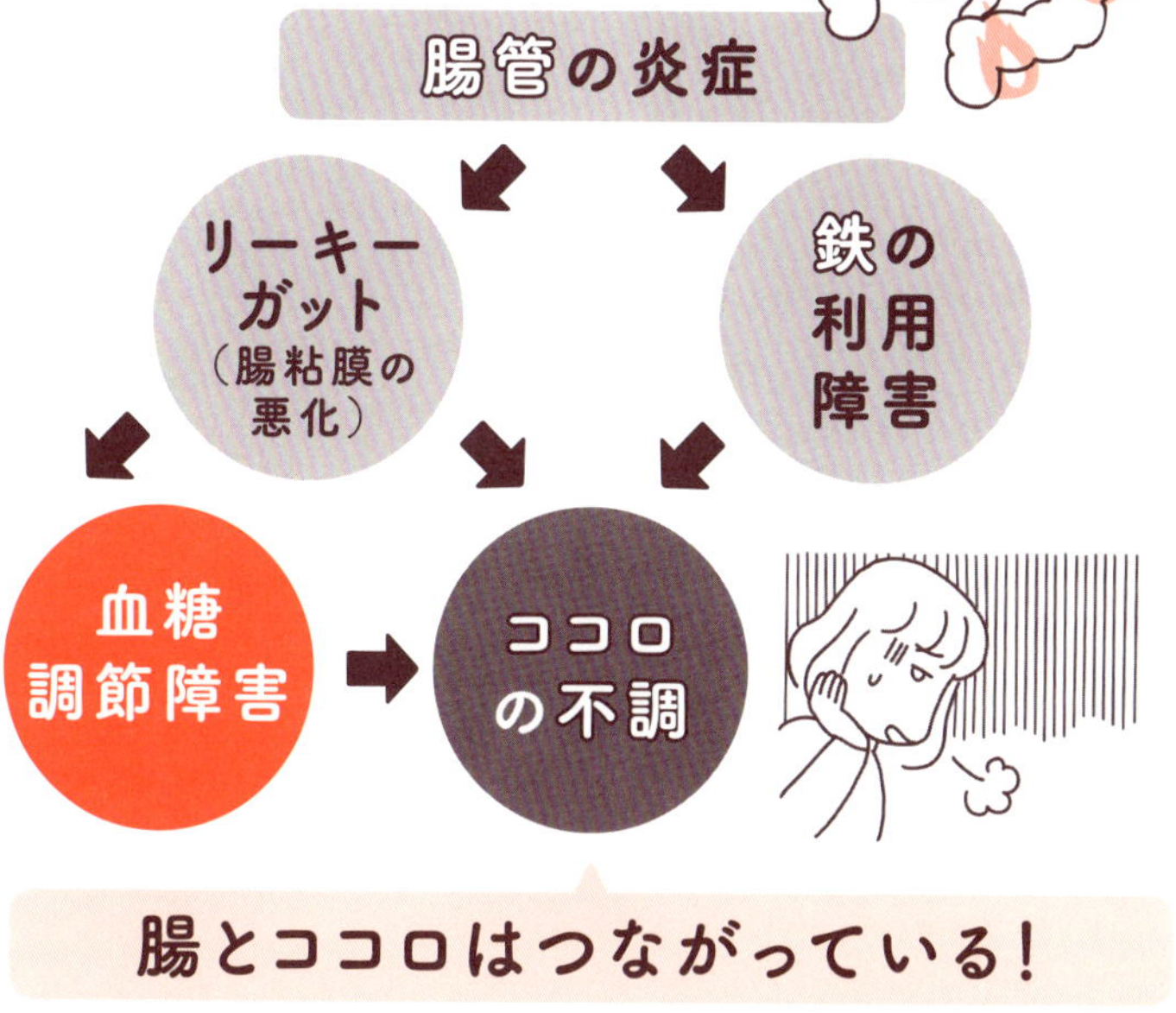
腸管の炎症
リーキーガット（腸粘膜の悪化）
鉄の利用障害
血糖調節障害
ココロの不調
腸とココロはつながっている！

鉄があっても使えない？

現代人は、糖質過多や食品添加物、グルテン、ストレスなどの理由で腸管（小腸や大腸）に炎症が起きやすい環境にあります。ビタミンやミネラル、薬などは主に腸粘膜の輸送たんぱくによって吸収されますが、炎症によってその輸送システムが障害されると吸収障害が起こります。

とくに鉄は、炎症があると、吸収障害、利用障害を引き起こします。体のどこかで炎症があると、生体は「病原菌に感染した」と勘違いし、細菌の大好物である鉄を血液中に流すのをやめてしまいます。そのため鉄不足を改善しようと鉄をとっても、吸収したり必要な場所に運んだりすることができず、「鉄があるのに使えない」鉄欠乏の状態になるのです。

血糖調節障害は腸のせい？

リーキーガット症候群って？

健康な人の腸壁

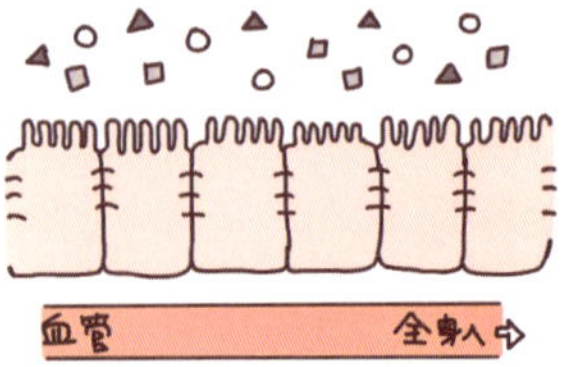

小腸粘膜の網の目がギュッと締まった状態。有害な細菌・ウイルス・カビや、水銀などの重金属、農薬、添加物、未消化のたんぱく質やグルテンなどのアレルゲンが入り込めない。

リーキーガット症候群の腸壁

小腸粘膜の上皮細胞をつなぐタイトジャンクション（密着結合）が弱く、すき間が広くなり、腸のバリア機能が低下。有害な物質が侵入して、炎症やアレルギーの原因に。

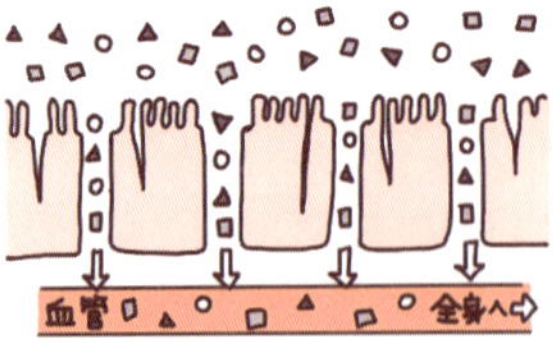

「腸漏れ症候群」でココロまで弱る？

腸管の炎症は、リーキーガット症候群の原因にもなります。リーキーは漏れる、ガットは腸の意味で、「腸漏れ症候群」（腸管壁浸漏症候群）と呼ばれています。

小腸の腸粘膜は栄養素を吸収する入り口です。粘膜の網の目は非常にこまかくて、有害菌やウイルス、十分消化されていない食物は入り込めません。ところがリーキーガットになると腸粘膜の目があらく広がり、フィルターが壊れて、本来通過できない有害物質もどんどん通ってしまい、体内で炎症を引き起こします。大きいままの食物分子は食物アレルギーの原因になります。

また、ビタミンやミネラル、薬を血中に運ぶたんぱく質も炎症により損傷を受けると、栄養の吸収が低下したり、薬の効果に影響が出たりします。

なぜリーキーガットが血糖調節障害を起こすの？

リーキーガット

腸からの食欲抑制ホルモンが低下する

↓

食欲がコントロールできない

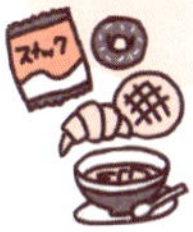

糖の吸収が早い

腸からのインスリン分泌ホルモンが低下する

↓

インスリンが出にくくなり、血糖値が上がりやすくなる

↓

血糖調節障害

↓

ココロの不調へ

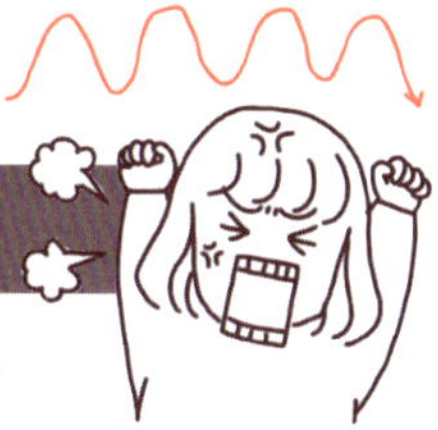

- 腸粘膜の網目が広がることで、糖質吸収のスピードが上がり、血糖値が急上昇しやすくなる。
- 食欲抑制ホルモン（ペプチドYY）・インスリン分泌ホルモン（GLP-1）は、腸粘膜のL細胞から分泌される。腸粘膜が傷つくと分泌が悪くなり、食べすぎ・血糖値上昇の原因となり、血糖調節障害につながる。

keyword

腸管のカンジダ

カンジダは、真菌（カビ）の一種で、イースト菌（酵母菌）と同じ仲間。ふえる要因は、糖質過多、抗生剤やピルの頻回服用、水銀、鉄、パン酵母やビール酵母などのイースト菌。体に炎症があると、腸からの鉄の吸収が低下。腸管に余った鉄はカンジダのエサとなり異常繁殖の結果、腸管の炎症を助長する可能性あり。リーキーガットの原因にも。

腸を元気にして ココロの元気復活！

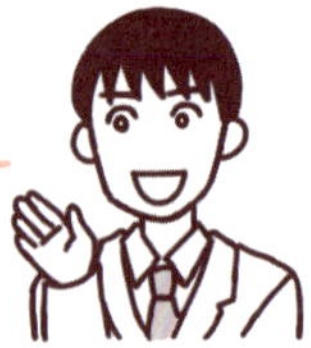

私たちの体は「食べたもの」ではなく「吸収したもの」でできているのです！

腸管に効く栄養素

ビタミンD

腸粘膜の細胞と細胞をしっかり結合させるのに大切。粘膜のバリア機能を高める「抗菌ペプチド」の合成も助ける。

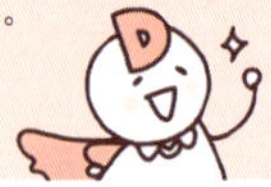

ビタミンA

腸の中にある免疫細胞が働くためには、ビタミンAが必要。粘膜を強くする働きも。

亜鉛

損傷した細胞の修復を助ける。腸粘膜は細胞の入れかわりが激しいので、細胞分裂に必要な亜鉛の働きが不可欠。

L-グルタミン

小腸の細胞や免疫細胞のエネルギー源であり、小腸の栄養源。腸壁を補修する役割をもっている。

グルテンとカゼインの害

グルテンは小麦など、カゼインは牛乳などに含まれるたんぱく質です。多幸感をもたらす一方で腸内環境を悪化させ、イライラや憂うつなどの原因にもなります。

グルテンに含まれる「グリアジン」には、食欲増進作用があります。グルテンは「グルテモルフィン」、カゼインは「カゾモルフィン」という物質となり、血液から脳内に入って、脳内モルヒネ受容体と結合し、麻薬のような作用をもたらします。つまり、小麦や乳製品を食べると気分がよくなり、また食べたくなるのです。

統合失調症や発達障害の症状への影響も指摘されています。3週間抜くと、アレルギーのある人は変化がみられることが多いようです。

炎症を改善する食べ物

発酵食品・乳酸菌

ぬか漬け、キムチ、みそ、納豆など。乳酸菌は胃酸でほぼ死んでしまうが腸内の善玉菌のエサとなる。

オリゴ糖

便秘の予防や改善に働き、おなかの調子をととのえる。ビフィズス菌や乳酸菌をふやす力がある。

食物繊維

腸の善玉菌をふやし、毒素を排出する役割がある。便秘の予防にも。野菜や海藻、きのこをしっかりとりたい。

魚油

魚油（ぎょゆ：fish oil）に豊富に含まれるEPAは抗炎症作用をもつ。

とくに多いのがさばやいわしなどの青魚。

オメガ3系オイル

えごま油・アマニ油など。α-リノレン酸が多く含まれ、そのうち1～2割が炎症を抑えるEPAに変換される。

ボーンブロス

骨からとった出汁。骨から出るアミノ酸とミネラルが、損傷した腸管の細胞壁の修復を助ける。

骨は牛、豚、鶏、魚など。

腸にやさしい食べ方

よくかむ

食品をこまかくすることで胃腸にかかる負担を減らせる。満腹感も得られる。胃酸分泌も促進。

まずは、最初のひと口は30回かんでみよう。

精製糖質を減らす

白砂糖・白いパン・白米などの精製された糖質は、血糖値を急上昇させるだけでなく、腸の悪玉菌のエサになる。

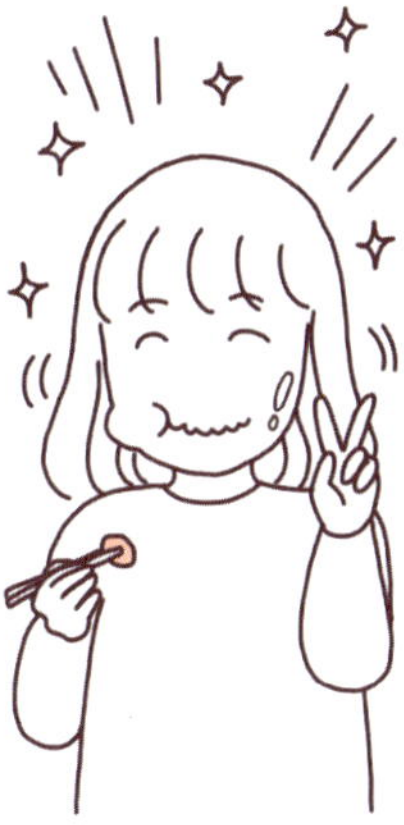

グルテン・カゼインを避ける

パンやパスタなどの小麦食品を避け、うどんではなく十割そばに。

牛乳に含まれる乳たんぱくの8割はカゼイン。

同じものを食べ続けない

同じたんぱく質（卵、大豆製品など）を毎日食べず、週に2日食べない日を。

肉や魚は種類を変えて、ローテーションすれば大丈夫。

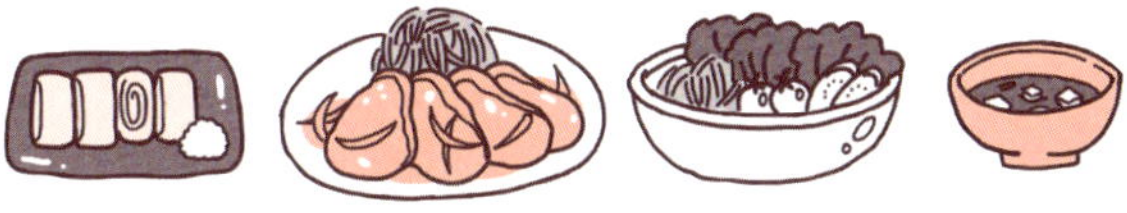

腸の健康を保つためにも「低胃酸」に注意が必要

低胃酸の原因は？

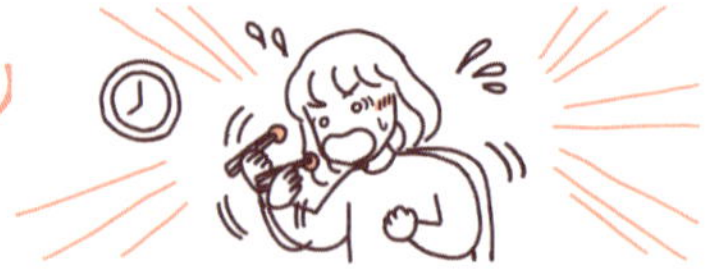

- 早食い、ながら食い
- 精製糖のとりすぎ
- ストレス過多
- たんぱく質の不足
- 胃薬（制酸剤）の常用
- ピロリ菌で胃粘膜の萎縮
- 冷たい飲食物のとりすぎ
- 鉄や亜鉛や塩分の不足

低胃酸が続くと

× ミネラルやビタミンB12の吸収が低下

× たんぱく質が分解されず、腸内環境が悪化

× たんぱく質は酸性の性質があるため未消化だと血液が酸性化されてしまう

胃から腸を改善しよう

「低胃酸」とは、胃酸が減少していたり、胃酸が出にくくなったりする状態のこと。低胃酸の最大の問題は、たんぱく質の消化不良です。アミノ酸まで分解しきれないで腸に送られると、たんぱく質の未消化物のせいで腸内毒素が過剰に作られてしまうのです。また、たんぱく質は本来酸性の性質があるので、血液の酸性化も進んでしまいます。

低胃酸はミネラル欠乏の原因にもなります。ミネラルも胃酸によって十分とかされてイオン化しないと体内に吸収されないからです。

腸の健康を保つには、その前の段階で吸収しやすい形まで分解することが大切。そのためには「よくかむ」ことから始めましょう！

Part 3

鉄欠乏女子たちの食べていいもの・悪いもの

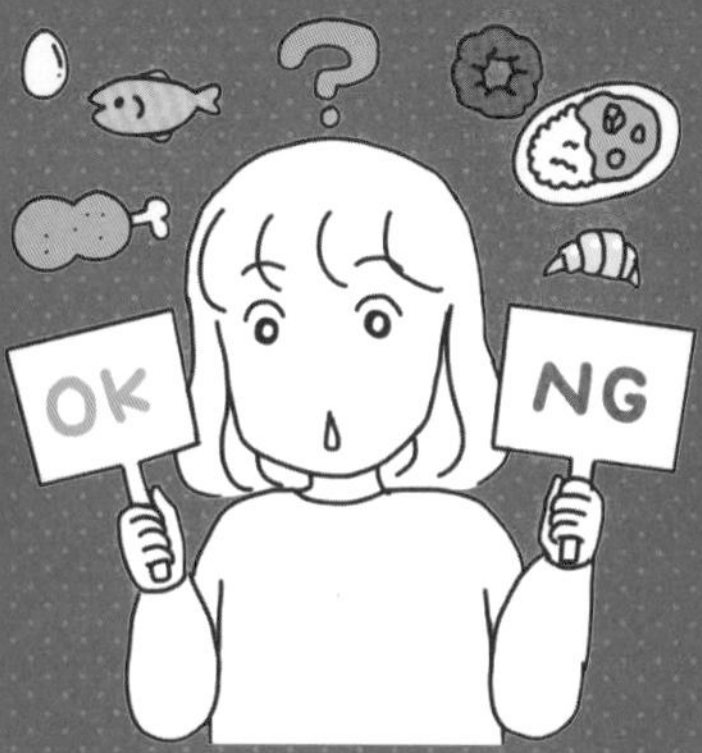

ココロと体の不調改善に必要な

栄養素はわかったけど

「じゃあ、何を食べればいいの？」が大問題。

その答えがここにあります。いますぐ実行！

食べよう

肉

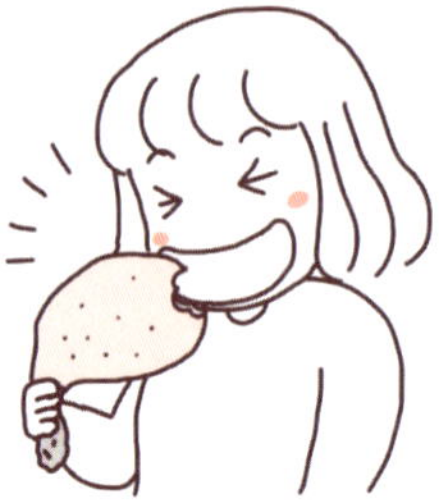

ココロによい理由

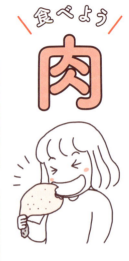

たんぱく質、ビタミンB群、鉄、亜鉛など、ココロの健康に必要な栄養素を含んだ、**スーパー食材！**

体内で合成できない**必須アミノ酸**がバランスよく含まれている（良質のたんぱく質）

糖質が低いので**血糖調節障害の改善**にも最適

まず食べてほしいのは肉

「健康のために肉は食べない」などというのは、大昔のまちがった健康常識です。ココロと体の不調を実感しているなら、まずは肉です。

肉の主な栄養素は、たんぱく質。食事からとるべき9種類の必須アミノ酸がバランスよく含まれています。ちなみに、9種類のうち1つでも足りないと、せっかくとったほかのアミノ酸の多くがムダになるので「バランスよくそろう」ことが重要です。

しかも、血糖値を不安定にする糖質はゼロに近く、ココロによく効くビタミンB群や鉄、亜鉛がそろったスーパー食材。人間と同じで何を食べて育ったかでお肉の質も決まります。選ぶ際にはその点も考慮が必要。よくかんで食べましょう。

豚肉

トップクラスのビタミンB_1!
「とりあえず豚肉」で
まちがいナシ

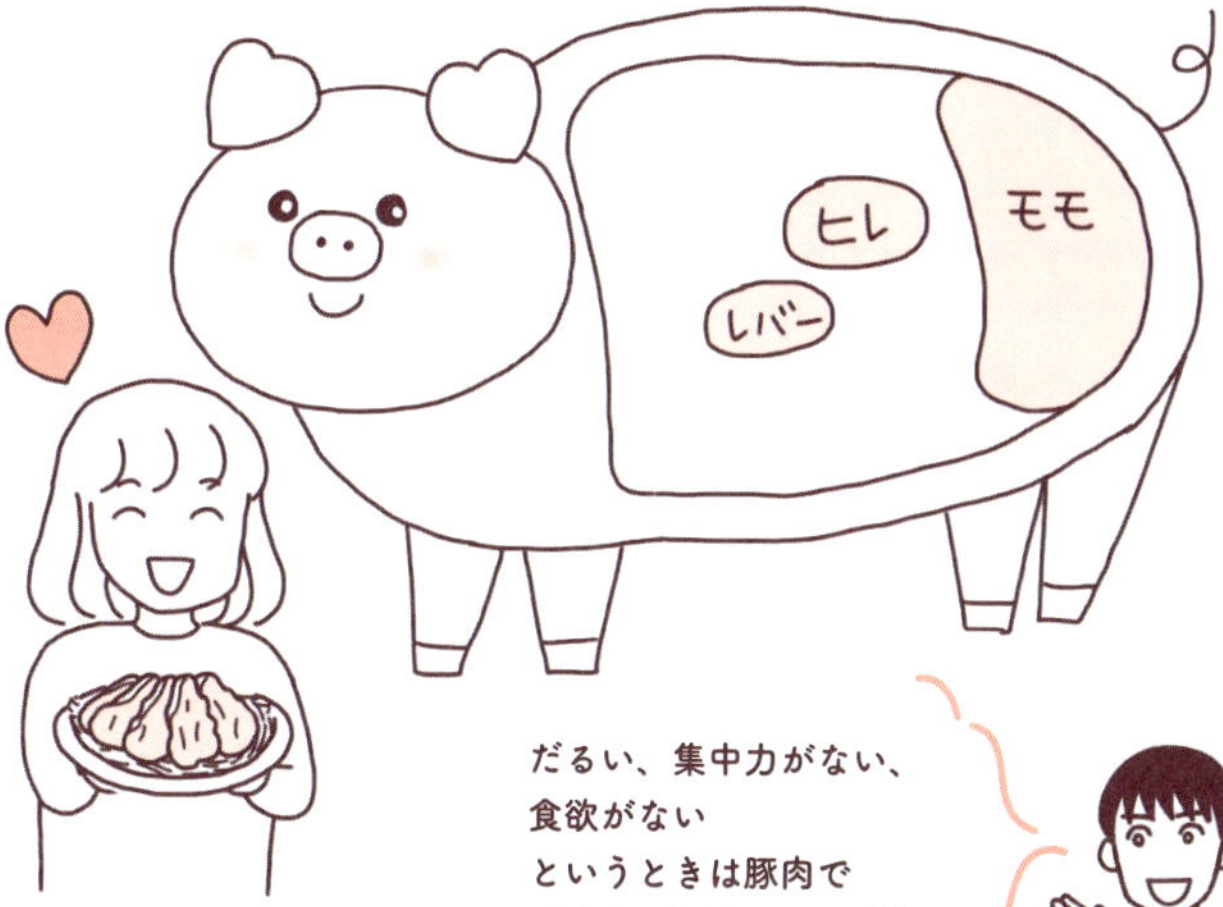
ヒレ
モモ
レバー

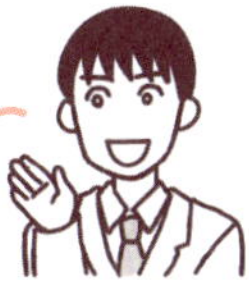
だるい、集中力がない、
食欲がない
というときは豚肉で
ビタミンB_1をチャージ!

おすすめ部位

ヒレ

豚肉はほかの肉類にくらべてビタミンB_1が豊富だが、ヒレ肉はその最高峰。B_1をしっかり吸収するには、ねぎやにんにくに含まれる辛み成分アリシンを合わせるのがベスト。B_1は水溶性で熱に弱いので、ゆでるより蒸して。

メニュー例

蒸し豚の白ねぎにんにくソース

ヒレ肉に塩をもみ込んで蒸す。刻んだねぎにしょうゆ、オイル、にんにく、酢をまぜてソースに。

レバー

「鉄といえばレバー」だが、牛、豚、鶏の中でも豚レバーの鉄含有量はトップ。ビタミンB群はもちろん、ビタミンAやDもたっぷり。ビタミンCは鉄の吸収を高めてくれるので、ぜひとも野菜といっしょにとりたい。

メニュー例

レバニラいため

しょうゆ、酒、にんにく、しょうがで下味をつけたレバーを、ざく切りにしたにらと炒める。

もも

ヒレに次いでB_1を多く含むのがもも肉。赤身の部位なので、ヒレの次に低脂肪で高たんぱく、ロースの次にナイアシンも多く、しかも低価格なのがうれしい。
さっと湯にくぐらせるしゃぶしゃぶで、ビタミンの損失を最小限に。

メニュー例

豚しゃぶサラダ

もも薄切り肉をさっとゆで、レタスやきゅうり、水菜などにのせて青ねぎを。酢やオイルをかけて。

牛肉

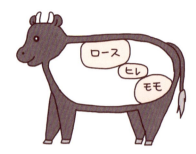

鉄と亜鉛が豊富!
レアで
ビタミンB群をゲット

おすすめ部位

ヒレ

牛は豚より多くの鉄を含むテケジョの味方。ヒレ肉は、牛肉の中でも鉄が多い。焼きすぎるとアミノ酸バランスがくずれ、消化・吸収も悪くなるので、レアに近い状態で。

メニュー例

ヒレステーキ
ガーリックソース

ヒレ肉を強火で両面焼き、アルミホイルでおおって数分ねかせる。おろしにんにく、しょうゆ、酒などを合わせたソースで。

もも

脂肪が少なく、高たんぱく。鉄も亜鉛も豊富で、牛肉の中ではとくにナイアシンが多い。ビタミンCと合わせて、鉄や亜鉛の吸収率を高めて。

メニュー例

牛肉のたたき

ももかたまり肉に塩、こしょう、にんにくで下味をつけてから表面を焼き、氷水で冷やす。
しょうが、にんにく、ねぎ、レモン汁、しょうゆを合わせたソースで。

ロース

牛肉の中でも、とくに亜鉛が豊富な部位。水溶性のビタミンB群をしっかりとるには、スープなどがおすすめ。ビタミンCの多い野菜と合わせて。

メニュー例

ポトフ

ロースかたまり肉を適当に切り、水から煮て、やわらかくなったら玉ねぎ、にんじんを入れて煮込む。最後にブロッコリーとカリフラワーを入れ、塩、こしょうで味つけ。

ラム肉

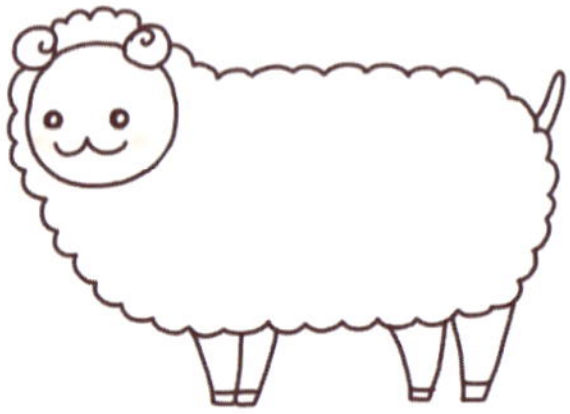

鉄、亜鉛、
L-カルニチンたっぷり!

鉄、亜鉛、ビタミンB群などココロに効く栄養素が豊富なうえに、脂肪燃焼効果の高いL-カルニチンが肉類の中でもとくに多い。ミネラルバランスのとれたたんぱく源として、美容にもおすすめ。

メニュー例

ラムチョップの
パセリソース添え

肉は塩、こしょうをしてオーブンで焼く。みじん切りのにんにくをオリーブオイルで炒め、刻みパセリを入れ、最後にレモン汁を加えたソースを添えて。

鶏肉

**消化がよくて
腸と財布にやさしい
ナイアシンたっぷりの優等生**

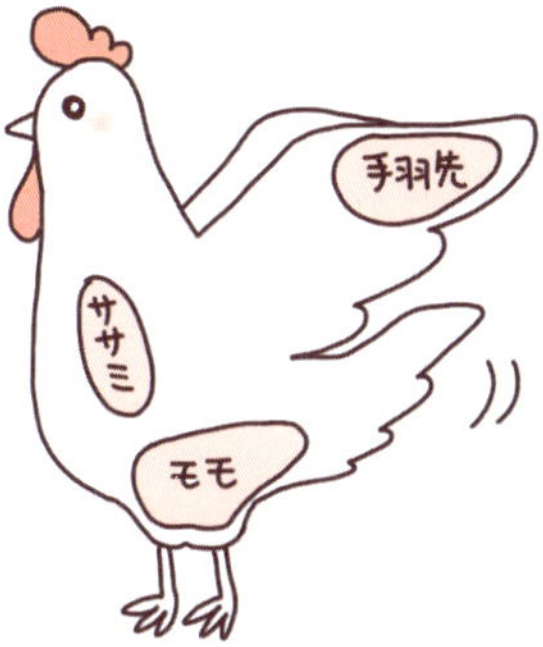

おすすめ部位

手羽先

たんぱく質の一種であるコラーゲンたっぷり。煮込んだ汁ごと食べると水溶性のビタミンB群もしっかりとれる。ビタミンCといっしょに食べたい。

メニュー例

手羽先のボーンブロススープ

塩・こしょうをもみ込んだ手羽先と玉ねぎなどの野菜、しょうがをなべに入れて水から煮込む。

ささ身

ささ身と胸肉はナイアシン、ビタミンB_6の含有量が多い。脂肪分が少ないので、ダイエット中や筋肉をつけたい人にぴったり。ビタミンB群は水にとけるので、ゆでずに蒸そう。

メニュー例

蒸し鶏のゴーヤーサラダ

蒸したささ身を手で裂き、玉ねぎとゴーヤーの薄切りと合わせて酢やオイルであえる。

レバー

豚レバーに次いで鉄分が多いのが鶏レバー。サイズが小さいので料理もしやすい。ビタミンA、B_1、B_{12}、葉酸もしっかり含まれているのでココロの栄養にも最適。

メニュー例

鶏レバー炒めの梅おろしあえ

血抜きした鶏レバーにしょうゆ、酒、しょうがで下味を。炒めて大根おろしとたたいた梅であえる。

馬肉

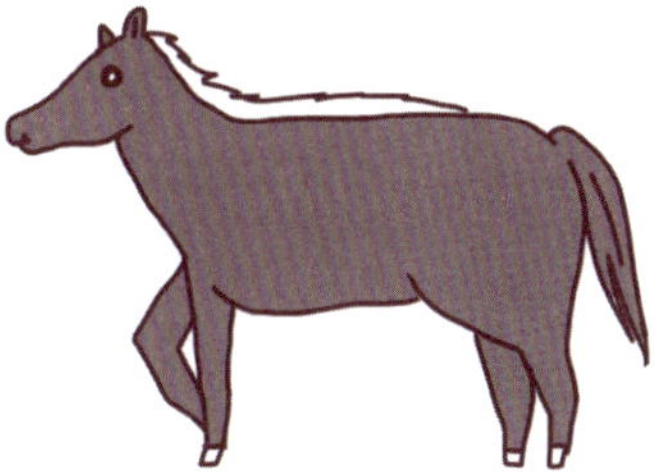

**鉄の供給源の
最高峰！**

ほかの肉にくらべてなじみは薄いが、栄養面では理想的。良質なたんぱく質はもちろん、鉄分や亜鉛の含有量はダントツ。脂質は非常に少ないので、肥満が気になる人にもおすすめ。

メニュー例

桜肉のカルパッチョ

生の馬肉に天然塩を振りかけ、薄切りの玉ねぎとレモンをのせる。上から好みのオイルをかける。

食べよう

卵

ココロによい理由

ビタミンCと食物繊維以外の栄養素がすべて含まれる完全栄養食品

記憶や学習にかかわるコリンが豊富

良質のたんぱく質が手軽にとれて、しかも低糖質

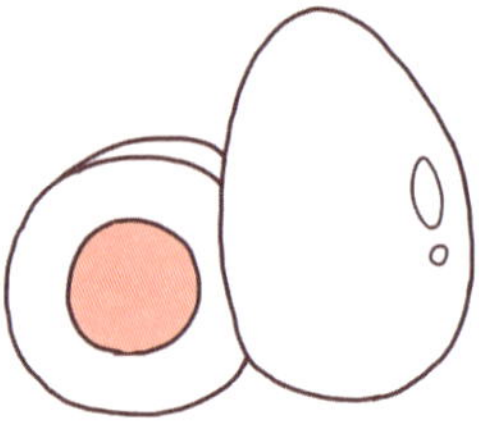

低糖質おやつにもなる完全栄養食品

卵には、ほぼパーフェクトに近い栄養素が詰まっています。足りないのはビタミンCと食物繊維だけ。しかも、たんぱく源としても理想的。免疫力を高めるビタミンAや新陳代謝の要であるビタミンB群も豊富。

卵黄に豊富なレシチンは脂質の一種。細胞膜の主な成分で私たちの体重の1%を占めています。レシチンの構成要素のコリンは、脳内の神経伝達物質であるアセチルコリンの材料。学習や記憶や集中力、睡眠、脂質代謝にも関与し、認知症や脂肪肝の予防になります。レシチンの由来はギリシャ語の「レシトス（卵黄）」。

ゆで卵にすれば、小腹がすいたときの手軽なおやつにぴったりです。

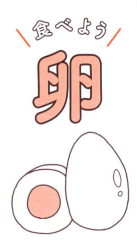

卵の食べ方のヒント

たくさん食べてOK でも週に食べない日を作ろう！

以前は「コレステロールが多いので卵は1日1個まで」といわれていたが、現在は摂取基準も撤廃。1日に2～5個は食べても大丈夫。

ただし、同じ食品を毎日食べ続けるのは遅延型アレルギーのもとになるため、週2日は食べない日を作ろう。

野菜といっしょに食べよう

「完全栄養」といわれる卵だが、ビタミンCと食物繊維が不足。でも、卵料理のつけ合わせにサラダや野菜スープを添えれば、真の「完全栄養」が完成。ビタミンCたっぷりのゴーヤーと卵、豚肉を炒めるゴーヤーチャンプルーなども一皿で栄養バランスばっちり。

加熱しすぎないで！

長時間加熱すると卵の良質なたんぱく質が変性し、吸収も悪くなる。かといって生で食べると、卵白に含まれる物質がビオチン（水溶性ビタミン）の吸収の妨げに。おすすめは半熟卵。

半熟卵の作り方

卵白が固まり、卵黄が生に近い状態が栄養的に理想。室温にもどした卵を水から入れて、沸騰後5～6分ゆでて冷水につける。

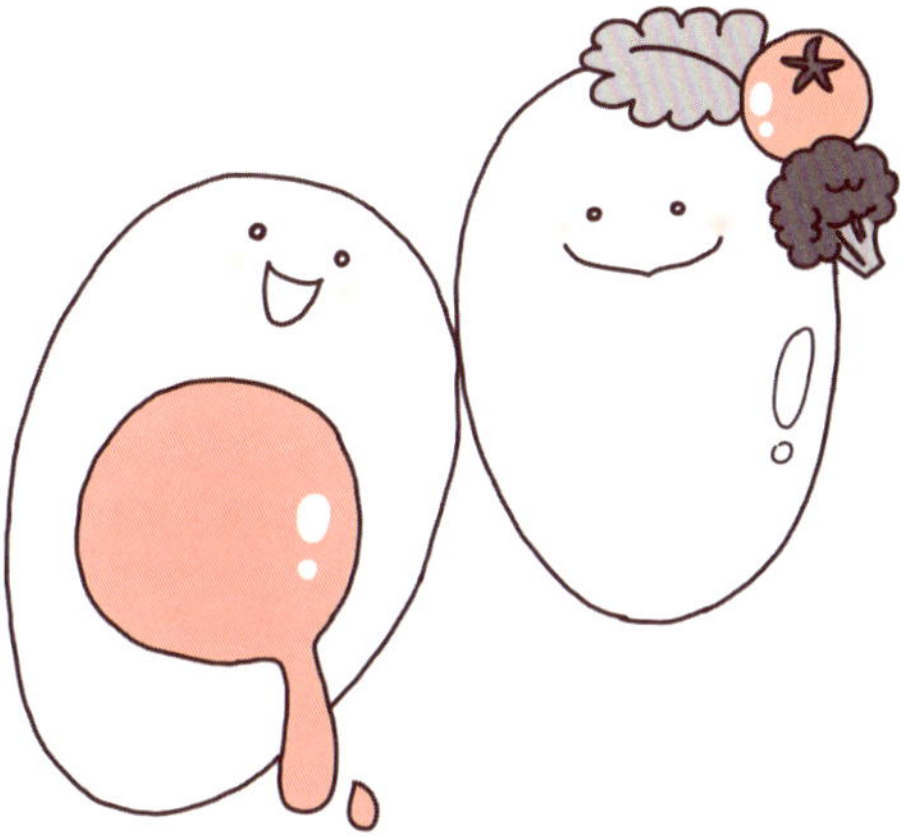

とがったほうを下にして保存

長もちのコツは、とがったほうを下にすること。丸い部分には呼吸のための「気室」があり、こっちを下にすると気室内の空気が卵黄にふれて、細菌が入り込みやすくなる。

冷蔵庫で長期間保存可能

卵に表示されている消費期限は「生食の場合」のもの。冷蔵庫できちんと保存すれば、ある程度期限を過ぎても加熱すれば大丈夫。

冷蔵庫の扉側は温度変化が大きいので、奥側で保存したい。

食べよう

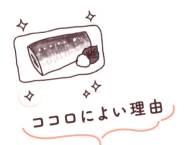

青魚

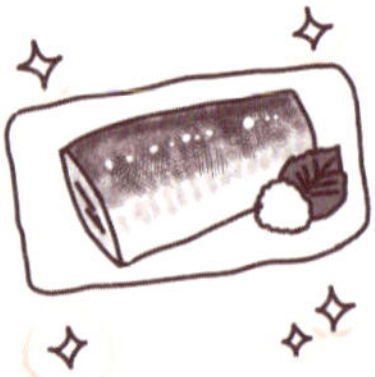

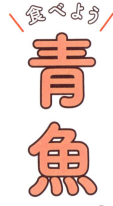

ココロによい理由

EPAやDHAなどの**オメガ3**が豊富

ビタミンB群、鉄、亜鉛など**ココロに大事**な栄養素もしっかり

良質の**たんぱく質**が豊富で、しかも**低糖質**

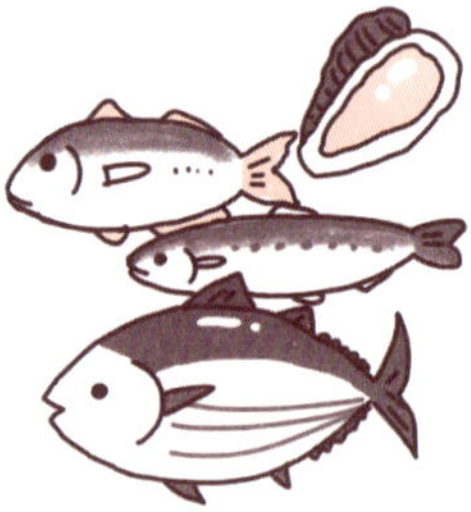

魚を食べるなら　オメガ3の青魚を

魚介類は、肉や卵と同様に、糖質量がきわめて低く、良質のたんぱく質の宝庫です。

魚の種類は多いですが、あじ、いわし、さんま、さば、かつおなどの背の青い魚（青魚）を選ぶことをおすすめします。青魚にはEPAやDHAなどのオメガ3（→P.89）が豊富で、この油には体内の「炎症を抑える」働きがあります。さらにビタミンB群、鉄、亜鉛というココロに効く栄養素がそろっているスーパー食材です。

そのほかおすすめの魚介類は、「海のミルク」と呼ばれるカキです。鉄や亜鉛などのミネラルに恵まれ、テケジョにぴったり。

青魚を選ぶポイント

なるべく小さいサイズを

食物連鎖の上位にいる大型の魚や寿命の長い魚は、メチル水銀などの重金属を体にためている可能性が高い。いわしやあじなど、小型の魚を選んだほうが安心できる。

やっぱり天然

天然の魚は、オメガ3系のα-リノレン酸を含む植物性プランクトンを食べているので、体内の脂質はオメガ3が豊富。養殖のエサを食べている青魚は天然ものよりオメガ3は少ない。

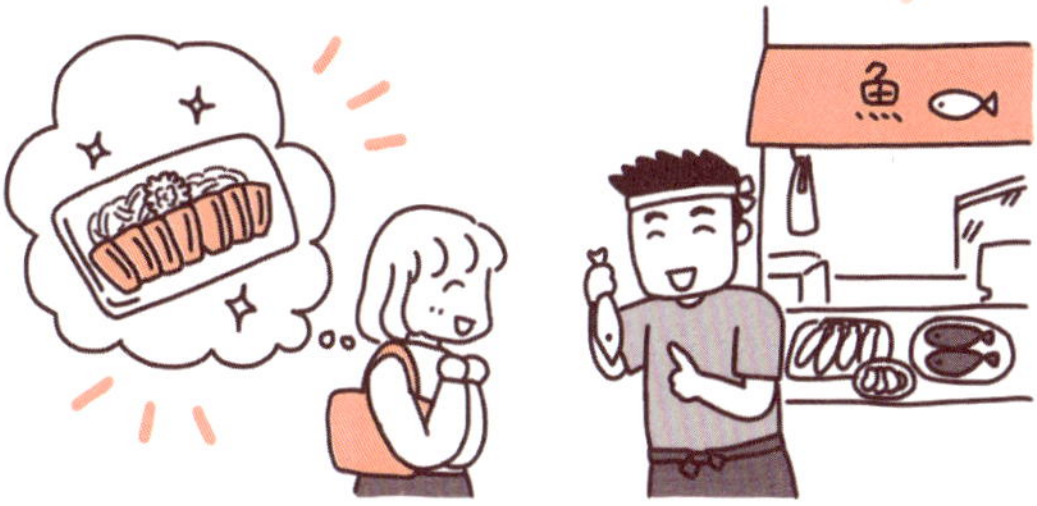

血合いを食べよう

血合いとは、魚の背と腹身の間にある、赤黒く固まった部分のこと。
実はここが栄養素の宝庫で、とくに鉄分がたっぷり入っている。

新鮮第一！

青魚は傷みやすく、鮮度が落ちるほどに栄養価も落ちてしまう。
新鮮な魚を買い、その日のうちに食べるのが一番！

手軽に上手に食べるコツ

刺し身がおすすめ

青魚の食べ方でいちばんいいのは生で食べること。EPAやDHAは熱によって酸化してしまううえ、加熱すると油が流れ出てしまう。できれば刺し身やカルパッチョで食べたい。加熱する場合には蒸すか煮るかがおすすめ。

缶詰もときには利用して

「魚の調理はめんどう」という人なら水煮缶を利用しても。ただし食品添加物が含まれているものもあるので、原材料名が「さば、食塩」などのみの缶詰を選んで。環境ホルモンも気になるので、料理が苦にならなくなったら生の魚を。

食べよう

発酵食品

納豆

日本のスーパー発酵食品

ただでさえ栄養豊富な大豆が、発酵の過程でさまざまな酵素を生み出すので栄養価がグンと高まる。さらに、ネバネバのもと納豆菌は腸内で善玉菌として大活躍。腸での寿命が長いため、大腸全体に広がって、腸内環境をととのえるのだ。

みそ

大豆たんぱく豊富な善玉菌の宝庫

発酵と醸造の過程で麹菌や乳酸菌、酵母菌など善玉菌がふえ、それが腸内環境を改善する。市販品の中には添加物の力で醸造を早めているものがあるので注意。材料が「大豆・米（麦）・塩」だけの天然醸造を選ぼう。

ぬか漬け

漬けるだけでビタミンB_1が10倍に

発酵させた米ぬか（ぬか床）に野菜を入れて作るため、栄養価が生野菜の何倍にもなる。たとえばきゅうりをぬか漬けにすると、ビタミンB_1は約10倍に！

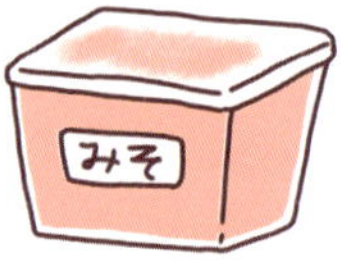

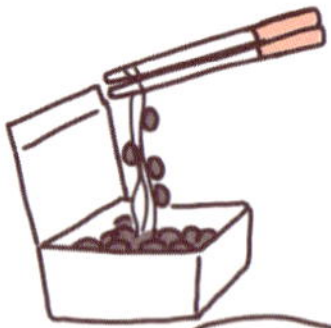

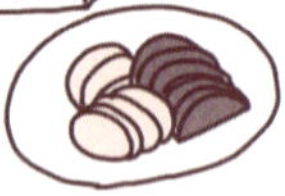

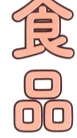

腸内環境をととのえてセロトニンをふやそう

脳の神経伝達物質セロトニンは不安やうつを緩和しますが、実は、セロトニンは腸内細菌間の伝達物質でもあるのです。しかもその9割は腸で作られています。腸のセロトニンがそのまま脳で使われるわけではありませんが、その前段階の物質は脳まで送られます。また腸のセロトニンを作る腸内細菌が減ってしまうと、腸だけでなく脳で分泌されるセロトニンも減少するといわれています。発酵食品は腸内細菌の減少を防ぎ、腸管の炎症の予防や緩和にも効果があるので、積極的にとりましょう。

なお、発酵食品の菌が死なないように、加熱は60度が限度。みそは火を止めてから入れましょう。

食べよう
にがり

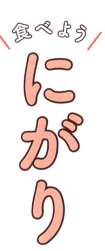

にがりウォーターを持ち歩こう

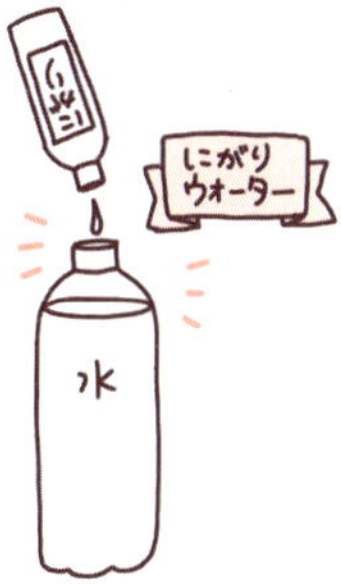

2～3滴の中に海水のミネラルが凝縮

体に不足しがちなマグネシウム。補うには天然のにがりを日常的に使うといい。水、お茶、コーヒーなどに2～3滴、味が変わらない程度の量を入れよう。にがりを使った豆腐や、にがりを料理に活用するのもおすすめ。

天然塩を使おう

低温で結晶した海水塩を選ぼう

ミネラル豊富な天然塩がおすすめでベストは海水塩。煮沸せず太陽などの熱や風の力で蒸発させて結晶化したものは、結合度がゆるく体内に吸収されやすい。

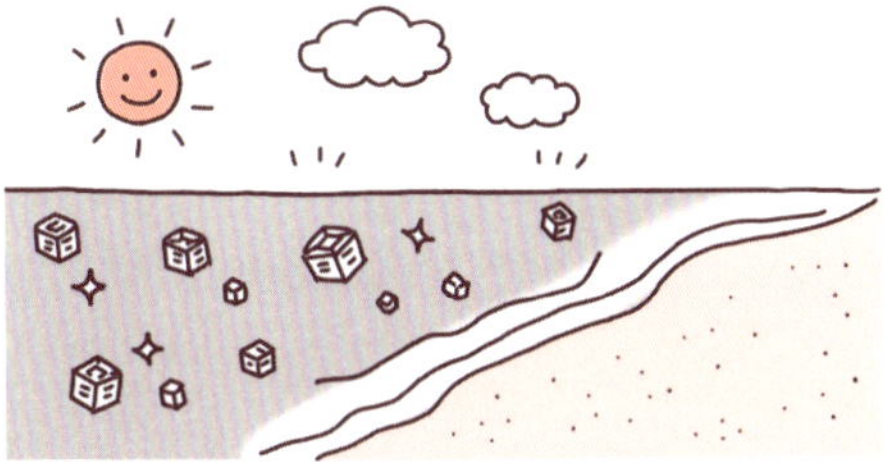

にがりでマグネシウム補給

にがりには海水のミネラルがイオンの状態で含まれているので吸収されやすく、とくにマグネシウムが豊富です。お酒ににがりを数滴たらすと、マグネシウムが水分子の集合体を小さくし、舌ざわりがまろやかに。さらに、アルコール分解酵素の作用を補助するので悪酔いが軽減します。

精製塩は99％が塩化ナトリウムで、マグネシウムはほとんど含まれません。肉の下味や漬け物に、マグネシウム豊富な天然塩を使うと、精製塩よりも発酵が早く、旨みも増します。

にがりや天然塩は、こむら返りやまぶたがピクピクする人におすすめ。有害ミネラル（↓P.92）が含まれていることがあるので、とり除かれている製品を選びたい。

食べよう よい油

ココロによい理由

抗酸化、抗炎症、抗糖化の作用がある

低コレステロールを改善してくれる

低血糖を緩和してくれる

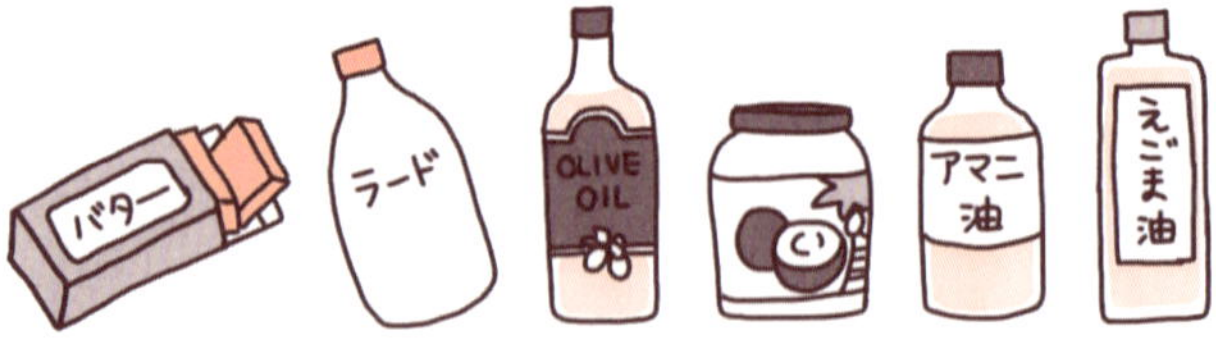

本来の油は体に無害

「油は体によくない。極力控えるべき」と思っている人はいませんか？これは古い常識です！

油は人間にとっていちばんすぐれたエネルギー源。その証拠に、油は小腸や肝臓でデトックスされることなく通過し、即座にエネルギーとして使われるのです。油が本来無害なものだからです。しかし最近は悪い油（↓P.90）がふえ、ダイレクトに吸収されてしまうので、「よい油」「悪い油」を見きわめることが大切です。

実は、体内の細胞の形とやわらかさは、とった油の種類で変化します。オメガ3を毎日とると、約2週間で細胞膜がしなやかに変化し始めます。オメガ6に戻すと2週間でかたくなります。続けることが大切です。

油の種類、知っていますか？

私たちの生活の中で、圧倒的に多いのがオメガ6の油です。
これを少しでも減らして、中鎖脂肪酸やオメガ3の
「よい油」に変えていきましょう。

積極的にとろう
中鎖脂肪酸 →P.88

適度にとろう
オメガ9 →下のコラム

飽和脂肪酸（熱に強く酸化しにくい／常温で固体）	短鎖脂肪酸		バターなど
飽和脂肪酸	中鎖脂肪酸		ココナッツオイルなど
飽和脂肪酸	長鎖脂肪酸		ラードなど肉の脂、魚の油
不飽和脂肪酸（（3・6・9の順で弱い）熱に弱く酸化しやすい／常温で液体）	一価不飽和脂肪酸	オメガ9	オリーブオイル、菜種油など
不飽和脂肪酸	多価不飽和脂肪酸	オメガ6	サラダ油、コーン油、大豆油、ひまわり油、紅花油、ごま油など
不飽和脂肪酸	多価不飽和脂肪酸	オメガ3	えごま油、アマニ油、サチャインチオイル、青魚類の油（EPA、DHA）
トランス脂肪酸			マーガリン、ショートニングなど

避けよう
トランス脂肪酸
→P.90

積極的にとろう
オメガ3
→P.89

減らそう
オメガ6
→P.90

column

オメガ9の油：オリーブオイル

エクストラバージンオリーブオイルのかすかにピリリと刺激のある味は「オレオカンタール」という物質によるもので、抗炎症&抗酸化作用がある。オメガ9の油も摂取して、炎症に関与するオメガ6の摂取比率を下げよう。

中鎖脂肪酸

体内で
すばやく燃えて即、
エネルギーに！

- 肝臓でケトン体を産生し、エネルギー源になる
- 消化吸収が早く、肝臓ですみやかに代謝され、体脂肪として蓄積されにくい
- 抗酸化・抗炎症・免疫力強化作用がある

ココナッツオイル

ココヤシからとれる油。中鎖脂肪酸を約60％含むので、即座にエネルギーに変化。
低血糖時にもおちょこ1杯分飲むだけでエネルギーがわく。
冷えの改善にも。

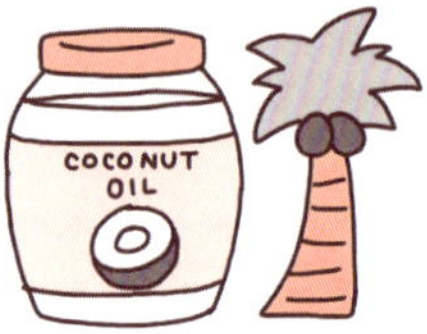

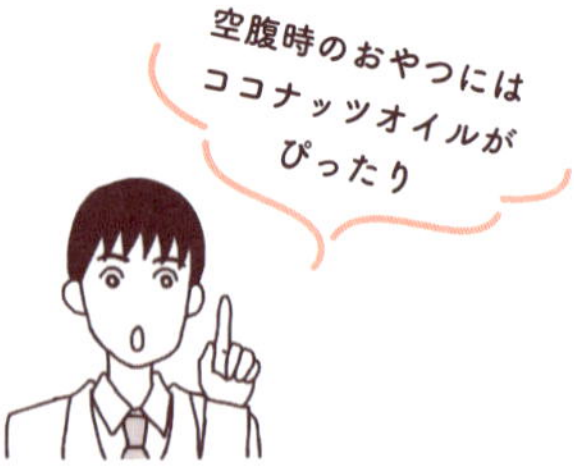
空腹時のおやつにはココナッツオイルがぴったり

健康にいい「命の油」

中鎖脂肪酸は、ココナッツなどヤシ科の種子からとれる天然の油脂。母乳に含まれるラウリン酸が豊富で、消化吸収がよく、体内ですばやくエネルギーになります。100％中鎖脂肪酸でできているMCTという油もありますが、安価なパームヤシ由来のパーム核油とブレンドしたものもありますので、質のよいココナッツヤシ100％のものを選びましょう。

選ぶpoint

JAS認定、または同等レベルのものを。（農薬などの有害物質や、化学物質が排除されているもの）

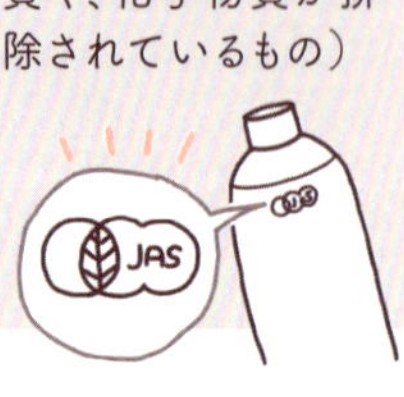

オメガ3

α-リノレン酸やEPA・DHAを補給

● **炎症を抑える**効果がある

● **細胞膜をやわらかく**して
血管は柔軟に、神経細胞は活性化

● **血液をサラサラ**にしてくれる

えごま油

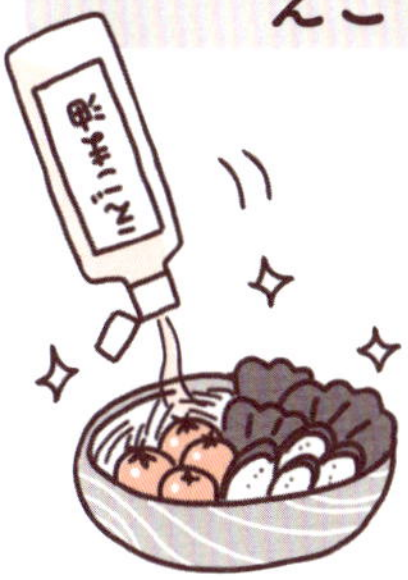

東南アジアに起源をもつシソ科の植物・えごまの種子を圧搾して作られた油。オメガ3の含有量が多い。オメガ3は熱に弱く、酸化しやすいので、サラダやおひたしに。ポリフェノールも含まれる。

アマニ油

成熟した亜麻の種子から抽出したオメガ3の油。
英語ではフラックスシードオイルとも呼ばれる。
ポリフェノールと食物繊維も含まれる。

サチャインチオイル

アマゾン地域の過酷な環境で育ったつる性植物のサチャインチ。その種子から搾った油。

オメガ3はもちろん、ビタミンEもたっぷり。

選ぶpoint

1. 一番搾りを選ぶ
2. コールドプレス（低温圧搾）のものを
3. 酸化しやすいので遮光瓶で、少量のものを
4. JAS認定、または同等レベルのものを

炎症体質のテケジョに！

炎症を抑えるEPAは、炎症で鉄の吸収や利用ができない鉄欠乏女子（テケジョ）の強い味方。α-リノレン酸からEPA、DHAに1〜2割程度変換されます。細胞膜のオメガ3の割合がふえると、血管壁・赤血球・神経細胞などの細胞膜がしなやかになり、血流や脳の神経伝達がよくなります。

×避けたい・△控えたい食品一覧

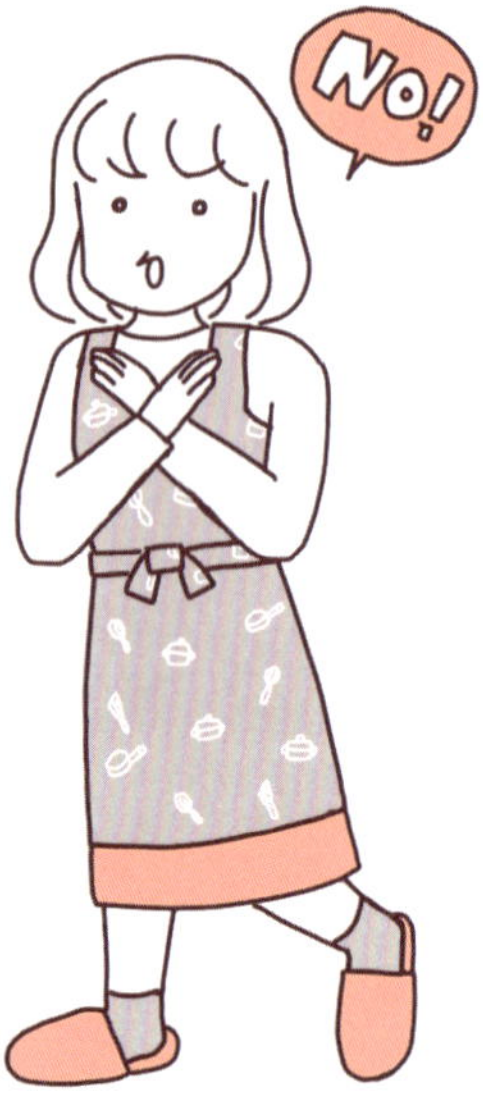
NO!

×避けたい！
トランス脂肪酸

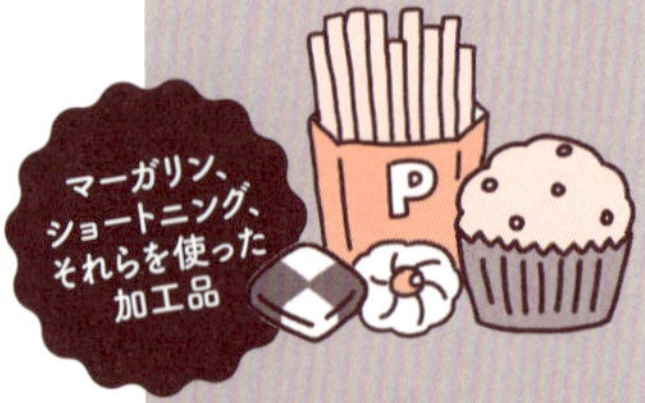
マーガリン、ショートニング、それらを使った加工品
P

トランス脂肪酸は自然界に存在しない人工的な油。

代謝されにくいため、ビタミンやミネラルを必要以上に消費してしまう。体内に入り込むと細胞膜をかたくし、虚血性心疾患や認知症などの病気のリスクを高める。日本ではさまざまな加工食品に利用されているが、米国では2018年までに全面禁止の予定。

△減らしたい
オメガ6

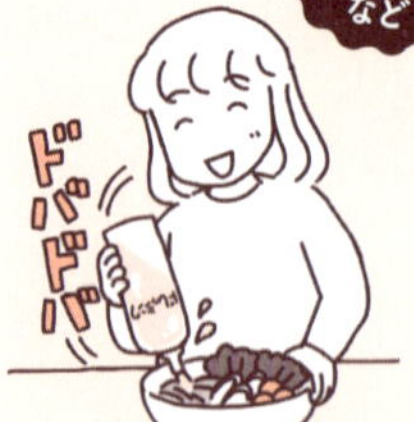
サラダ油、市販のドレッシングなど
ドバドバ

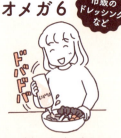

サラダ油などに多く含まれるのがオメガ6。現代人は過剰にとっており、炎症体質の人が多い。多くの場合、油を抽出する際に化学物質を使うが、その一部が油に残ってしまうという点や、高温処理によりトランス脂肪酸に変化しているものもあるという点でも注意が必要。

△できるだけ避けて
食品添加物

ソーセージ
カップラーメン
加工食品など

食品添加物とは、加工食品などに添加される保存料、甘味料、着色料、香料など。日本で使われている添加物は約1500種類と非常に多い。

血糖値を乱高下させるもの、腸内環境悪化によりセロトニンなどの神経伝達物質の生成に影響するもの、アレルギーを引き起こすものがある。

△ 控えたい
アルコール

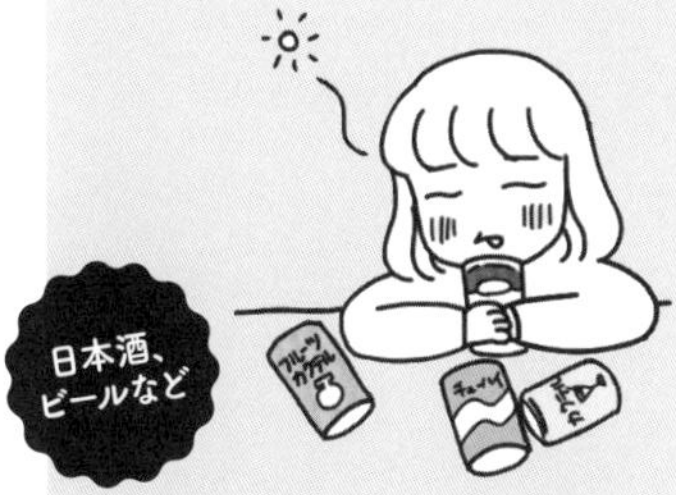

アルコールにより、ビタミンやミネラルが失われる。アルコールの分解が、ナイアシンだけで追いつかなくなると、ビタミンB_1も使われる。マグネシウムと亜鉛も分解に必要。
また、飲みすぎると、腸内環境が悪化したり、睡眠が浅くなったり、精神科薬の副作用につながったりする。

△ 控えたい
カフェイン

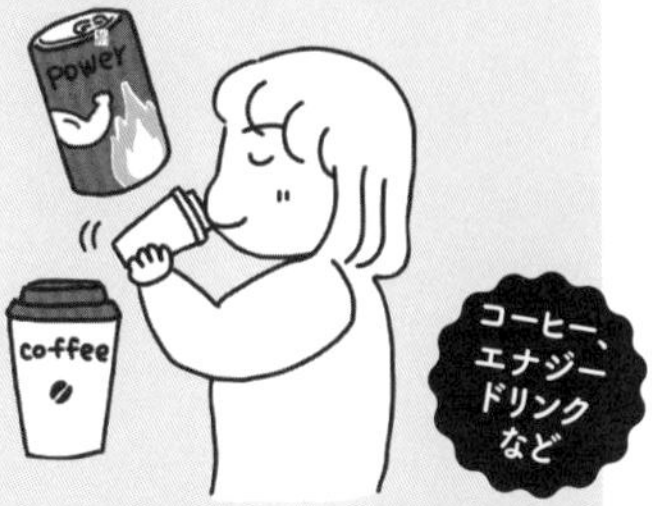

交感神経を緊張させ、覚醒・興奮・血糖上昇作用がある。軽い依存性があり、急にやめると、頭痛、集中力低下、疲労感、憂うつ感などがみられることがある。低血糖をコーヒーにより回復させ、副腎に負担をかけ続けると、長期的に慢性疲労の原因に。
腸内環境の悪化にも関与。

△ 控えたい
グルテン

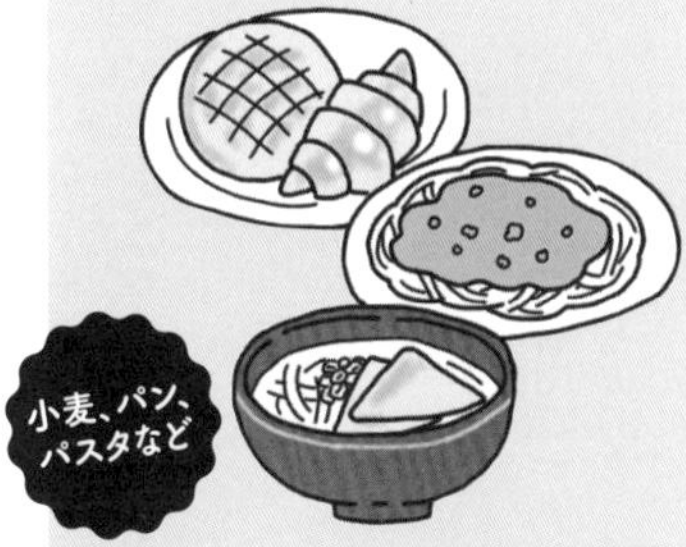

小麦に含まれるたんぱく質。最近、グルテンアレルギーがふえているが、遅延型のアレルギーで気づかないケースが多い。リーキーガット症候群の原因のひとつ。グルテン中のグリアジンという物質が食欲を増進させる。小麦の糖質は血糖値急上昇の原因となる。

△ 控えたい
カゼイン

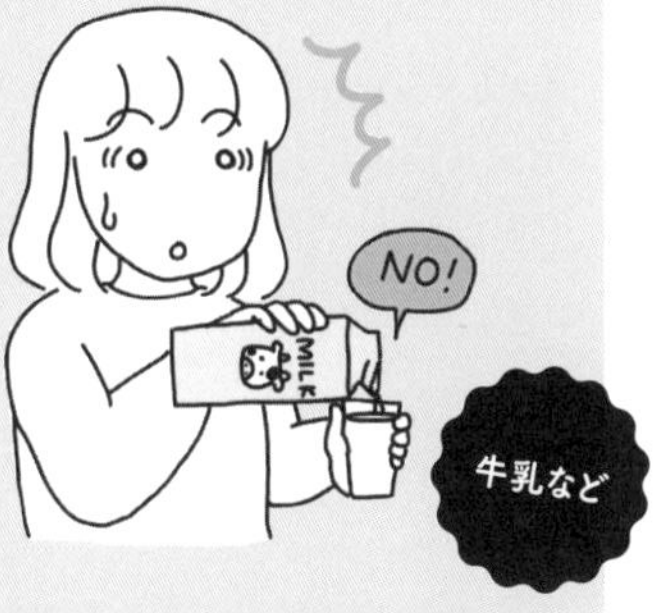

カゼインは、牛乳などに含まれるたんぱく質の一種。グルテン同様、腸管の炎症、麻薬のような幸福感や高揚感の原因となることがある。一部の自閉症や統合失調症、躁うつ病の症状にも影響を与えると考えられている。

有害ミネラルに気をつけて！

鉄、亜鉛、マグネシウムなどの栄養素を
ミネラル（無機質）といいますが、
有害なミネラルが体内に入り込むこともあります。

	汚染源	症状	対抗するミネラル
水銀（Hg）	魚(大型魚に特に注意)、歯の詰め物(アマルガム)、農薬、化粧品など	うつ状態、イライラ、不眠、しびれ感、慢性疲労、物忘れ、便秘	亜鉛、鉄、セレン
鉛（Pb）	ヘアカラー、古い水道管、ペンキ、タバコ、ハンダ付け作業	不安、めまい、貧血	カルシウム、亜鉛、鉄
ヒ素（As）	米などの穀物類、ひじき、タバコ、除草剤、地下水のヒ素汚染	疲労、胃腸障害、皮膚の色素沈着、貧血	セレン
アルミニウム（Al）	アルミ缶、乾燥剤、ふくらし粉	食欲不振、息切れ、筋肉痛、認知症	マグネシウム、鉄
カドミウム（Cd）	タバコ、合成ゴム、プラスチック製品、排気ガス、電気メッキ、米など	疲労、神経過敏、食欲不振、骨がもろくなる	亜鉛、鉄

これらのミネラルをとることで、有害ミネラルを排除できる！

※セレンは、海藻類やナッツ類、しらす干しに含まれる

体内に入れない＆デトックス！

有害ミネラルとは、本来人間の体に入ってはいけない重金属のこと。たとえば水俣病は水銀で汚染された魚を食べたこと、イタイイタイ病はカドミウムが原因です。

人間の体にはいくつもの検問があり異物を排除しているのですが、ときにカン違いもするのです。たとえば水銀やカドミウムは、必須ミネラルの亜鉛と構造がよく似ています。理科で習った元素周期表を見るとわかりますが、これらは同族（縦の列が同じ）なのです。そのため体が「なんか違うけど亜鉛っぽいな」と、本来亜鉛をとり込む場所に入れてしまい、亜鉛が果たすべき仕事ができなくなります。亜鉛は、体内酵素の約300種類の酵素活性に関与し、私たちの生命維持の基本となっています。そのため、別のものがとり込まれると慢性的な疲労や精神症状の原因につながります。

まずは体内に入れないこと、そして汗と尿と便でどんどん排出していきましょう。

Part 4

ココロの回復のために
東洋医学を
味方につけよう！

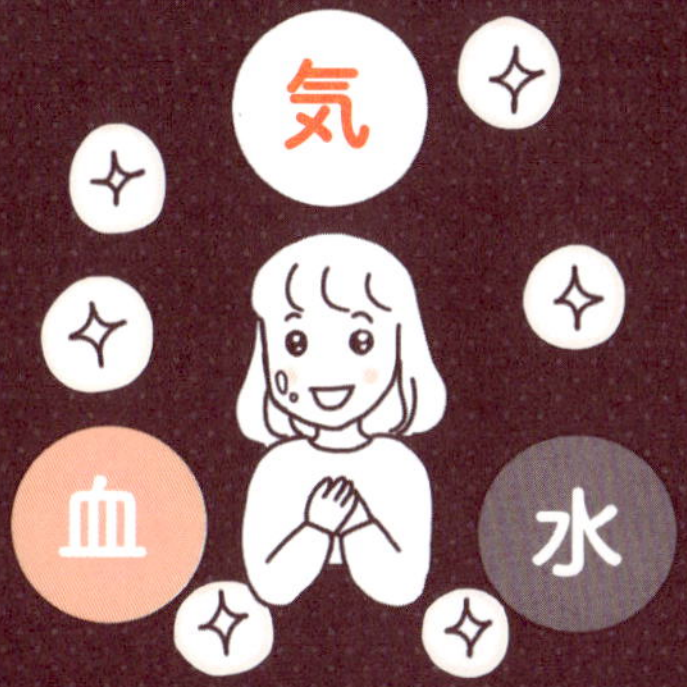

漢方医療（日本）、中医学（中国）、
アーユルヴェーダ（インド）など、
古代中国を源流にした医療を東洋医学といいます。
東洋医学も活用して体質改善をめざそう！

東洋医学と西洋医学の違い

西洋医学って？

原因を究明してやっつける！

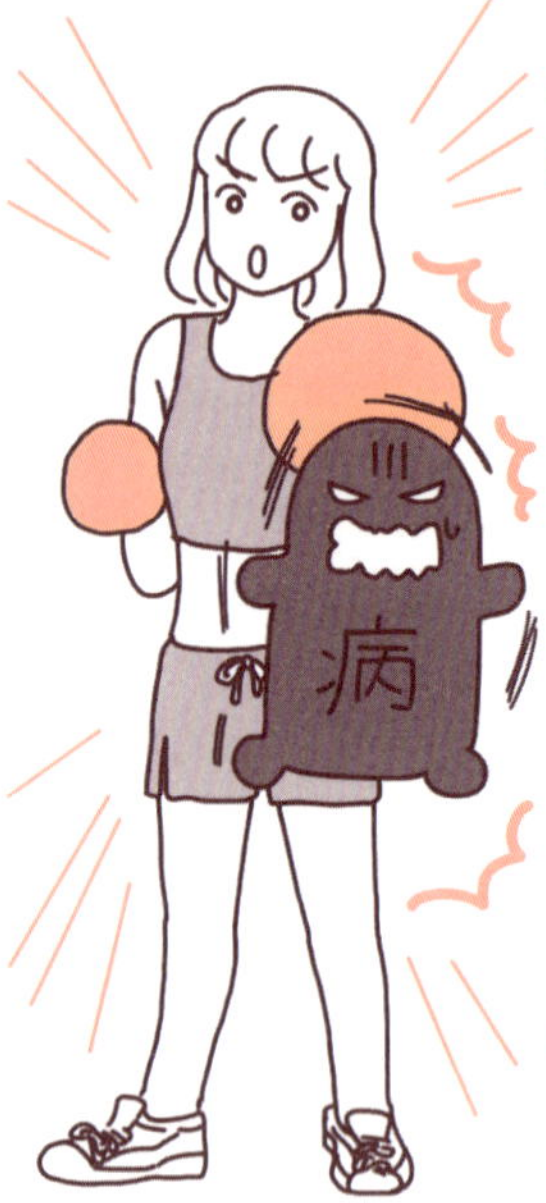

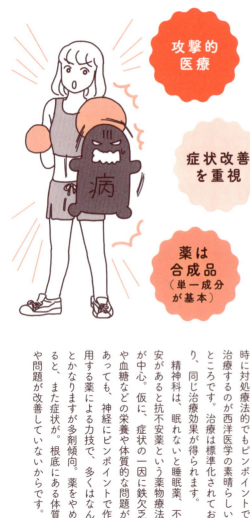

攻撃的医療

症状改善を重視

薬は合成品（単一成分が基本）

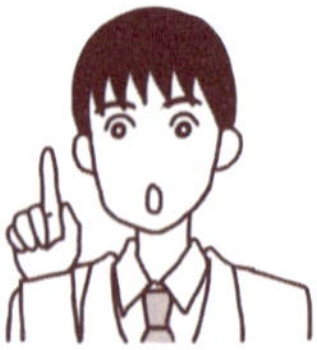

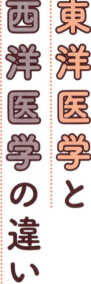

西洋医学だけでいいの？

現代医学は西洋医学的な治療が中心。その多くは「病気という敵をノックアウトする」というパワフルな治療です。悪い菌は薬で殺す。病巣は手術で切除。症状や病気に対して、時に対処療法的でもピンポイントで治療するのが西洋医学の素晴らしいところです。治療は標準化されており、同じ治療効果が得られます。

精神科は、眠れないと睡眠薬、不安があると抗不安薬という薬物療法が中心。仮に、症状の一因に鉄欠乏や血糖などの栄養や体質的な問題があっても、神経にピンポイントで作用する薬による力技で、多くはなんとかなりますが多剤傾向。薬をやめると、また症状が。根底にある体質や問題が改善していないからです。

東洋医学って？

自己治癒力を高めて治す

調和型
医療

体質改善
を重視

薬は
天然生薬
（複合成分
が基本）

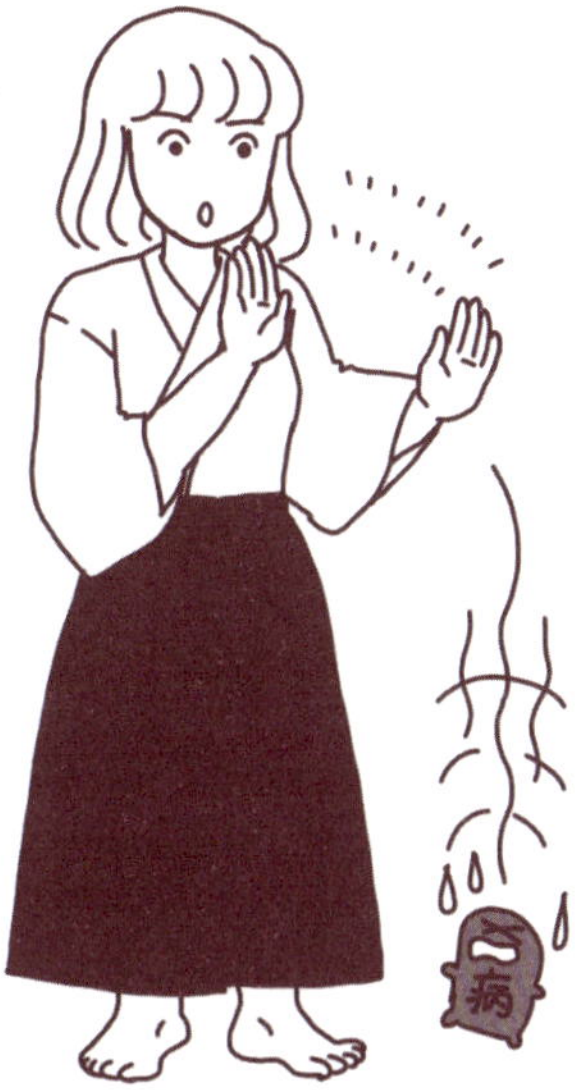

個の体質重視の東洋医学

東洋医学は、「病気をやっつける」のではなく、「自己治癒力を高め、病気を無力化する」という考え方。

たとえば、かぜで熱が出るのは菌を殺すための生体防御反応。熱が出たら、解熱剤を出すのとは逆に、漢方薬は熱を上げる手助けをし、免疫力を高めることで、より早く治します。

西洋医学では、検査で異常がなければ治療はせず不定愁訴に。一方、東洋医学は、患者の訴えたすべての症状に対し、東洋医学的診察に基づき、個人の体質に応じたオーダーメイド治療を行います。採血で貧血がないために見逃されがちな現代のテケジョのケースでも、血液検査がない時代から東洋医学的手法で鉄代謝を改善させる治療をしてきました。

漢方医療の魅力

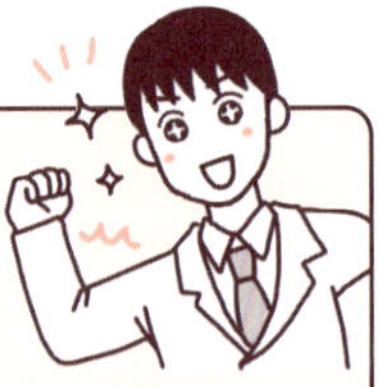

体質改善

人が本来持っている
回復力（レジリエンス）を高める

減薬

現代薬を減らすことができる

医食同源

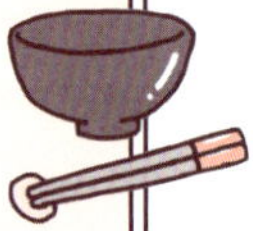

食事で病気を予防し治療する

予防医療

未病の段階からアプローチできる

「未病」の段階からアプローチできる漢方

東洋医学のひとつ「漢方医療」は、日本に古くから存在した医療と中医学が融合し、日本独自の発展を遂げた医療です。基本の考え方は東洋医学とほぼ同じ。漢方薬や鍼灸、あんま、食養生などで体質改善をします。

漢方医療が最も得意とするのは、「未病」の段階での治療です。つまり、病気ではないけれど、健康でもない状態での治療。鉄欠乏や血糖調節障害は未病ともいえます。仮に検査結果で問題が見つけられなくても、症状があればそれを改善するための治療や予防ができます。

また、漢方薬は複数の症状に対して効果が期待できるため、現代薬の減薬につながることもあります。

「未病」のうちに治したい

未病って?

東洋医学では、「病気に向かう状態」を未病という。病気ではないけれど、健康でもない状態という意味。この段階で回復することが大切。

未病の2つのパターン

1. 検査結果は**正常**だが、**自覚症状がある**
2. 検査結果で**異常**があるが、**自覚症状はない**

「自覚症状」とは、疲れやすい、だるい、めまい、食欲がないなどさまざまな不調をさす。未病段階では、検査結果と自覚症状が一致しないことが多い。

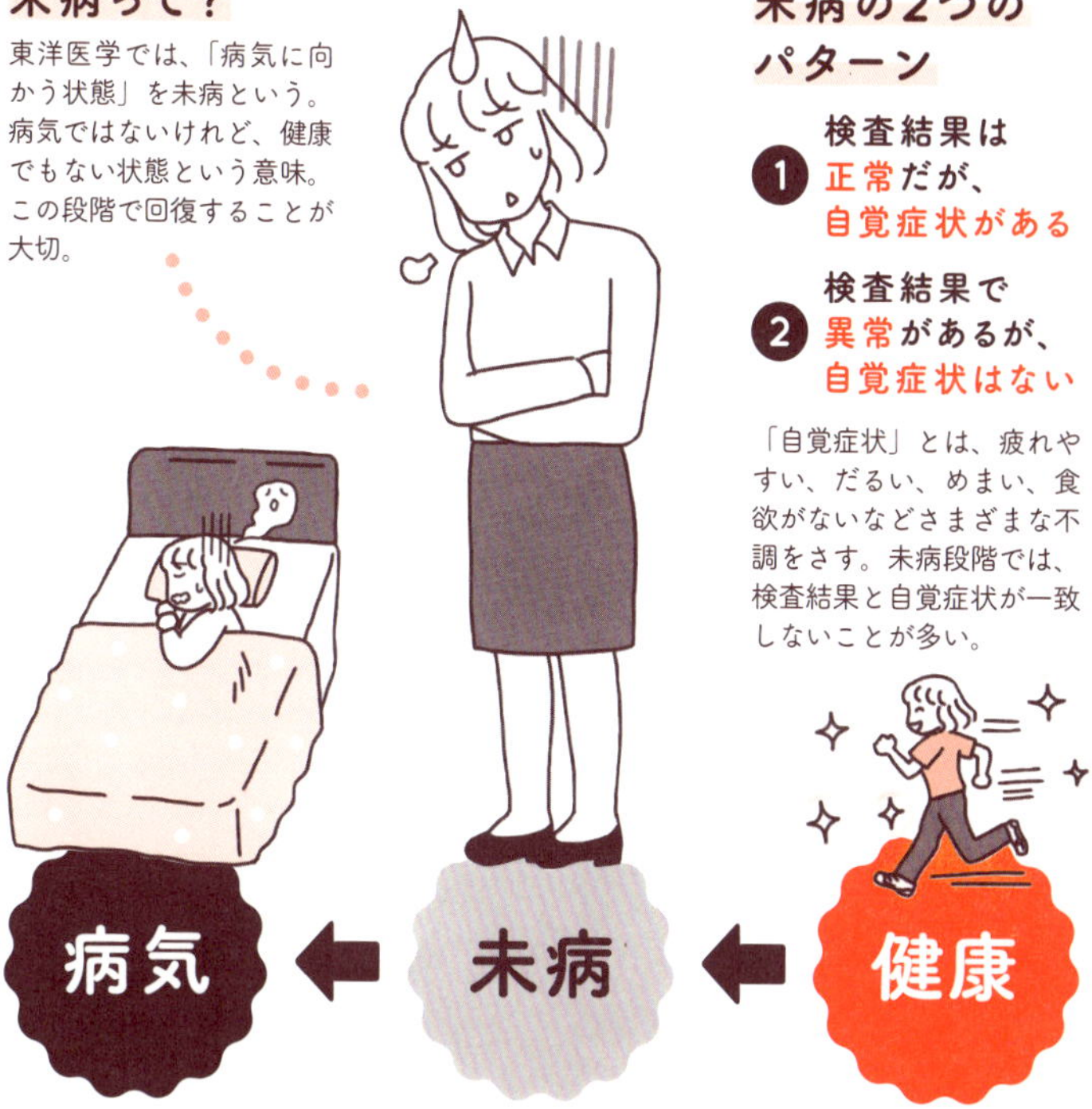

栄養療法との共通点 キーワードは体質改善

ここまで読んで、栄養療法と漢方医療には多くの共通点があることに気づかれたのではないでしょうか。

栄養療法では、健診の数値が参考基準値内で問題がなさそうにみえても、不調があれば全身症状や食事の内容から不調の原因を探ります。「鉄が足りないのでは?」「腸管に炎症があるのかも?」と予測し、食事指導をしたり、サプリなどを処方したり。

また、漢方も栄養療法も診療科の垣根がありません。内科も精神科も婦人科も関係なく、全身を治療します。めざすのは、レジリエンス(回復力)の向上。この2つの治療法をともに使いこなすことで、より高い効果が期待できるのです。

気・血・水でみる全身症状

気

生命のエネルギー

自律神経系、消化器系

目には見えないけれど確かに存在する生命エネルギーのこと。「元気」「気力」「気持ち」などの「気」がこれなのです。気が不足すれば血や水の流れにも影響が出ます。気の乱れは心の乱れにも通じるのです。

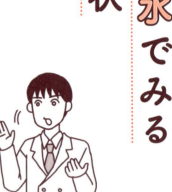

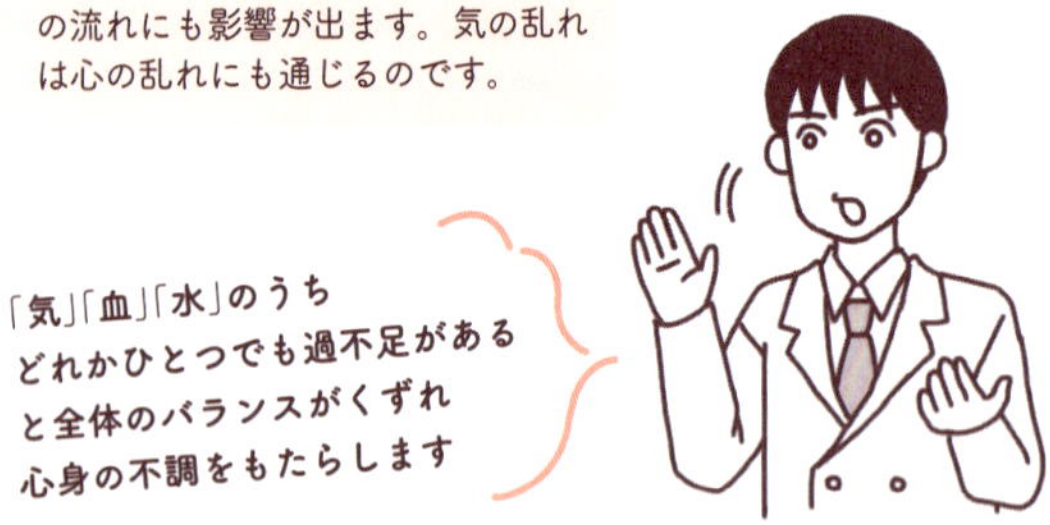
「気」「血」「水」のうち
どれかひとつでも過不足がある
と全体のバランスがくずれ
心身の不調をもたらします

気血水のバランスがとれた「中庸」が理想の姿

漢方医療では、体を構成する要素を「気」「血」「水」でとらえています。病気を診るときにも、「気」「血」「水」の3つのものさしでそれぞれの過不足をはかり、その人の状態をみるのです。

これら3つがバランスよくととのっている状態を「中庸」といいますが、どれかひとつでも不足したり過剰になったりすると、気血水は相互に影響し合って体全体のバランスをくずし、「未病」あるいは「病気」になるというのが漢方の考え方です。

漢方では「四診（望診・聞診・問診・切診）」によって「気」「血」「水」のどこに問題があるのかを調べます。そして、「気が不足しているなら、その原因をとり去って気を補う」「水が滞っているなら、水の代謝を上げていく」というような治療を行います。

水

体液の流れ

血液以外のすべての水分

血液以外の水分すべてをさします。体内のリンパ液や組織液、だ液、粘膜液、さらには汗や鼻水、尿なども「水」です。滞ったり過剰になったりすればむくみ、不足すればうるおいを失い、不調の原因ともなります。

血

血液の流れ

血液の循環、ホルモン系

おもに血液（栄養）のことをさします。全身の臓器や細胞に栄養を送り、体温や呼吸を一定に保ちます。

女性の場合は、女性ホルモンの働きにも関連します。テケジョにとってはとくに重要な要素です。

漢方の診察は四診《ししん》

1 望診《ぼうしん》

肉眼で患者を観察すること。血色のよさや肌の色や乾燥、体格や体形、歩き方や動作、背筋が伸びているかなどもみる。とくに舌や爪を診ることは重要。顔色なども診るので、化粧は極力控えめに。

2 聞診《ぶんしん》

声の出し方や話し方、せきや呼吸の様子を耳で聴いたり、口臭や体臭をかいだりする。ほかにも便や尿の状態を質問することも。

聞診とは、聴覚と嗅覚を使った診察の総称といえる。

3 問診《もんしん》

自覚症状を重視するため、西洋医学にくらべて問診はこまやか。症状だけでなく、病歴や薬の使用歴、生活習慣や食習慣、ストレスなども質問される。

病気と直接関係なくても、漢方的診断には重要なのだ。

4 切診《せっしん》

実際に患者にふれて診察すること。おなかを軽く押したときの反応を診るのが「腹診」。痛みや抵抗感があるかを確認する。

手首にふれて脈を診るのが「脈診」。脈の速さや強さを確認する。爪もさわる。

気血水あなたはどのタイプ？

check

- 体がだるいと感じる 10点
- 気力がない 10点
- 疲れやすい 10点
- 日中、眠くなる 6点
- 食欲がない 4点
- かぜをひきやすい 8点
- 物事に驚きやすい 4点
- 声に力がない 6点
- 舌が肥大して舌に歯型がある 8点
- 脈が弱い 8点
- おなかの力が弱い 8点
- 胃下垂である 10点
- へその下がやわらかい 6点
- 便がやわらかい、下痢 6点

※程度の軽いものは1/2の点数に

→ 30点以上は「気虚」タイプ

気《き》虚《きょ》

体のエネルギー「気」が不足して元気が出ない

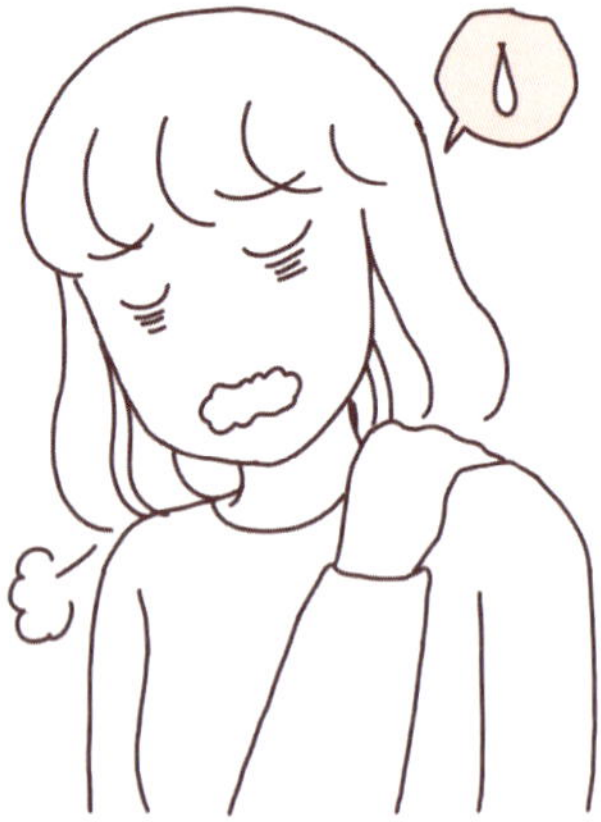

【テケジョと気虚】テケジョは気虚の症状が出やすいのです。鉄が不足すると、全身の細胞内のミトコンドリア機能が低下し（↓P.48）エネルギーが作られにくくなるため、疲れやすくなります。胃腸が弱いのもテケジョと気虚の特徴で、鉄をとっても胃の不快感が起こりやすいです。

気虚に効く漢方薬

人参湯《にんじんとう》

上腹部痛、胸の痛み、下痢傾向がある場合。

半夏白朮天麻湯《はんげびゃくじゅつてんまとう》

頭重感、めまい感、食後に倦怠感がある場合。

補中益気湯《ほちゅうえっきとう》

食欲不振や倦怠感、微熱がある場合。

※本書での気血水のスコアは、「寺澤の気血水スコア」を一部改変したもの。

気《き》滞《たい》

**エネルギーの
流れが停滞し
気持ちがふさぎ込む**

check

- 気分が沈む、物事に興味がわかない 18点
- 頭に何か乗っているように感じる 8点
- のどがつかえる 12点
- 胸がつかえる 8点
- おなかが張る 8点
- 時間により症状が変化する 8点
- 朝起きにくく調子が出ない 8点
- おならが多い 6点
- ゲップがよく出る 4点
- 残尿感がある 4点
- おなかにガスが多く、たたくと音がする 8点

※程度の軽いものは1/2の点数に

→ **30点以上は「気滞」タイプ**

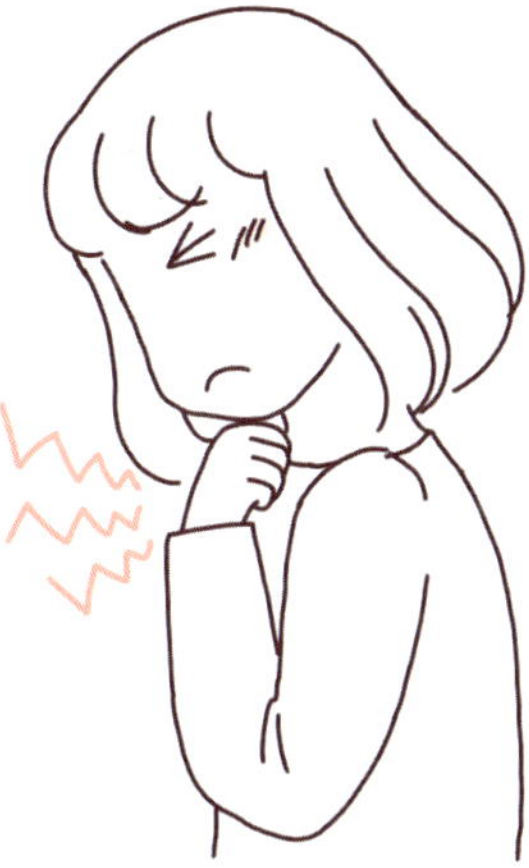

【テケジョと気滞】梅干しの種がのどにひっかかったような違和感があれば、あなたは気滞。のどの異常感覚は女性に多いのです。鉄不足の場合、粘膜の代謝障害が原因です。また、鉄不足はセロトニンやドパミンの生成に影響が出る可能性があり、抑うつ気分や意欲低下の原因に。

気滞に効く漢方薬

香蘇散《こうそさん》

神経質な人の精神不安、胃腸虚弱、食欲不振、頭痛、鼻詰まり、かぜの初期に。

半夏厚朴湯《はんげこうぼくとう》

のどがつまった感じや異物感、おなかの張りや胸のつかえを感じるときに。

柴朴湯《さいぼくとう》

半夏厚朴湯の症状に加えて胸やわきが苦しい、口に苦みを感じる、炎症があるなどの場合に。

気《き》逆《ぎゃく》

下に流れるはずの気が上に流れて上半身に不調を感じる

check

- 冷えのぼせがある（頭は熱いが足は冷える） 14点
- 動悸がする 8点
- 発作的に頭痛がする 8点
- 吐くことがある 8点
- ゴホゴホとせきが出る 10点
- 急に腹痛に襲われる 6点
- 物事に驚きやすい 6点
- イライラしやすい 8点
- 急に顔が熱くなる、赤くなる 10点
- さわるとおへその上がドクドクする 14点
- 手足が冷える 4点
- 手足に汗をかきやすい 4点

※程度の軽いものは1/2の点数に

→ 30点以上は「気逆」タイプ

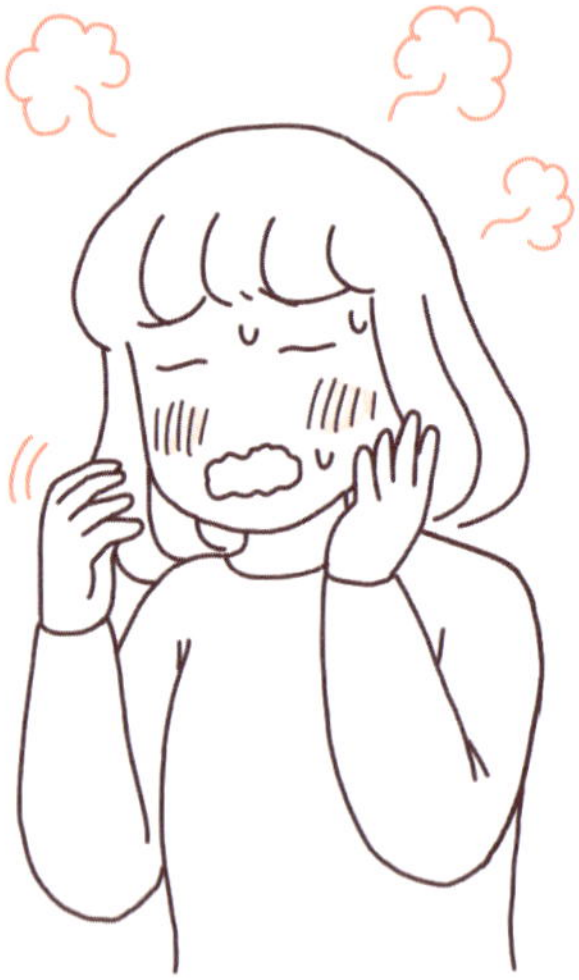

【テケジョと気逆】更年期に顔が熱くなる！というのが代表的な気逆。自律神経のバランスの乱れが原因ともいわれています。テケジョは、イライラしやすく、キレやすい傾向にあります。気逆がある人は、カッとなりやすい、動悸や頭痛といった上半身の症状を伴う傾向があります。

気逆に効く漢方薬

苓桂朮甘湯《りょうけいじゅつかんとう》

立ちくらみ、胃がポチャポチャいう、冷えのぼせ、尿量減少に。

桃核承気湯《とうかくじょうきとう》

便秘があり、精神不安、冷えのぼせがある場合。

加味逍遙散《かみしょうようさん》

精神不安や発作性ののぼせがある場合。

血《けっ》虚《きょ》

鉄などの栄養が不足して
ココロや体に不調を感じる

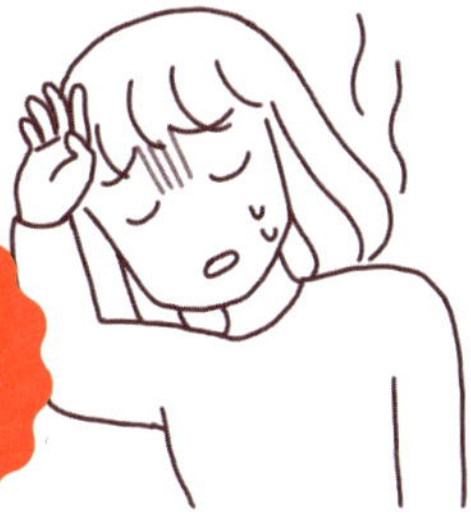

check

- 集中力の低下 6点
- 眠りが浅い 6点
- 眼精疲労 12点
- めまいを感じる 8点
- 足がつりやすい 10点
- 経血の量が少ない、月経不順 6点
- 顔色が青白い 10点
- 髪の毛が抜けやすい 8点
- 肌がカサカサする、荒れる 14点
- 爪がやわらかい、ささくれがある 8点
- しびれ感や知覚低下などの知覚異常 6点
- 腹直筋が張っている 6点

※程度の軽いものは1/2の点数に

→ 30点以上は「血虚」タイプ

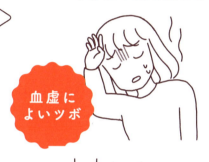

血虚によいツボ

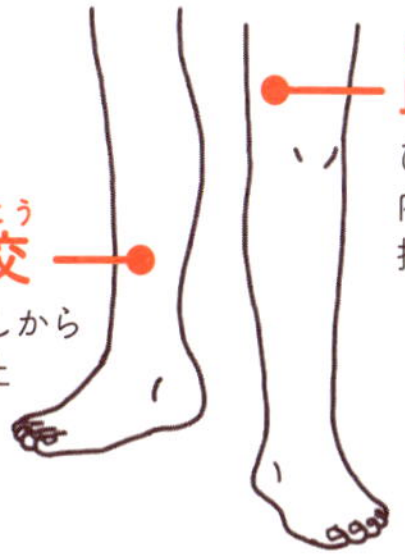

血《けっ》海《かい》
ひざのお皿の内側の骨から指3本分上
三《さん》陰《いん》交《こう》
内くるぶしから指4本分上

血虚に効く漢方薬

当帰芍薬散 とうきしゃくやくさん

なで肩、色白、細身で体力が比較的弱く、疲労や冷え、頭痛、浮腫、貧血がある場合。

温清飲 うんせいいん

皮膚炎や皮膚のかさつき、口内炎、月経過多の場合。抗炎症やイライラに。

人参養栄湯 にんじんようえいとう

疲労倦怠、食欲不振、貧血、口腔の乾燥、もの忘れ、浅い眠り、精神不安に。

【テケジョと血虚】血虚＝貧血、と思われがちですが、鉄欠乏だと貧血がなくても血虚の症状が。血虚の症状には典型的なテケジョの症状の多くが含まれています。東洋医学的には、血を補う生薬の入った薬膳料理や血を補うツボ押し、お灸を試してみましょう。

check

- クマができやすい 10点
- 顔に色素沈着がある 2点
- 肌がざらざらしている、荒れている 5点
- 口唇の色が赤黒い 2点
- 歯ぐきの色が赤黒い 10点
- 舌の色が赤黒い 10点
- 細い血管が模様のように見える 5点
- アザができやすい 10点
- 手のひらが赤い 5点
- へその周りを押すと張っていて痛い（右側・下側なら5点、左側なら10点）
- 下腹部を押すと張っていて痛い（右2点、左5点）
- 肋骨の下を押すと痛みや抵抗感がある 5点
- 痔がある 5点
- 月経異常がある 10点

※程度の軽いものは1/2の点数に

→ 30点以上は「瘀血」タイプ

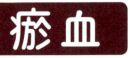

瘀《お》血《けつ》

細い血液の流れが悪く婦人科系の不調の原因に

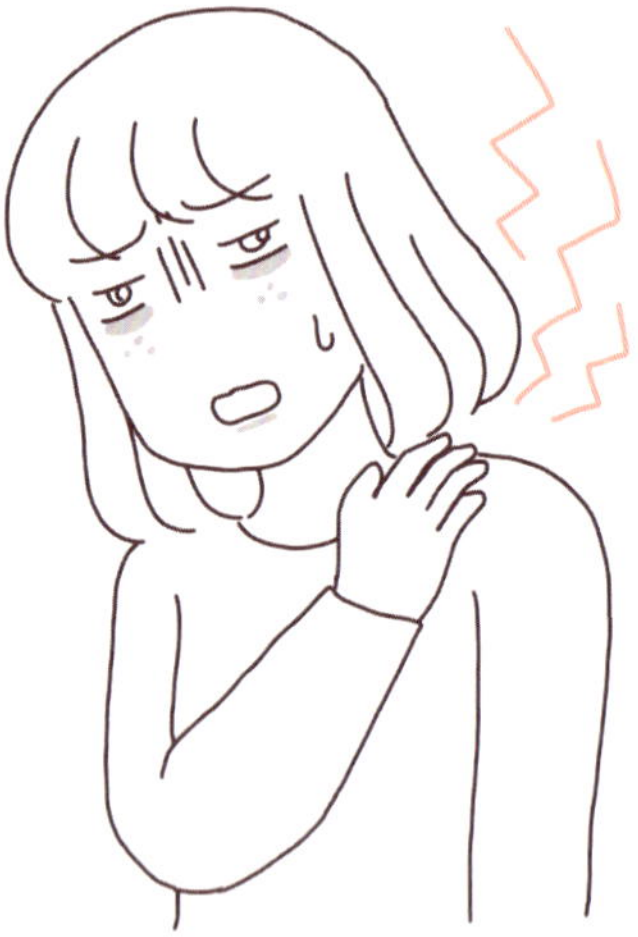

瘀血に効く漢方薬

桂枝茯苓丸《けいしぶくりょうがん》

生理不順や生理痛、頭痛、めまい、肩こり、のぼせ、足の冷え、更年期障害に。

大黄牡丹皮湯《だいおうぼたんぴとう》

月経不順や便秘があるときに。抗炎症に。

温経湯《うんけいとう》

手足のほてり、口唇の乾燥、生理不順、生理痛、不眠、神経症、貧血に。

【テケジョと瘀血】瘀血女子には、子宮内膜症や子宮筋腫が多いので、出血がふえて鉄不足を招く可能性大。瘀血の症状のひとつに「アザ」がありますが、これは毛細血管で血液が滞って起きるもの。鉄欠乏のアザはコラーゲンの代謝障害によって血管壁が弱くなることが原因です。

check

- 体が重い感じ 3点
- ズキズキした頭痛がある 4点
- 頭が重い 3点
- 車酔いしやすい 5点
- めまいがある 5点
- 立ちくらみがある 5点
- 水っぽい鼻水が出る 3点
- だ液が多い 3点
- 泡のようなたんが出る 4点
- むかむかする／嘔吐がある 3点
- おなかが鳴る 3点
- 朝の手のこわばり 7点
- むくむ、胃でポチャポチャ音がすることがある 15点
- 胸水、腹水がある 15点
- さわるとおへその上がドクドクする 5点
- 下痢しやすい 5点
- 尿の出が悪い 7点
- 尿の量が多い 5点

※程度の軽いものは1/2の点数に

➡ 13点以上は「水滞」タイプ

水《すい》滞《たい》

体液の分布がアンバランスで水分代謝が滞りむくみや冷えを引き起こす

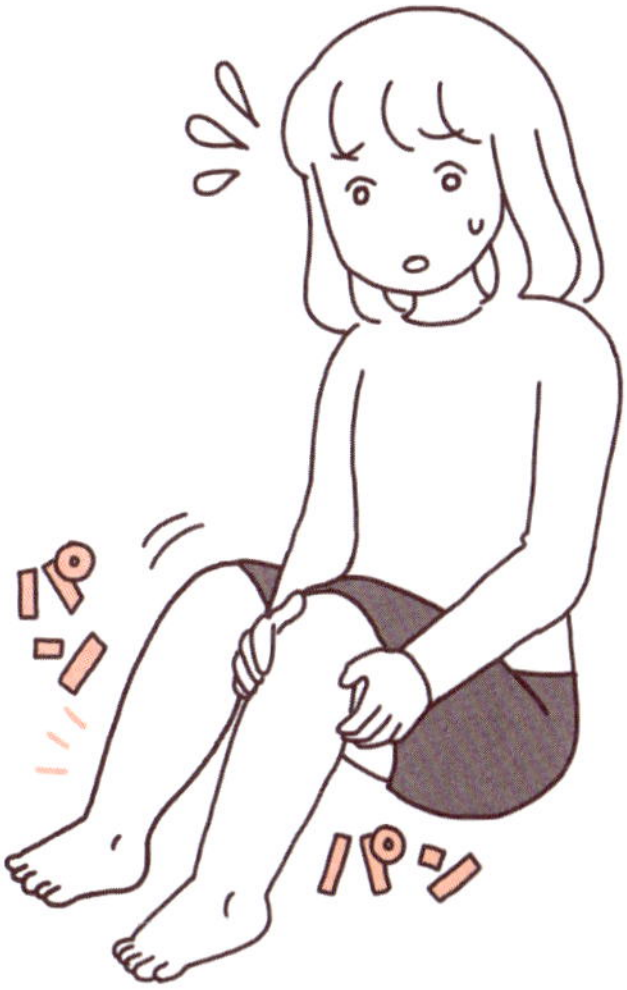

水滞に効く漢方薬

五苓散 ごれいさん

口の渇き、尿量の減少、二日酔い、頭痛、浮腫、吐きけ、下痢がある場合。

柴苓湯 さいれいとう

五苓散＋小柴胡湯。浮腫、下痢、胃腸炎に。ステロイド様の免疫調整作用、抗炎症作用。

防已黄耆湯 ぼういおうぎとう

水太り、下肢浮腫、体の重だるさがあり、胃腸が弱く、口の渇きがない場合。

【テケジョと水滞】テケジョの多くはたんぱく質不足。そのため筋肉量が低下し、体内にたまった水を筋肉のポンプで流すことができなくなり、むくみやすくなるのです。女性は筋肉が少ないうえ、水を体にため込む糖質や、水分の多い食品をとる傾向があるため水滞になりやすい。

爪でチェック!

鉄欠乏は爪でわかる!

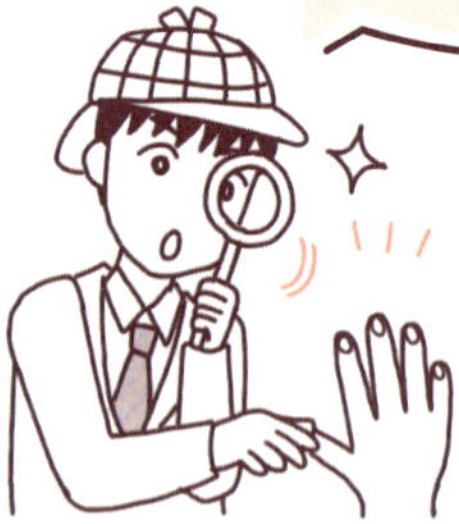

血液検査をする前に、鉄欠乏のサインになるのが爪。フェリチンの数値が高くても、爪がやわらかい場合には「炎症による鉄の利用障害」を疑います。

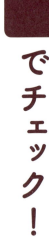

漢方的な診方を知れば鉄欠乏を自覚できる

漢方医療も栄養療法も、ココロや体の不調に気づいて、その原因を推理していくことが求められます。でもそれは、あなたもある程度、推理できることかもしれません。ここからは、体を漢方的に診るセルフチェックの方法をお伝えしましょう。

最初にみるべきは爪です。

ココロの不調で来院する患者さんを診察するとき、まず爪をみます。鉄欠乏のいちばん便利な参考指標です。

爪は、たんぱく質「ケラチン」に主に鉄が作用してできています。1日に約0・1ミリ、1か月で約3ミリ伸びるのですが、たんぱく質や鉄が不足すると伸びが遅くなったり、もろい爪になってしまうのです。

まずは、親指をチェック！

こんな爪は鉄欠乏サイン

形

爪のアーチがなく、平坦で薄い

健康な爪は丸いアーチを描いて指先をおおっているもの。横から見たときに平坦だと鉄欠乏サイン。スプーンのように反り返っていたら重度の鉄欠乏。

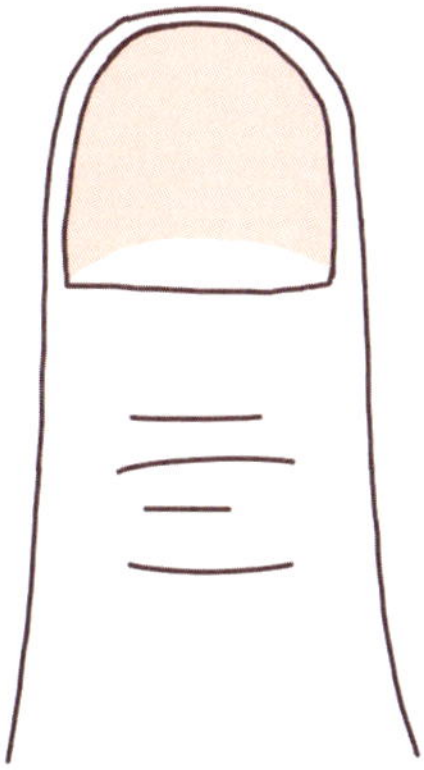

かたさ

やわらかくて割れやすい

親指と人さし指の腹で爪をはさんでぎゅっと押してみたとき、スマホの画面と同じくらいのかたさを感じたら合格。
やわらかいと感じたら鉄欠乏やたんぱく質不足かも。

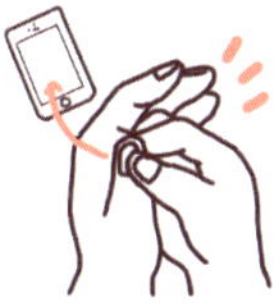

色

白っぽくて光沢がない

健康な爪は薄いピンク色で透明感がある。貧血や鉄欠乏がひどい場合には白っぽくなる傾向がある。

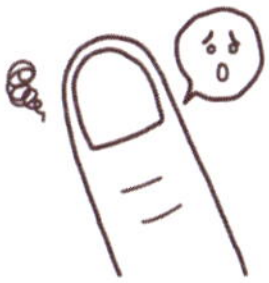

温度

指先が冷たい

鉄欠乏で全身の細胞のエネルギー産生が低下。貧血で指先まで血液がうまくめぐっていない可能性がある。

音

爪を切るときに音がしない

爪を切るときにパッチンと音がしますか？
音がしない人は鉄欠乏かも。

そのほか

爪に白い斑点があれば亜鉛不足かも？

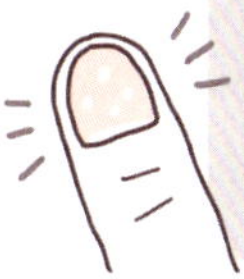

爪の成長には、たんぱく質と鉄のほかに亜鉛やビタミンB_6も影響している。とくに亜鉛が不足すると、成長が遅くなったり、爪に白い斑点があらわれたりすることも。たんぱく質、鉄、亜鉛、ビタミンB群をバランスよくとりたい。

舌でチェック！

こんな舌は鉄欠乏サイン

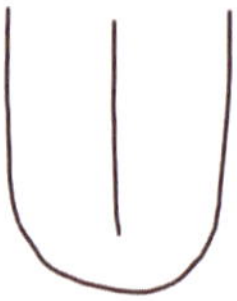

白っぽい

鉄欠乏のほか、冷えが強い場合にも白くなります。赤っぽい場合には熱がこもっているサイン。

むくんでいる

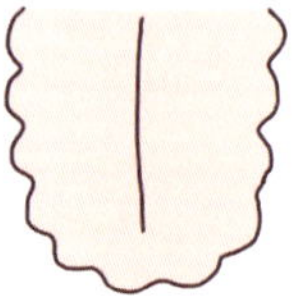

鉄欠乏等によるエネルギー不足で舌がぼてっとし締まりがなくなる。または、たんぱく質不足でむくみ、周囲に歯型がつくことがある。

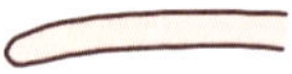

薄い

舌がやせていたり薄い場合には、体液やエネルギーの不足。

舌下静脈が見えない

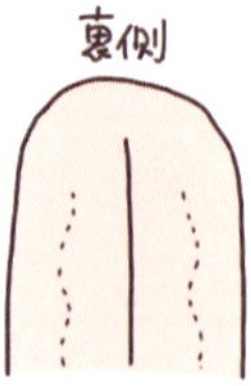

舌の裏側には太い静脈があるが、鉄欠乏がひどくなるとこの静脈が薄く細くなってしまい見えにくくなる。

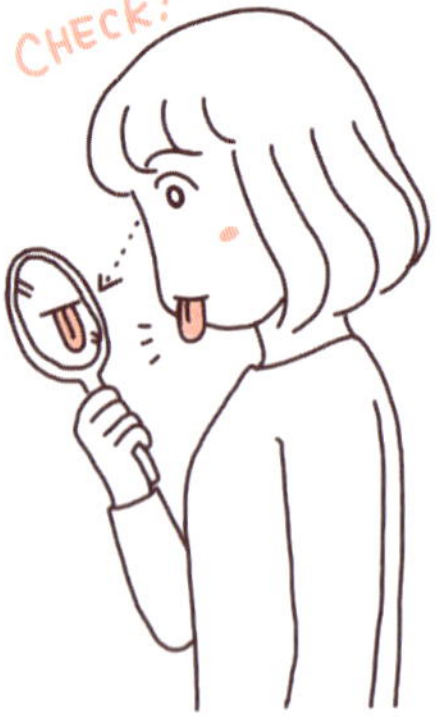

舌を毎日みる習慣を

漢方的な診断で、舌のチェックは非常に重要です。舌の色や形、大きさ、舌苔《ぜったい》（舌の表面についた苔状のもの）の様子、舌の裏側の静脈の様子などをみます。舌は体の状態をよくあらわしているのです。健康な舌は赤ちゃんの舌。薄いピンク色で適度な湿りけがあり、舌の表面にはうっすらと白い舌苔がついています。体調に伴う舌の変化を、漢方医は体の状態を把握するための参考にしています。

舌の観察は自分でも簡単にできるのでおすすめ。口をあけてべーっと舌の奥まで見えるように長く舌を出してチェック。舌の裏も忘れずに。毎日見続けるうちに、舌から体調のサインが読みとれるようになります。

そのほかにも…

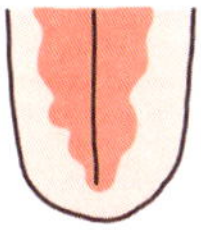

胃腸の炎症

- 舌苔が黄色い

舌苔が厚いのは体内に熱がある（炎症がある）サイン。
色が黄色いほどに炎症が強い。お酒、食べすぎ、ストレスに注意。

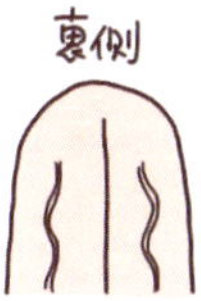

微小循環障害

- 舌下静脈が太く広がっている
- 舌の色が暗紅色

血液ドロドロの状態になると毛細血管中の血液の流れが悪くなるので、舌下静脈がふくらんだり、曲がりくねったり、色が濃くなったりして目立つ。

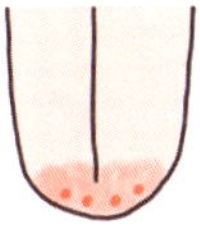

交感神経の緊張

- 舌の先が赤い

ストレスで交感神経が常に緊張していると舌先が赤くなる。ストレスサイン。寝不足や過労になっていませんか？

気・血・水タイプ別　舌の特徴

気虚の舌

- 色は白っぽい
- ボテッとして締まりがない
- 舌の縁に歯型がつく
- 舌苔があちこちはがれていることも

気滞の舌

- 舌の縁の両側が赤い
- 舌がかたいので歯型がつかない
- 舌の中心に白や黄色の舌苔がある

気逆の舌

- 舌苔が白くて薄い
- 舌が大きくなって歯型があることも

血虚の舌

- 血の気がなく白っぽい
- やせている
- 色が薄い
- 舌苔はうっすらとある程度

瘀血の舌

- 全体的に暗く、赤紫色
- 舌下静脈が太く浮き出ている
- 表面に黒いシミのような斑点がある場合も

水滞の舌

- ボテッと厚ぼったくて大きめ
- 舌の周りに歯型がくっきりつく
- ベトベトした白もしくは黄色の厚い舌苔がある

脈でチェック！

こんな脈は鉄欠乏サイン

脈が弱くて力がない
＝虚《きょ》脈《みゃく》

脈が遅い＝遅《ち》脈《みゃく》

脈が細い＝細《さい》脈《みゃく》

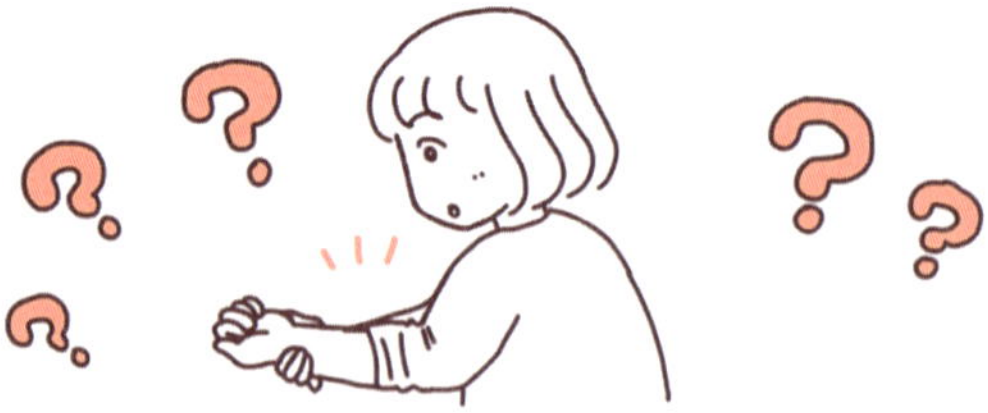

鉄欠乏の脈は弱い、遅い、細い

西洋医学でも脈をはかりますが、漢方医療では脈からさまざまな情報を読みとっています。

脈がふれやすい・ふれにくい、脈の強さ・弱さ、血管の緊張度、脈を打つ回数、血流のなめらかさなどを確認します。

鉄欠乏のサインは3種類あります。「虚脈」は、とても弱い脈のこと。軽く指を当てると、かすかに脈が感じられるものの、強く押さえると消えてしまうような拍動のことです。「遅脈」は文字どおり遅い脈。1分間に60回以下、あるいは1呼吸で4回以下が目安です。「細脈」は、血管が糸のように細く感じられるような拍動のことをいいます。

自分で脈をとってみよう

3本の指を使って脈をとるのが漢方的なやり方です。
脈で正しく情報を読みとるには経験が必要ですが、
毎日続けると自分の健康状態がわかってくるものです。

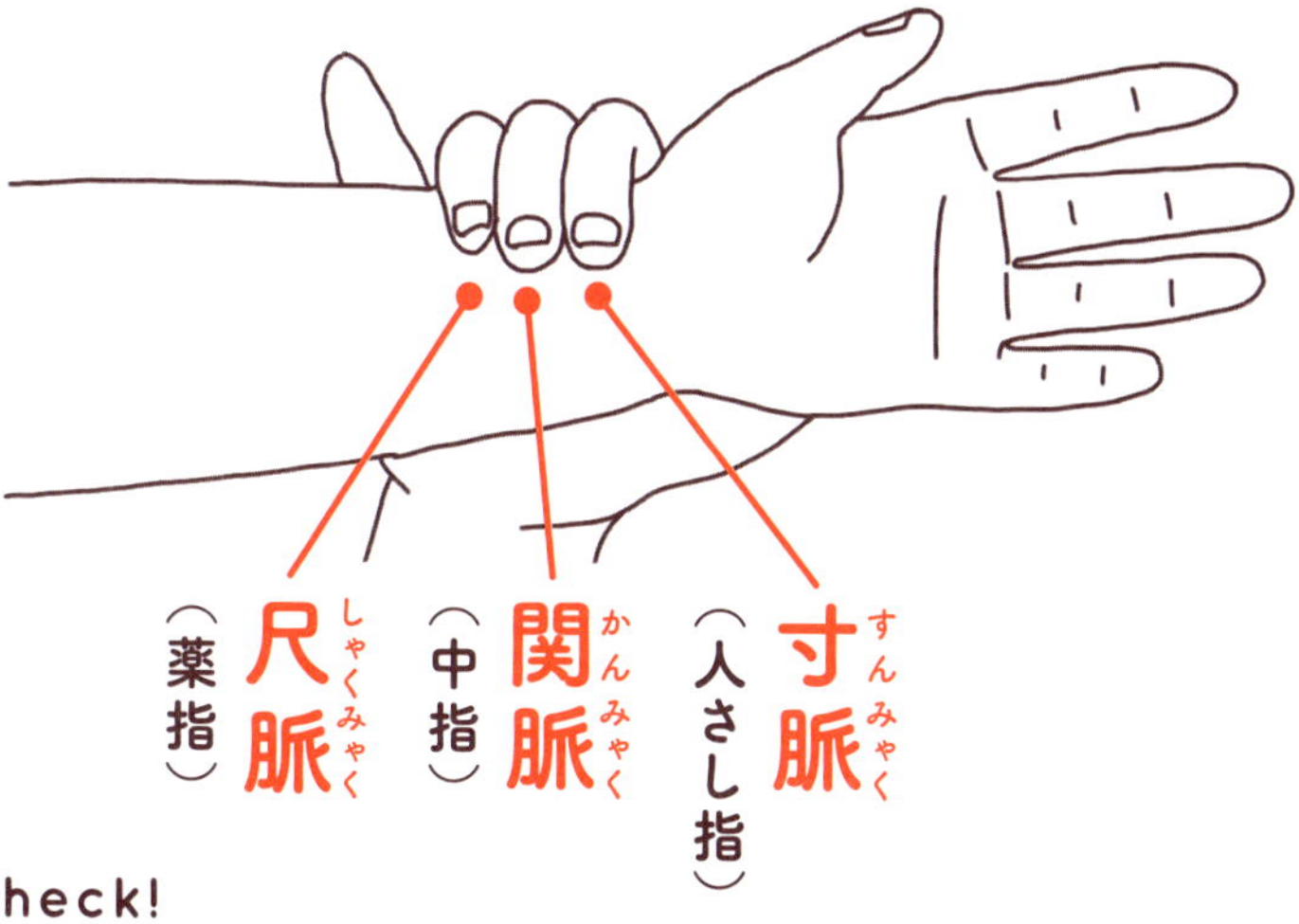
寸脈《すんみゃく》
（人さし指）
関脈《かんみゃく》
（中指）
尺脈《しゃくみゃく》
（薬指）

check!

- 寸脈…右手は肺（呼吸器系）、左手は心（循環器系） の状態を診る
- 関脈…右手は脾（胃腸の消化吸収能）、左手は肝（精神機能）の状態を診る
- 尺脈…腎（老化現象：内分泌系・免疫機能・泌尿器系）の状態を診る

尺脈がふれない人は腎虚の可能性が

脈をはかるときには、3本の指を使います。

脈の位置は、人さし指の延長線上と手首の交わる場所。ここに動脈が流れているので、拍動を感じる場所に中指を当て、その両わきに人さし指と薬指を添えます。人さし指で寸脈、中指で関脈、薬指で尺脈を診て、関係している五臓（機能）の状態の参考にします。

尺脈が弱いと、漢方でいうところの「腎虚」の可能性があり、内分泌系が弱っていて疲労しやすい傾向があります。慢性的な血糖調節障害やストレスなどが原因で副腎疲労が起きていると、尺脈が弱くなるかもしれません。

体でチェック！

こんな肌は鉄欠乏サイン

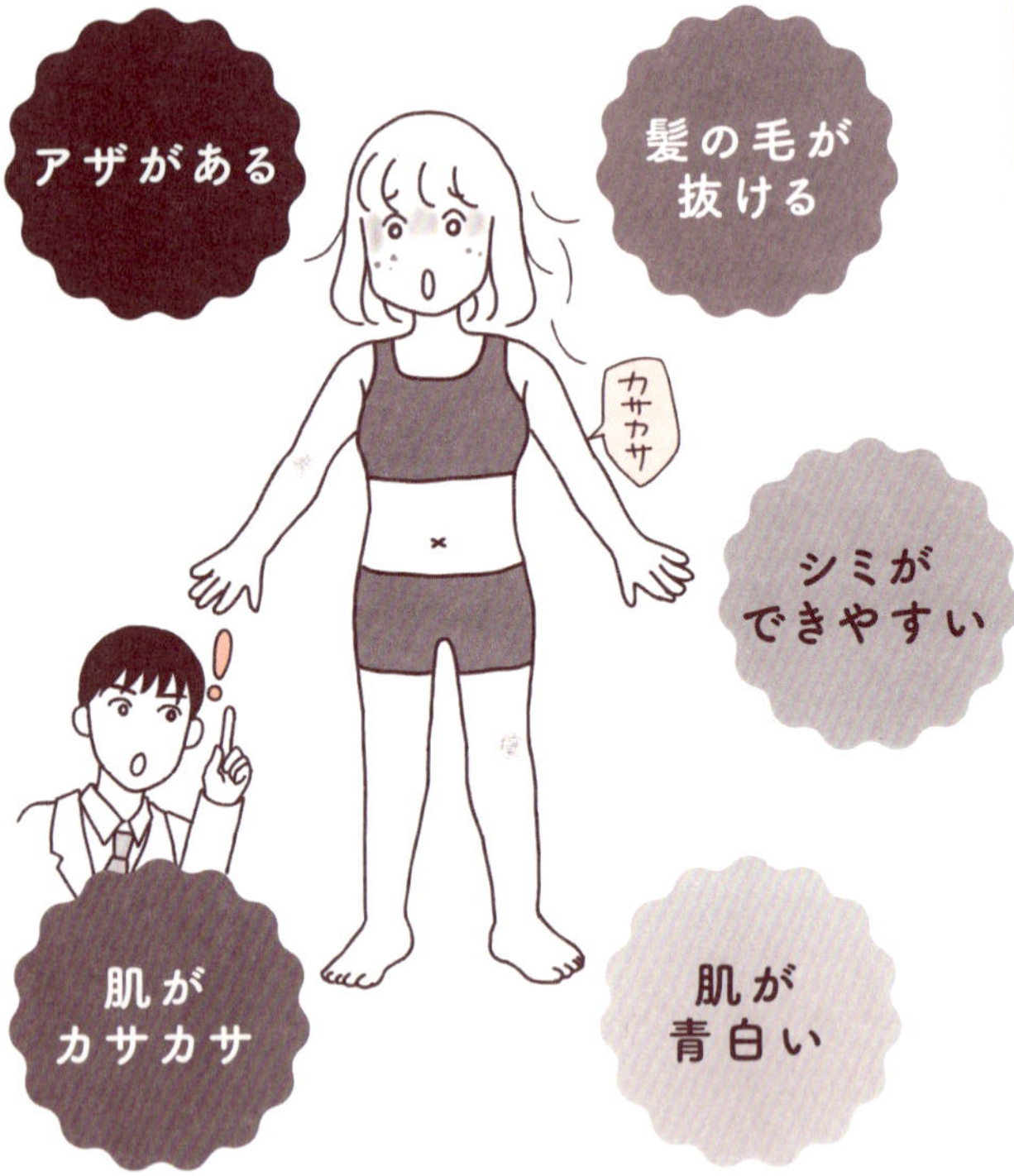
アザがある
髪の毛が抜ける
カサカサ
シミができやすい
肌がカサカサ
肌が青白い

鉄欠乏は女性の美の敵！

鉄欠乏は血管や皮膚のコラーゲン、爪や髪のケラチンの代謝に影響を与えるため、本人が気づかないくらいの些細な圧迫で脚や腕にアザができます。脚の組み方までアザでわかることも。血液検査の際に「注射のあとがアザになると思うけど、鉄が足りないせいなので看護師さんは悪くないよ」と予告しています。

鉄欠乏は、皮膚のシワ、たるみ、カサつきの原因にも。髪のツヤがなくなったり、髪を洗うときに髪の毛が驚くほど抜けたり。鉄が活性中心の「カタラーゼ」は抗酸化酵素でメラニン色素を定着させないようにする働きがあるため、鉄欠乏ではシミもできやすくなります。鉄欠乏が貧血まで至ると、肌は青白くなります。

そのほかにも…おなかでチェック

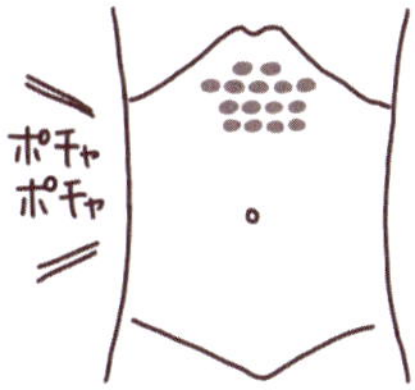

胃弱

胃がポチャポチャいう

みぞおちをたたくと、ポチャポチャと水のような音がする場合、胃の機能が低下しているサイン。

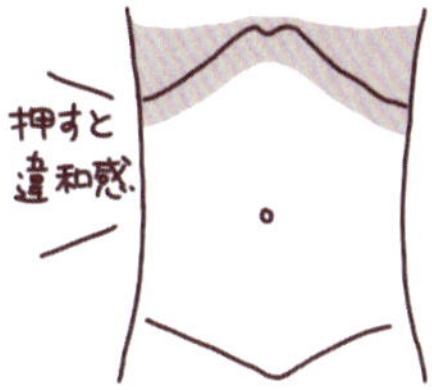

ストレス

胸やわきに違和感

肋骨のきわのあたりを押して抵抗感や痛みがある場合、ストレスを抱えていることも。

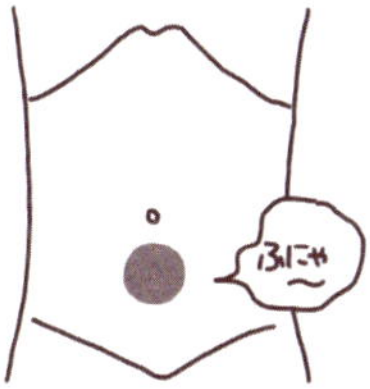

腎虚

へその下が軟弱・知覚低下

へその下を押しても抵抗がない、または、知覚が低下している場合、副腎の機能低下、精力の減退、夜間頻尿の可能性あり。

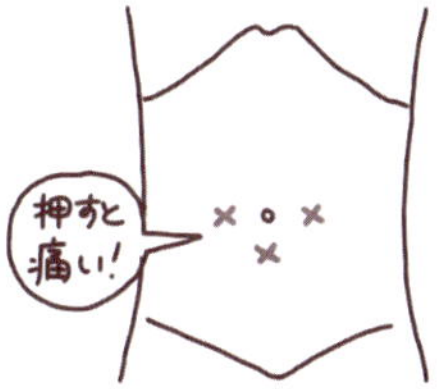

微小循環障害

下腹部に圧痛

下腹部を押して痛みや違和感が強い場合、血液の流れが悪く血が滞る瘀血（おけつ）が原因かも。

おなかから読み取る不調のサイン

漢方医療の「腹診」は、腹部を診ることで体質や内臓の状態を確認するものです。まずあお向けに寝た状態で、腹部全体を手のひらで押さえます。そのとき、押し返す力が強いか弱いか、あたたかいか冷たいかなどを確認します。そのあとはおなかの各部分をさわって、上の図にあるような不調がないかをチェックします。

このほかにも、へそのあたりを押すとドクドク脈を打つという場合には、「気逆」(→P.102)の状態。へその周囲を押して違和感がある場合は瘀血があり、便秘や子宮筋腫の可能性もあります。ふだんからおなかにふれる習慣をつけ、変化に敏感になりたいものです。

生理でチェック！

こんな生理は鉄欠乏サイン

量が多い＆期間が長い

➡ 子宮内膜症や子宮筋腫があるのかも？

量が少ない＆期間が短い

➡ 重度の鉄欠乏のために生理の量が減った？

生理が近づくと不調になる

➡ 鉄が子宮に集められるので鉄不足になる？

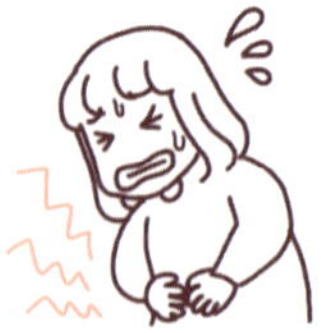

生理のある女性はみんなテケジョ

何度も言いますが、生理（月経）のある女性は、ほぼ全員が鉄欠乏。生理によって体内から大量の鉄が失われ、その回復を待つ間もなく次の生理がやってきます。年齢が上がるほどに深刻な鉄欠乏がふえるのは、①生理の回数が積み重なること、②出産、③子宮筋腫などで出血量が増加する人がふえる、などが原因として考えられます。

生理の出血量が多いと鉄の貯蓄ができないので、経血量を減らす「芎《きゅう》帰膠艾湯《ききょうがいとう》」を飲むのがおすすめです。また、血液をサラサラにするEPAやDHAのサプリを飲んでいる人は、やめて様子をみてみるといいでしょう。

ココロの不調…

もしかしてPMS（月経前症候群）？

PMSって？

生理の始まる5日前ごろから集中してさまざまな不快な症状が出ること。月経が始まると4日以内にぴたりとおさまる。

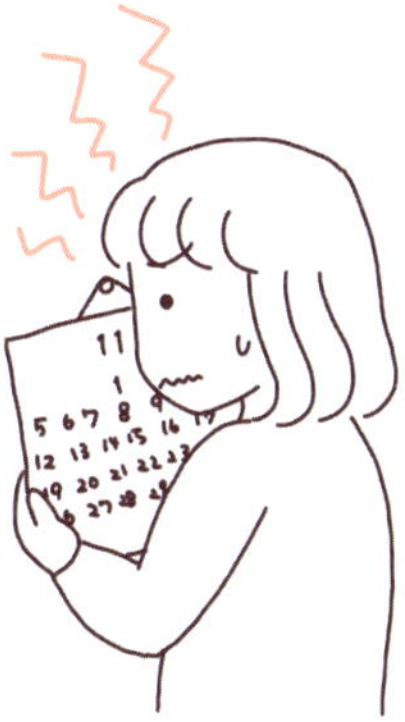

症状は？

イライラや情緒不安定になるなどの精神状態のほか、乳房が張る、乳首が痛む、頭痛、肩こり、腰痛、下痢、肌荒れなど。

原因は？

はっきりとした原因は不明だが、女性ホルモンの影響といわれている。生理前に鉄が子宮に集まると鉄欠乏の症状も出やすい。

対策は？

漢方の「当帰芍薬散（とうきしゃくやくさん）」「桂枝茯苓丸（けいしぶくりょうがん）」「加味逍遙散（かみしょうようさん）」や、ビタミンB群、マグネシウム、鉄の補充などが有効。

気・血・水タイプ別 生理の特徴

気虚の生理

- 少量の出血が長く止まりにくい
- 生理の期間が長い
- 経血の色がやや淡く、サラサラしている

気滞の生理

- 周期が長くなったり、短くなったりして安定しない
- 基礎体温のグラフがギザギザになる
- 生理前に一時的におなかが張り、始まると治まる

気逆の生理

- 生理不順
- イライラ

血虚の生理

- 経血の量が少ない、色が薄い
- 生理の期間が短い
- 生理が遅れやすい

瘀血の生理

- 生理痛がひどい
- 経血にレバー状や細かい塊がまじる
- 経血の色が黒っぽい
- 生理直前の基礎体温の低下がゆるやかで、低下から出血まで3日以上かかる

水滞の生理

- 生理痛がひどい
- 生理がこないことがある
- むくみやすい

漢方薬でココロの不調改善

鉄代謝改善のための漢方薬

鉄欠乏のための漢方薬

人参養栄湯　にんじんようえいとう

血虚・気虚に。浅い眠り・もの忘れ・口腔の乾燥に

十全大補湯　じゅうぜんたいほとう

血虚・気虚に。強い疲労感・皮膚乾燥に

当帰芍薬散　とうきしゃくやくさん

血虚・水滞に。色白、なで肩の人。むくみに

加味帰脾湯　かみきひとう

胃腸を丈夫にし、不眠・不安・イライラ感・もの忘れにも

月経過多や痔出血のための漢方薬

芎帰膠艾湯　きゅうききょうがいとう

血虚・止血に。下血や尿路出血にも

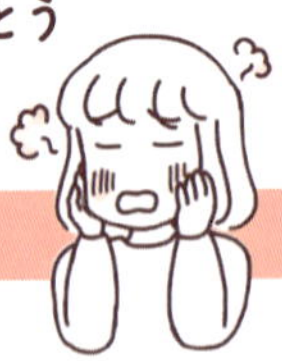

炎症のための漢方薬

小柴胡湯　しょうさいことう

肋骨下が張ったり、胸やわきに違和感のある人に

黄連解毒湯　おうれんげどくとう

のぼせ・イライラ・不眠に。胃炎・皮膚炎・口内炎にも

三黄瀉心湯　さんおうしゃしんとう

便秘・のぼせ・イライラ・不眠に。胃腸が丈夫な人に

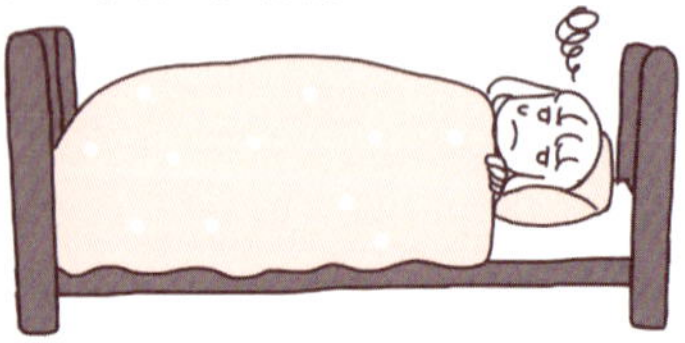

イライラ改善のための漢方薬

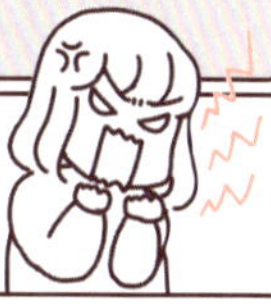

抑肝散　よくかんさん
腹直筋の緊張や筋けいれんがある場合に。不眠にも

抑肝散加陳皮半夏　よくかんさんかちんぴはんげ
陳皮と半夏が吐きけなどを抑える力もあるため、胃腸の弱い人に

甘麦大棗湯　かんばくたいそうとう
日中生あくびが出る人、甘いもの好きな人に。不安時の頓服

桃核承気湯　とうかくじょうきとう
頑固な便秘・生理不順・腰痛・頭重感・めまい・のぼせに

不眠改善のための漢方薬

柴胡加竜骨牡蛎湯　さいこかりゅうこつぼれいとう
憂うつ・強い不安感・動悸に。肋骨下部が張り、驚きやすい人に

酸棗仁湯　さんそうにんとう
体力が低下して心身が疲労している人に

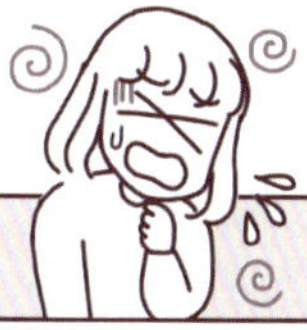

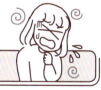

憂うつ改善のための漢方薬

半夏厚朴湯　はんげこうぼくとう
のどの詰まった感じや胸のつかえがある人に。神経性胃炎・不眠に

柴朴湯　さいぼくとう
半夏厚朴湯よりも抗ストレス・抗炎症作用がある。
肋骨下部に張りがある人に

香蘇散　こうそさん
体力がなくて、神経質な人に。かぜの初期・慢性胃炎・神経性胃炎に

漢方薬の飲み方の基本

食前や食間の空腹時に飲む

水または白湯で飲む。できればお湯にとかして飲む

味がどうしても苦手な人は、オブラートで包んで飲む

空腹時は胃の中が酸性。酸性下だと漢方薬の主な有効成分（配糖体）の吸収はすみやかになり、一部の効果の激しい有効成分（アルカロイド）の吸収は穏やかになる。

「食前の漢方薬を飲み忘れた！」と食後に気がついたら、気づいた時点で服用する。食前、食間にこだわって飲み忘れてしまうくらいなら、自分が服用しやすい時間で忘れずに飲みましょう！

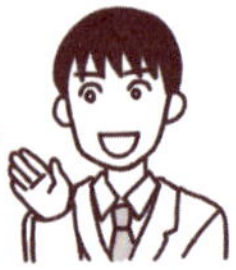

副作用を避けるため こんな人は注意しましょう

❶ 冷えている人に、冷やす漢方薬はNG

❷ 暑がりの人に、あたためる漢方薬はNG

❸ 胃腸が弱い人に、胃腸にさわる漢方薬はNG

漢方薬の副作用は現代薬（西洋薬）にくらべてはるかに少ないものですが、自分に合わない漢方薬を飲むと副作用が出ることも。気づいたら漢方医に相談を。

漢方薬の副作用

甘草《かんぞう》
低カリウム血症（高血圧、筋力低下、吐きけ）

黄芩《おうごん》
間質性肺炎（空咳・発熱・息切れ）肝機能障害

麻黄《まおう》・附子《ぶし》
心血管症状（動悸・不眠・神経症状）

桂皮《けいひ》・当帰《とうき》
薬疹（発疹・かゆみ）

地黄《じおう》
胃腸障害

Part 5

Dr.奥平式食事&栄養療法で改善!8人の「ココロの不調」脱却物語

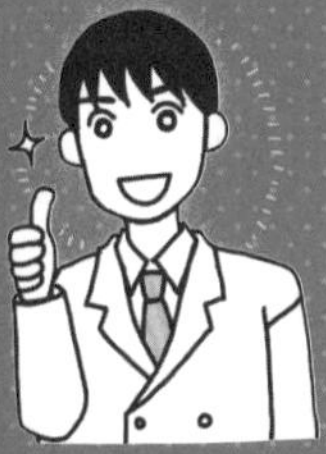

鉄欠乏の改善、血糖値の安定、
食事の改善、漢方医療……
これらを活用することで実際に
どんな変化があるのでしょうか。
8人の体験をマンガでお読みください!

食事&栄養療法で ココロの元気をとり戻した8人

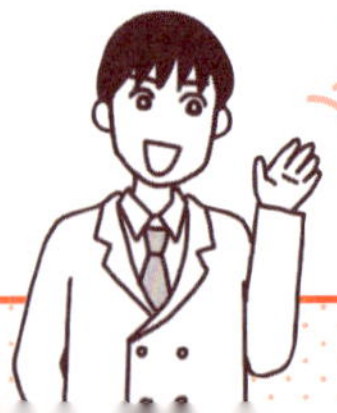

まずは11ページからの続き、
A子さんの治療を見ていきましょう！

症例1 うつ傾向 A子さんの場合

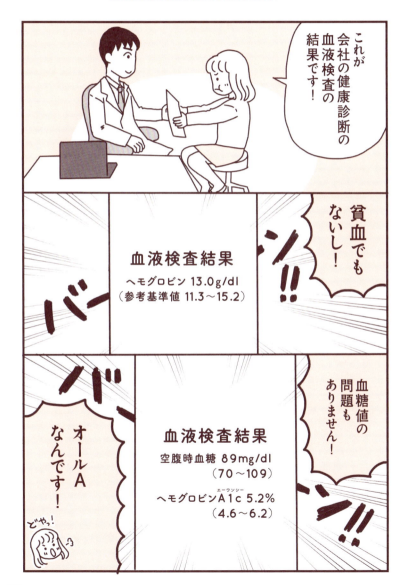

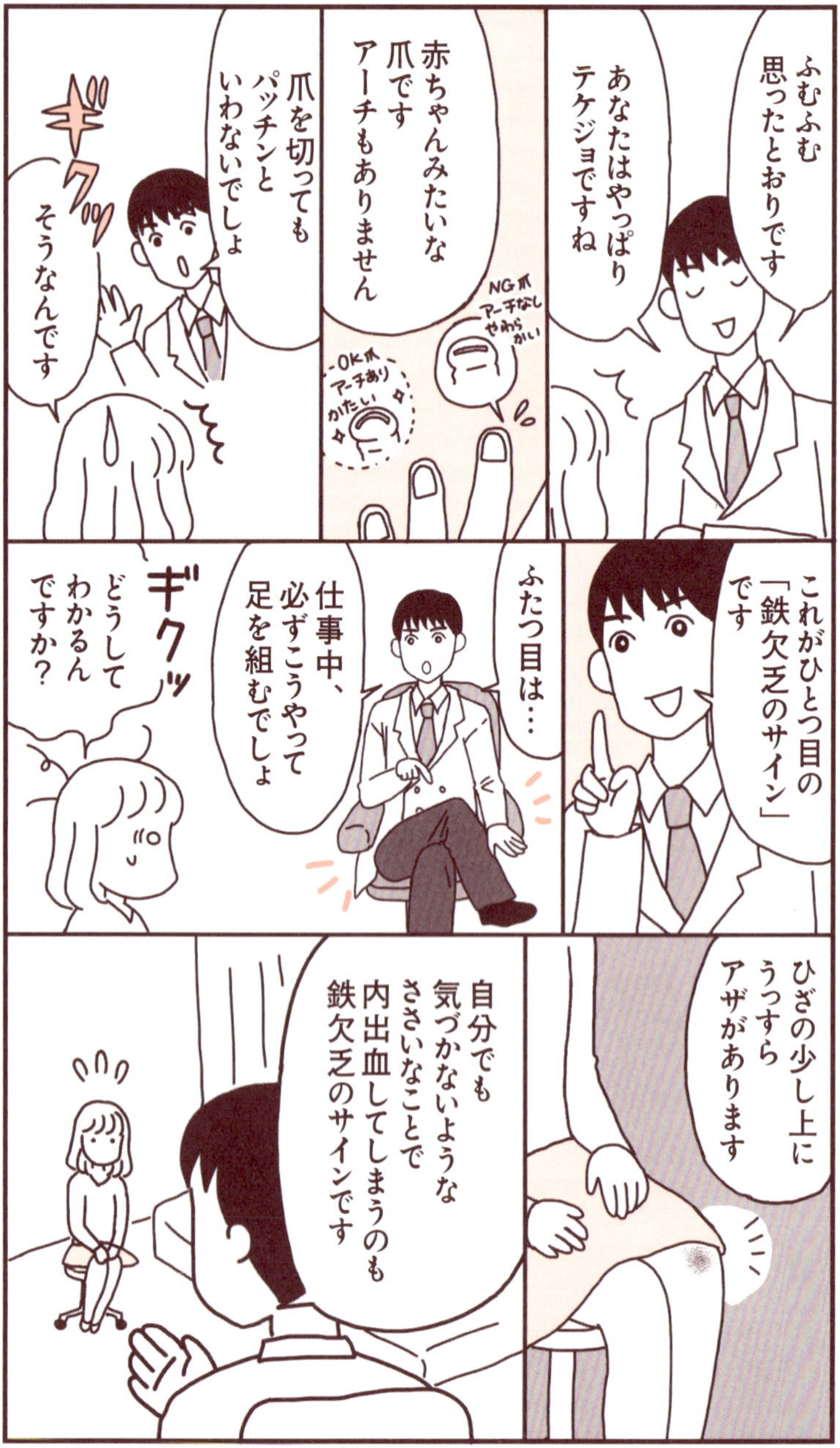
ふむふむ 思ったとおりです
あなたはやっぱり テケジョですね
赤ちゃんみたいな 爪です アーチもありません
NG爪 アーチなし やわらかい
OK爪 アーチあり かたい
爪を切っても パッチンと いわないでしょ
ギクッ
そうなんです
これがひとつ目の「鉄欠乏のサイン」です
ふたつ目は…
仕事中、必ずこうやって 足を組むでしょ
ギクッ
どうして わかるんですか?
ひざの少し上に うっすら アザがあります
自分でも 気づかないような ささいなことで 内出血してしまうのも 鉄欠乏のサインです

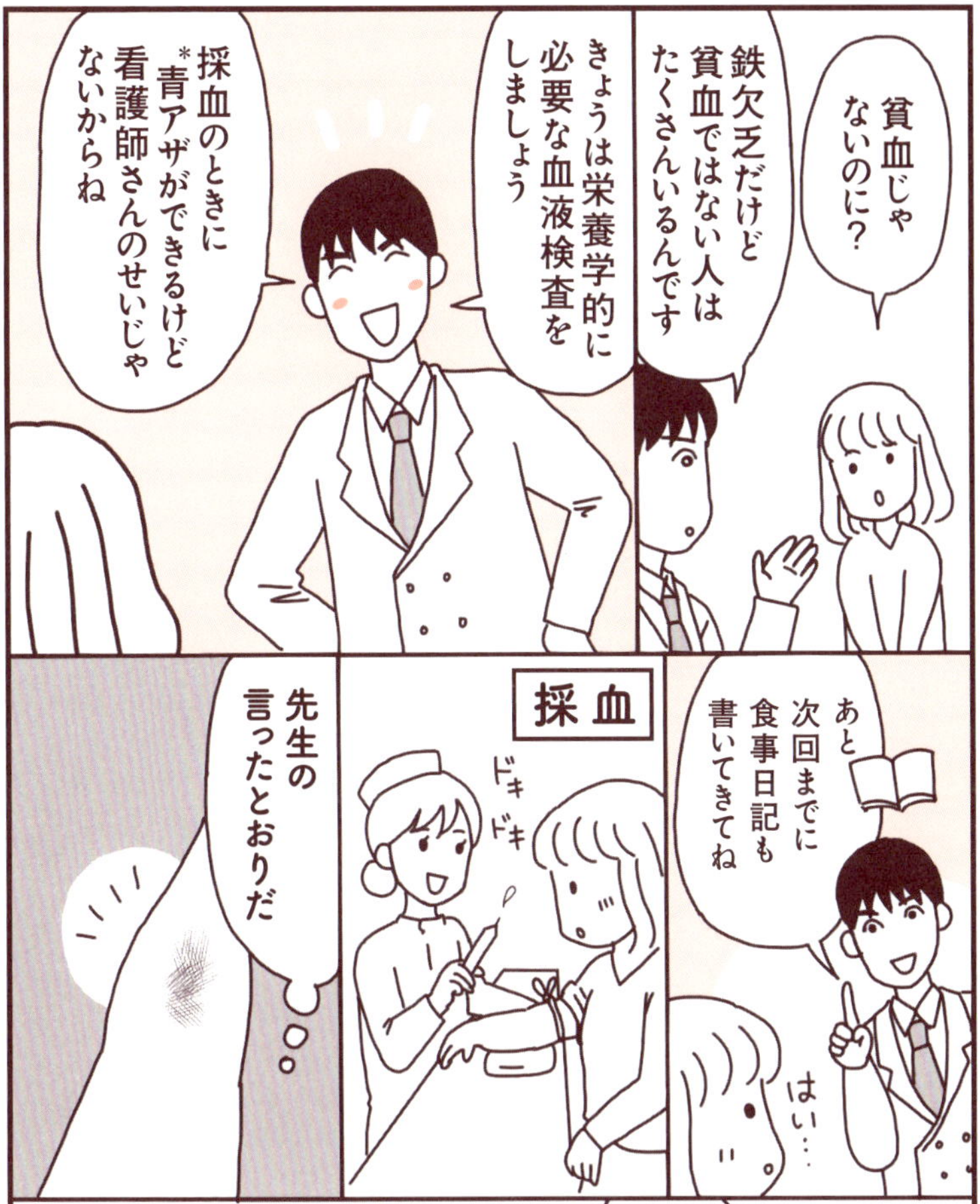
貧血じゃないのに？
鉄欠乏だけど貧血ではない人はたくさんいるんです
きょうは栄養学的に必要な血液検査をしましょう
採血のときに*青アザができるけど看護師さんのせいじゃないからね
あと次回までに食事日記も書いてきてね
はい…
採血
ドキドキ
先生の言ったとおりだ

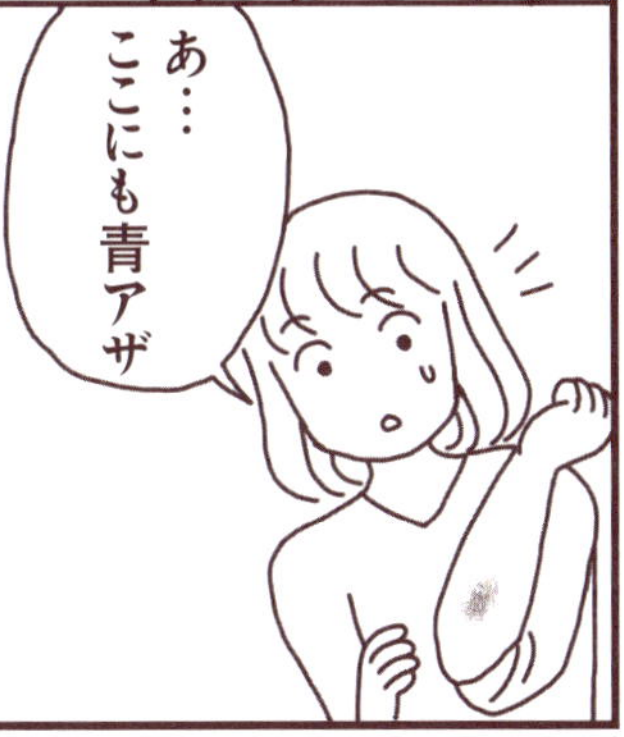
あ…ここにも青アザ

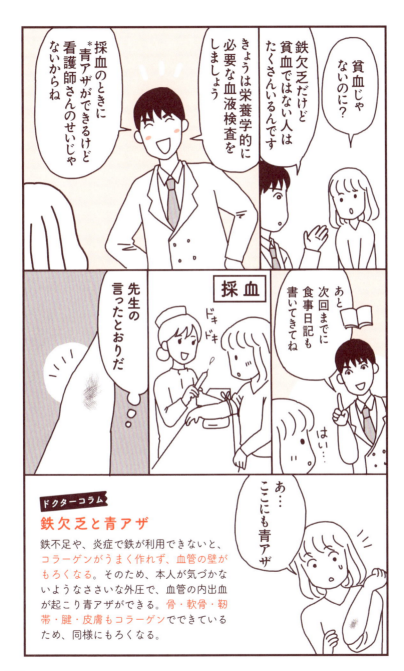

ドクターコラム

鉄欠乏と青アザ

鉄不足や、炎症で鉄が利用できないと、コラーゲンがうまく作れず、血管の壁がもろくなる。そのため、本人が気づかないようなささいな外圧で、血管の内出血が起こり青アザができる。骨・軟骨・靭帯・腱・皮膚もコラーゲンでできているため、同様にもろくなる。

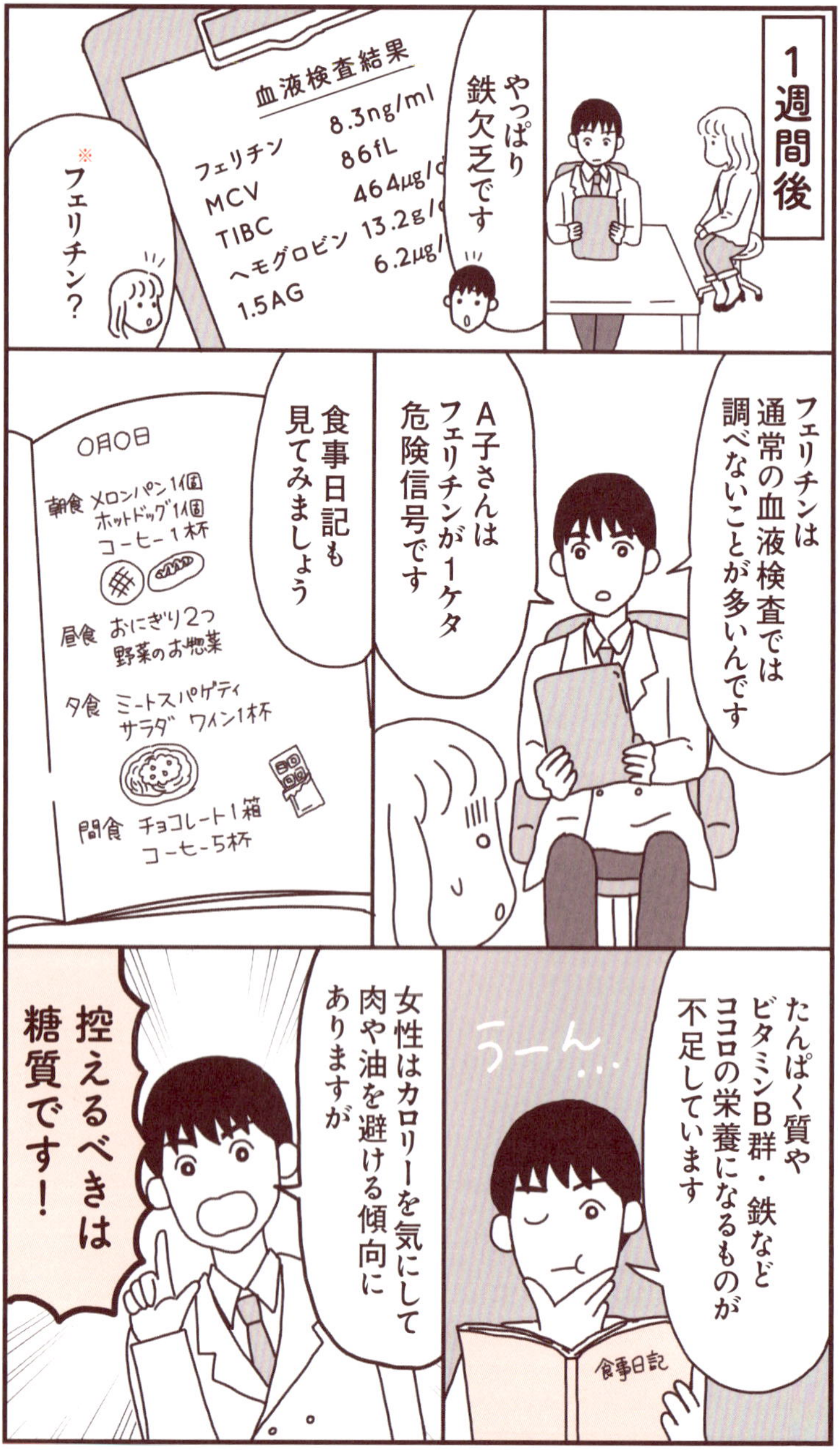
1週間後
やっぱり鉄欠乏です
※フェリチン？
血液検査結果
フェリチン 8.3ng/ml
MCV 86fL
TIBC 464μg/d
ヘモグロビン 13.2g/
1.5AG 6.2μg/
フェリチンは通常の血液検査では調べないことが多いんです
A子さんはフェリチンが1ケタ危険信号です
食事日記も見てみましょう
○月○日
朝食 メロンパン1個 ホットドッグ1個 コーヒー1杯
昼食 おにぎり2つ 野菜のお惣菜
夕食 ミートスパゲティ サラダ ワイン1杯
間食 チョコレート1箱 コーヒー5杯
たんぱく質やビタミンB群・鉄などココロの栄養になるものが不足しています
うーん…
食事日記
女性はカロリーを気にして肉や油を避ける傾向にありますが
控えるべきは糖質です！

※フェリチン：血液中の鉄ではなく、体に貯蔵されている鉄を反映している。
貧血まで至らない隠れ鉄欠乏を見抜くには、フェリチン（貯蔵鉄）が参考になる。

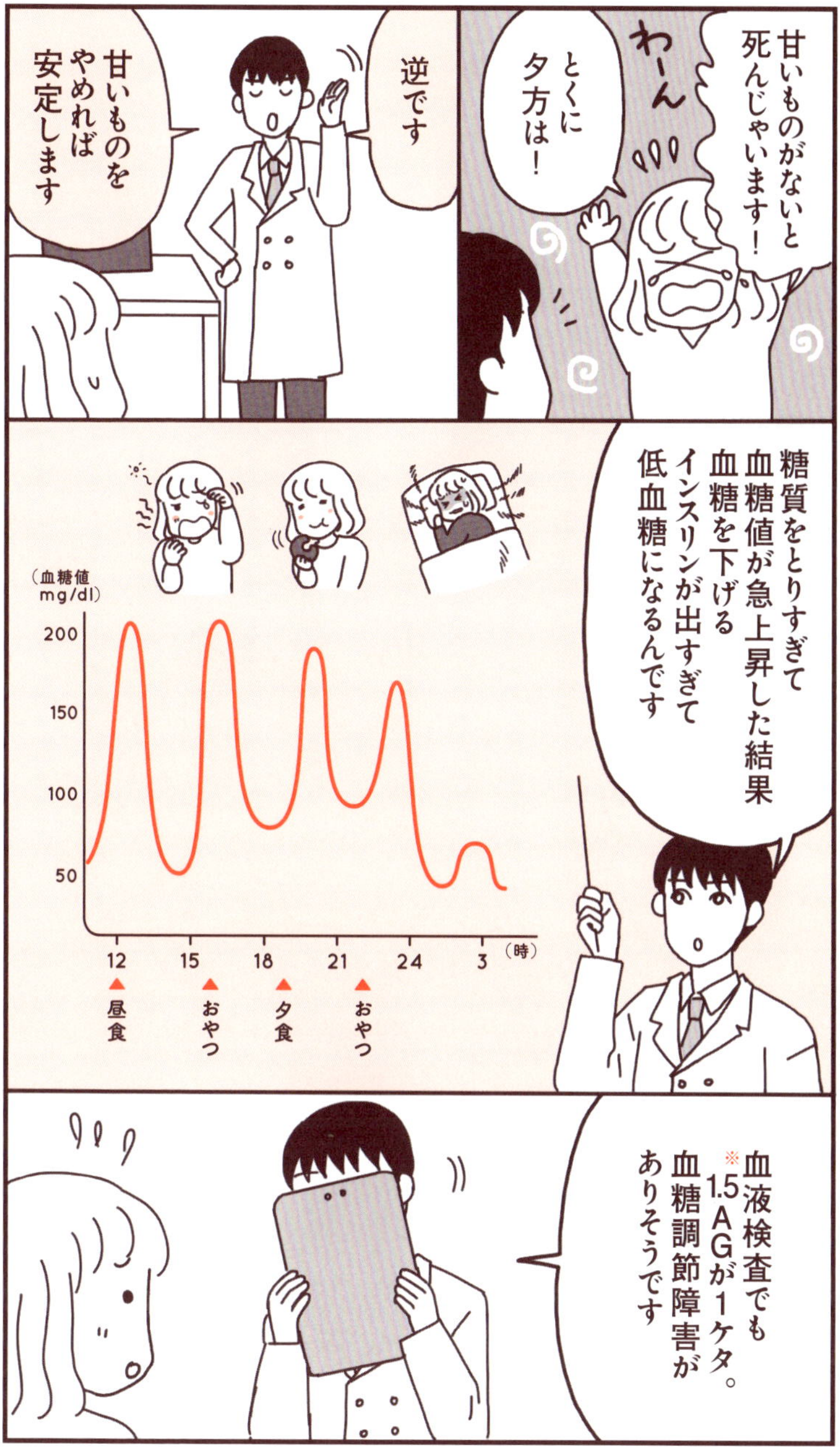

※1.5AG：1ケタだと食後血糖が200mg/dl以上と高値の可能性あり。ここ数日間の血糖値を反映。

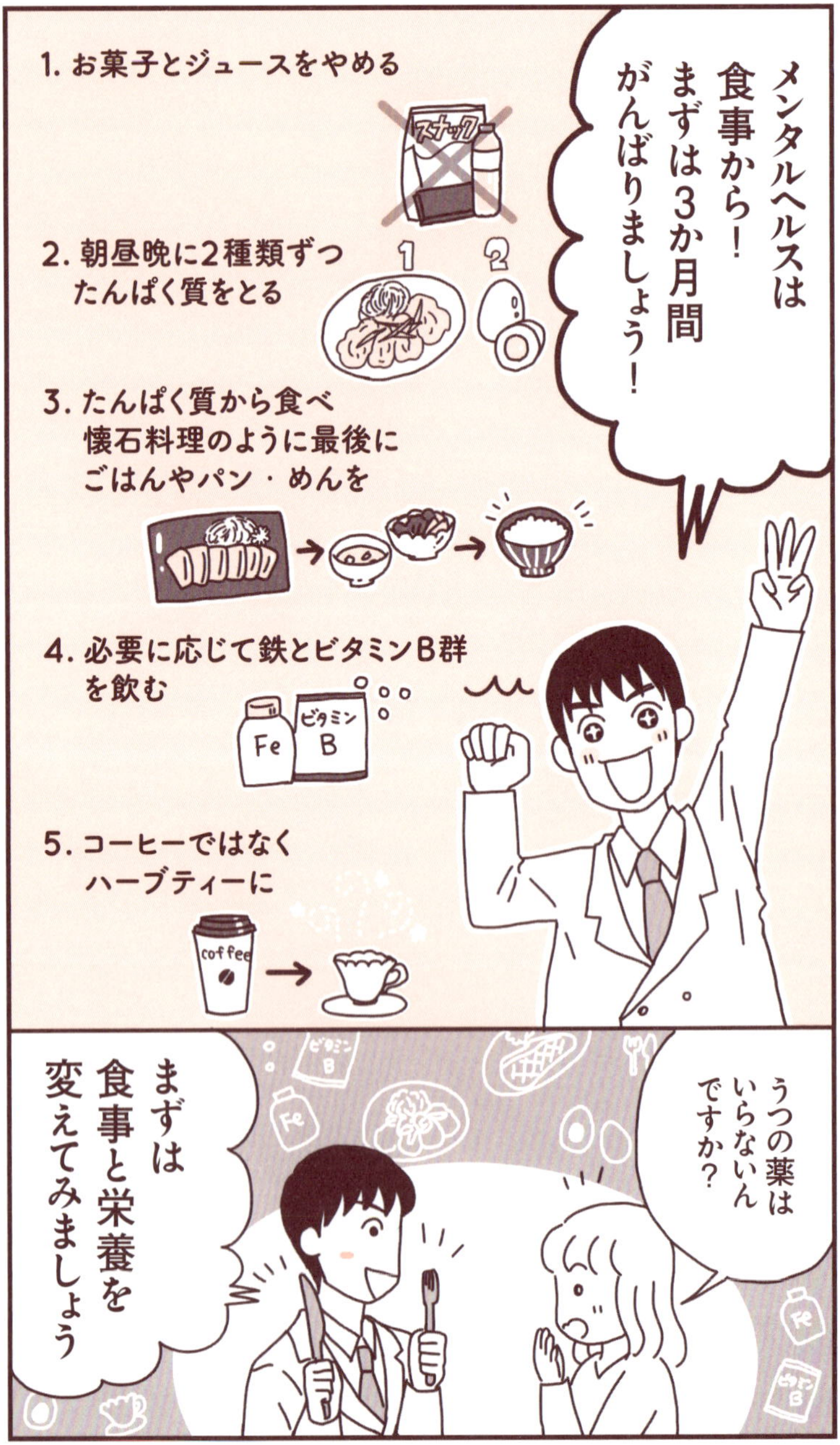
メンタルヘルスは食事から！まずは3か月間がんばりましょう！
1. お菓子とジュースをやめる
スナック
2. 朝昼晩に2種類ずつ
たんぱく質をとる
1
2
3. たんぱく質から食べ
懐石料理のように最後に
ごはんやパン・めんを
4. 必要に応じて鉄とビタミンB群
を飲む
Fe
ビタミン
B
5. コーヒーではなく
ハーブティーに
coffee
うつの薬はいらないんですか？
まずは食事と栄養を変えてみましょう

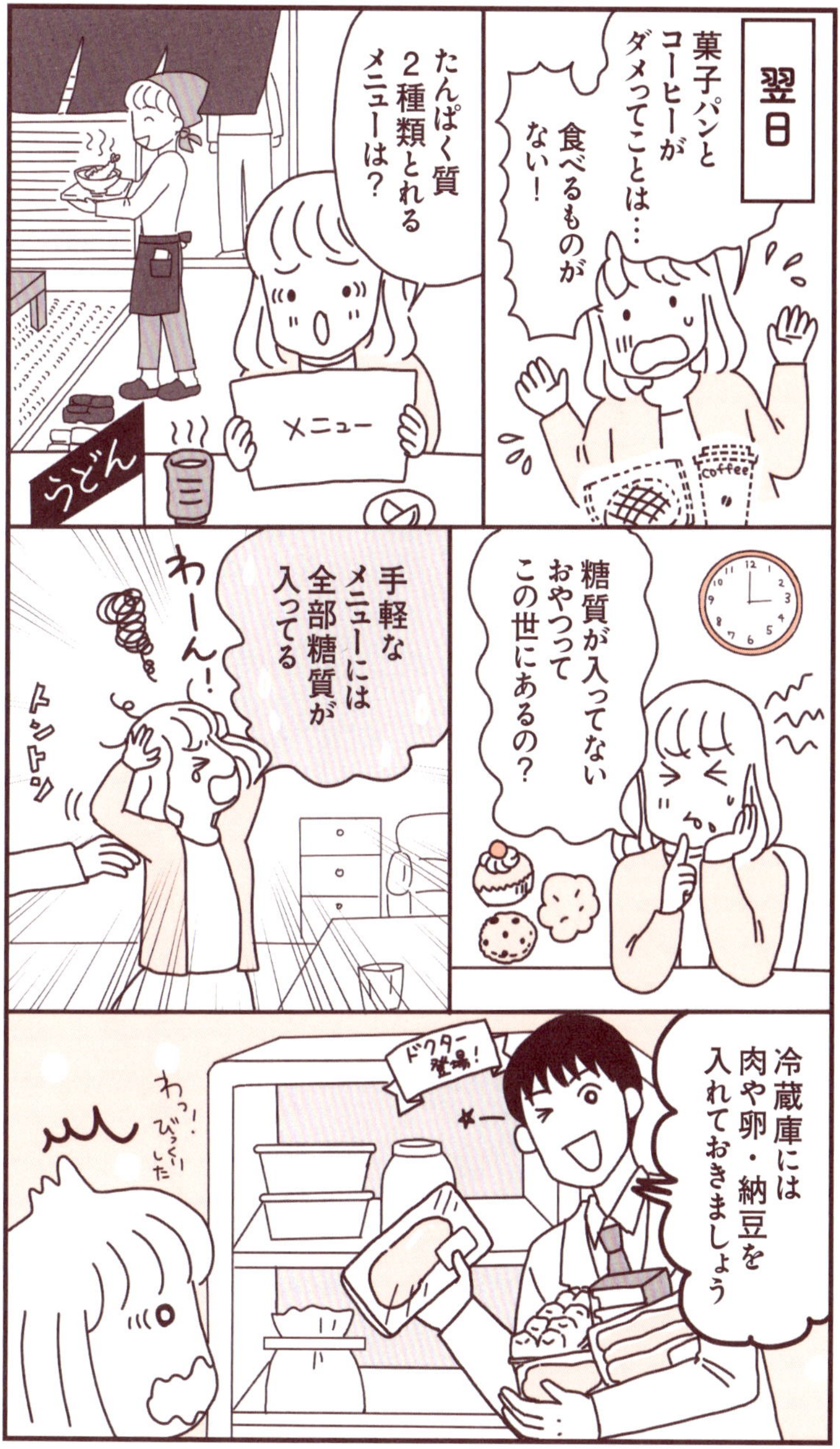

翌日
菓子パンとコーヒーがダメってことは…
食べるものがない！
coffee
たんぱく質2種類とれるメニューは？
メニュー
うどん
糖質が入ってないおやつってこの世にあるの？
手軽なメニューには全部糖質が入ってる
わーん！
トントン
冷蔵庫には肉や卵・納豆を入れておきましょう
ドクター登場！
わっ！びっくりした

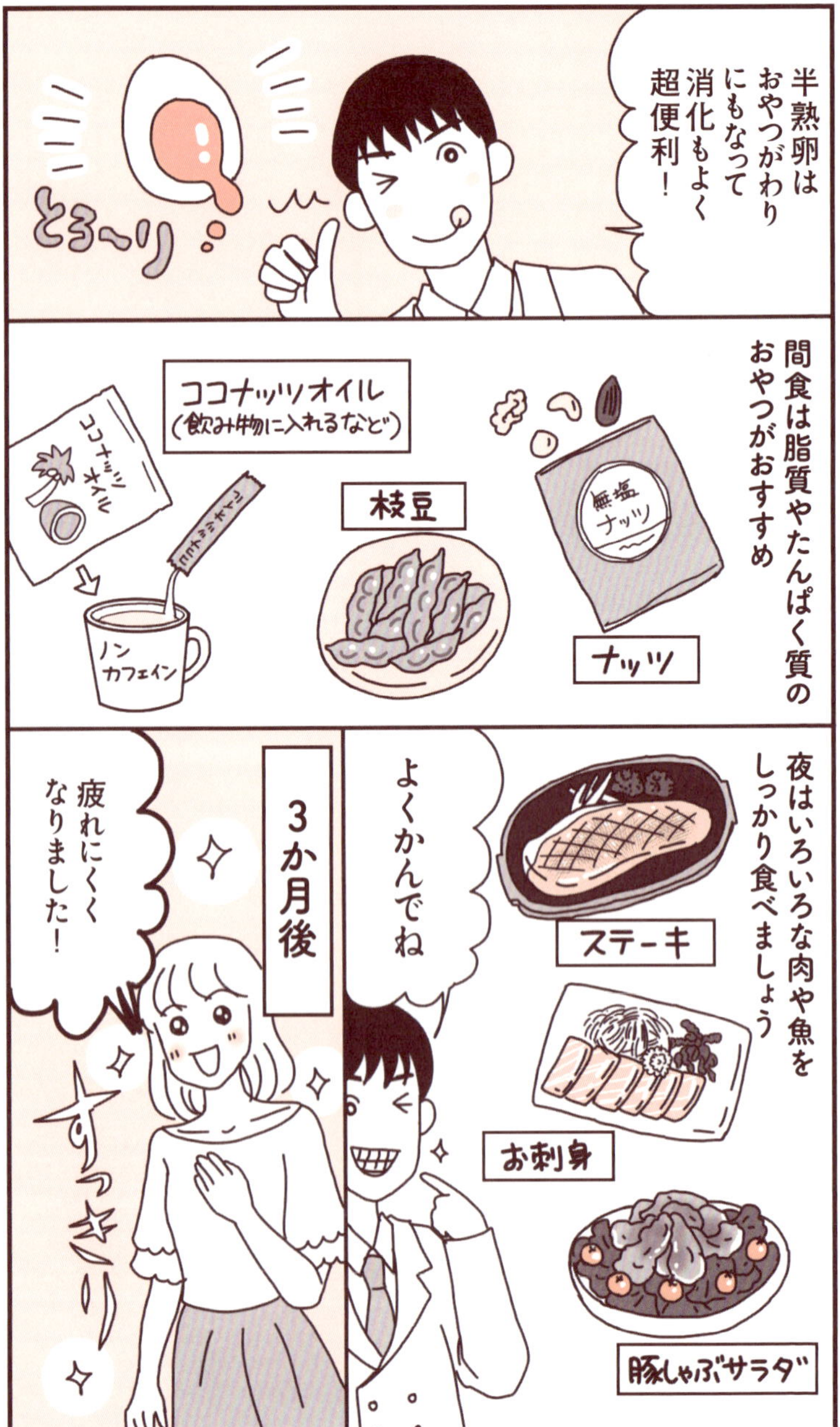
半熟卵は
おやつがわり
にもなって
消化もよく
超便利！
とろ〜り
間食は脂質やたんぱく質の
おやつがおすすめ
無塩
ナッツ
ナッツ
枝豆
ココナッツオイル
(飲み物に入れるなど)
ノン
カフェイン
夜はいろいろな肉や魚を
しっかり食べましょう
ステーキ
お刺身
豚しゃぶサラダ
よくかんでね
3か月後
疲れにくく
なりました！
すっきり

イキイキ
主に鉄とビタミンB群の効果です
集中力が出てミスが減りました
テキパキ
夜ぐっすり眠れて朝もスッキリ！
血糖値の安定と鉄やビタミンB群の効果です
うんうん
何より少しやせたことと爪がきれいになったことがうれしい
採血しても青アザはできないし久々に海に行きたくなりましたー
生理のある女性はフェリチンの値が50を超えるのが目標です
この食生活を続けましょう

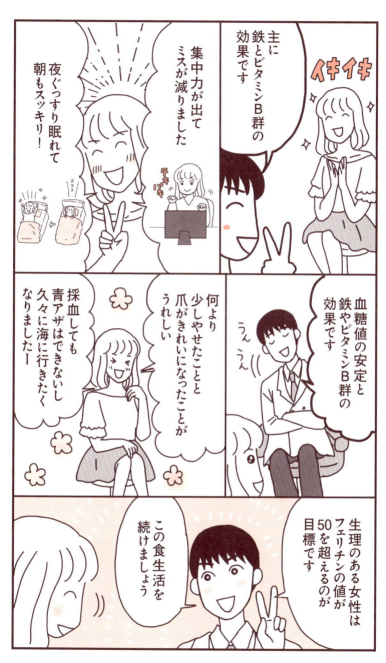

パーソナリティ障害

症例 2

B子さんの場合

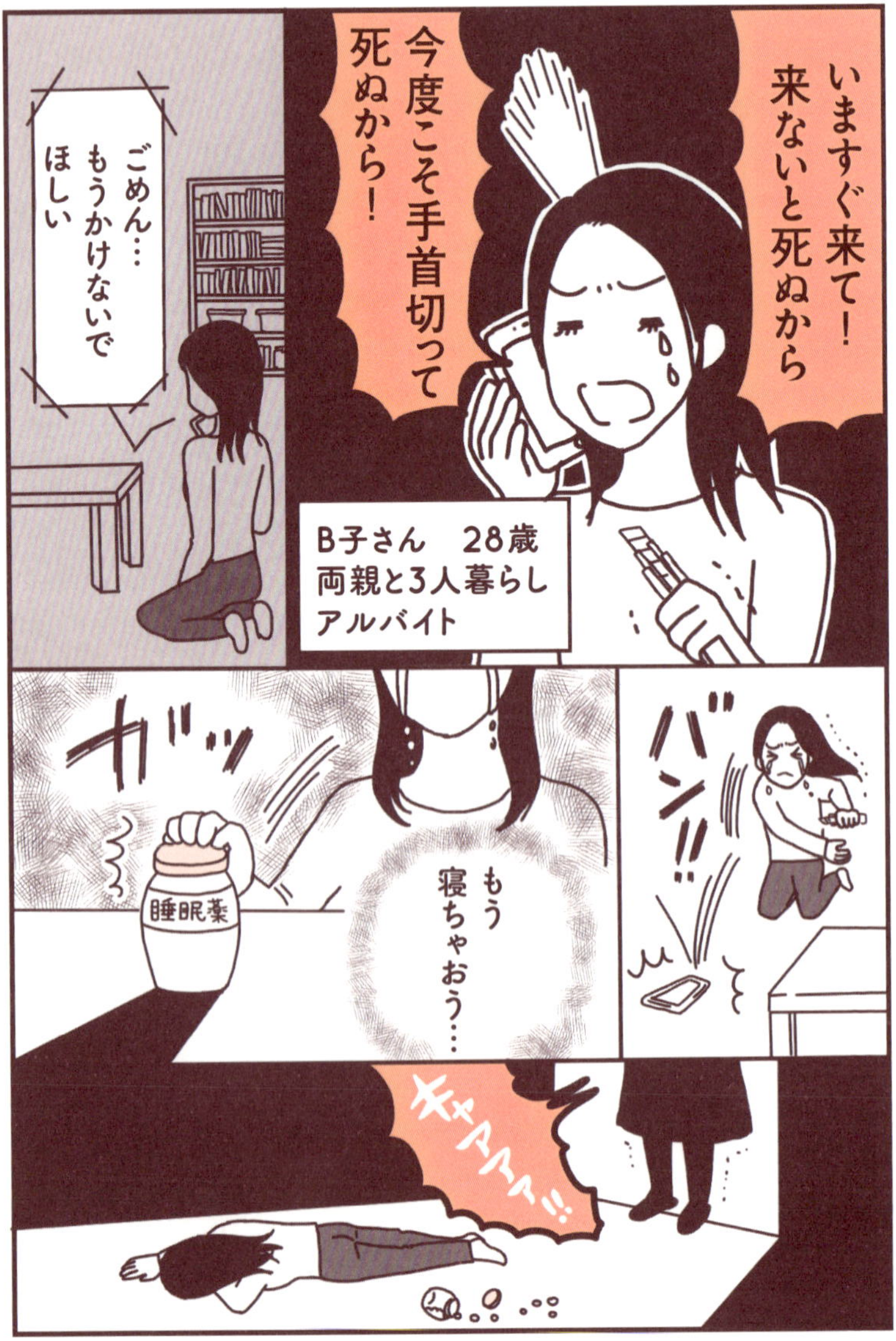
いますぐ来て！
来ないと死ぬから
今度こそ手首切って
死ぬから！
B子さん　28歳
両親と3人暮らし
アルバイト
ごめん…
もうかけないで
ほしい
バン!!
ガッ
睡眠薬
もう
寝ちゃおう…
キャアアア!!

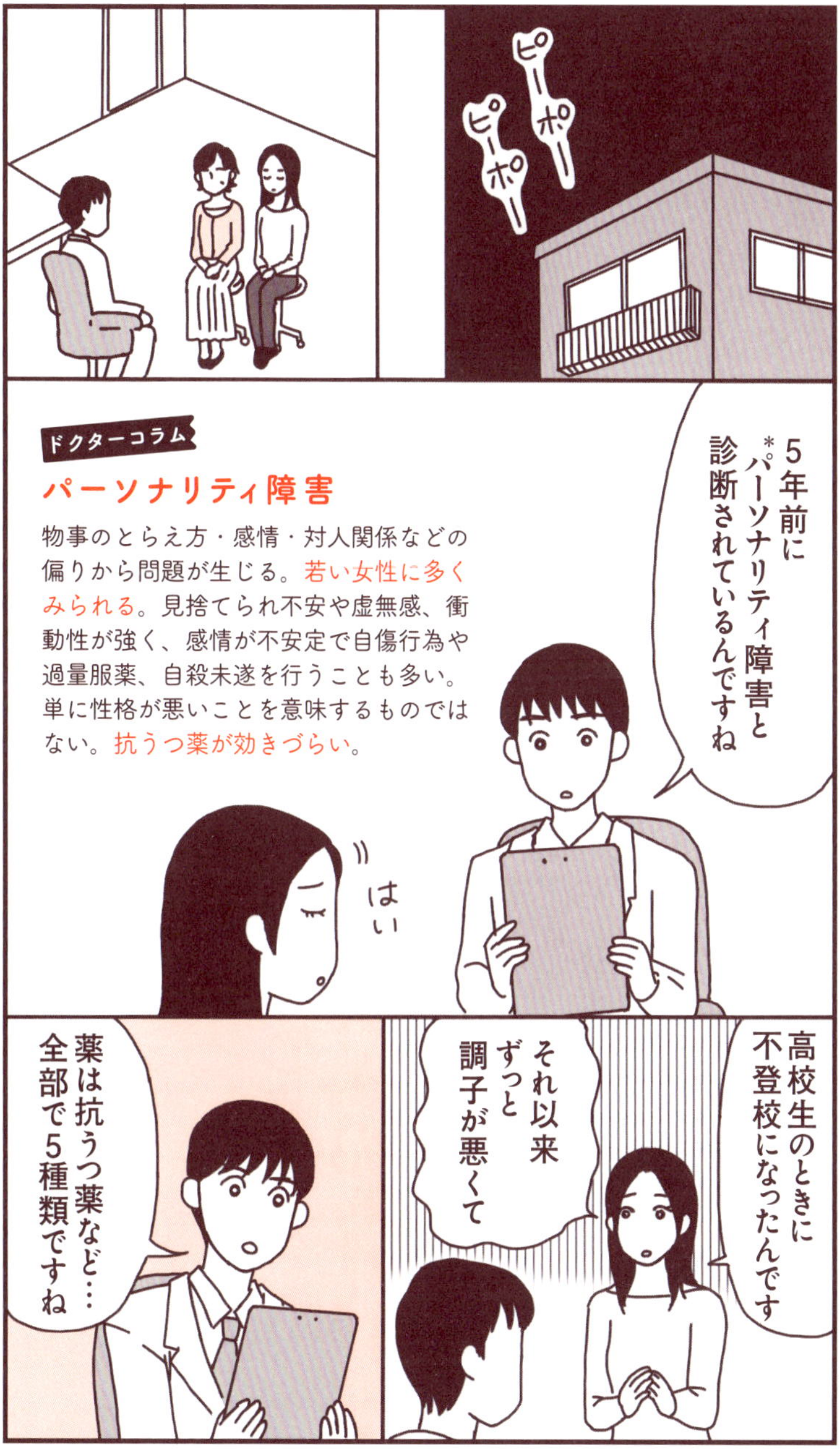

ドクターコラム

パーソナリティ障害

物事のとらえ方・感情・対人関係などの偏りから問題が生じる。若い女性に多くみられる。見捨てられ不安や虚無感、衝動性が強く、感情が不安定で自傷行為や過量服薬、自殺未遂を行うことも多い。単に性格が悪いことを意味するものではない。抗うつ薬が効きづらい。

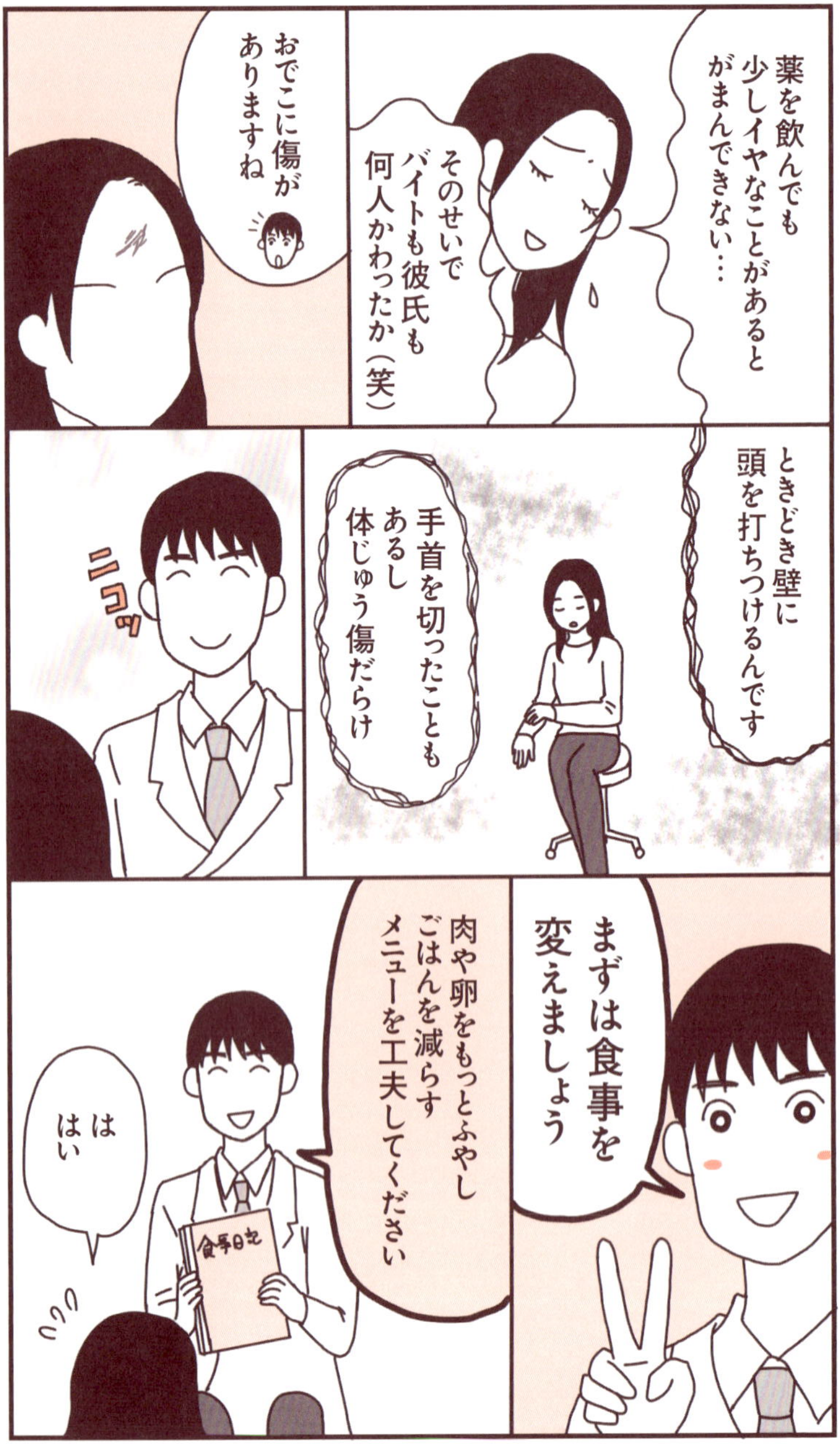

薬を飲んでも少しイヤなことがあるとがまんできない…
そのせいでバイトも彼氏も何人かかわったか（笑）
おでこに傷がありますね
ときどき壁に頭を打ちつけるんです
手首を切ったこともあるし体じゅう傷だらけ
ニコッ
まずは食事を変えましょう
肉や卵をもっとふやしごはんを減らすメニューを工夫してください
食事日記
は はい

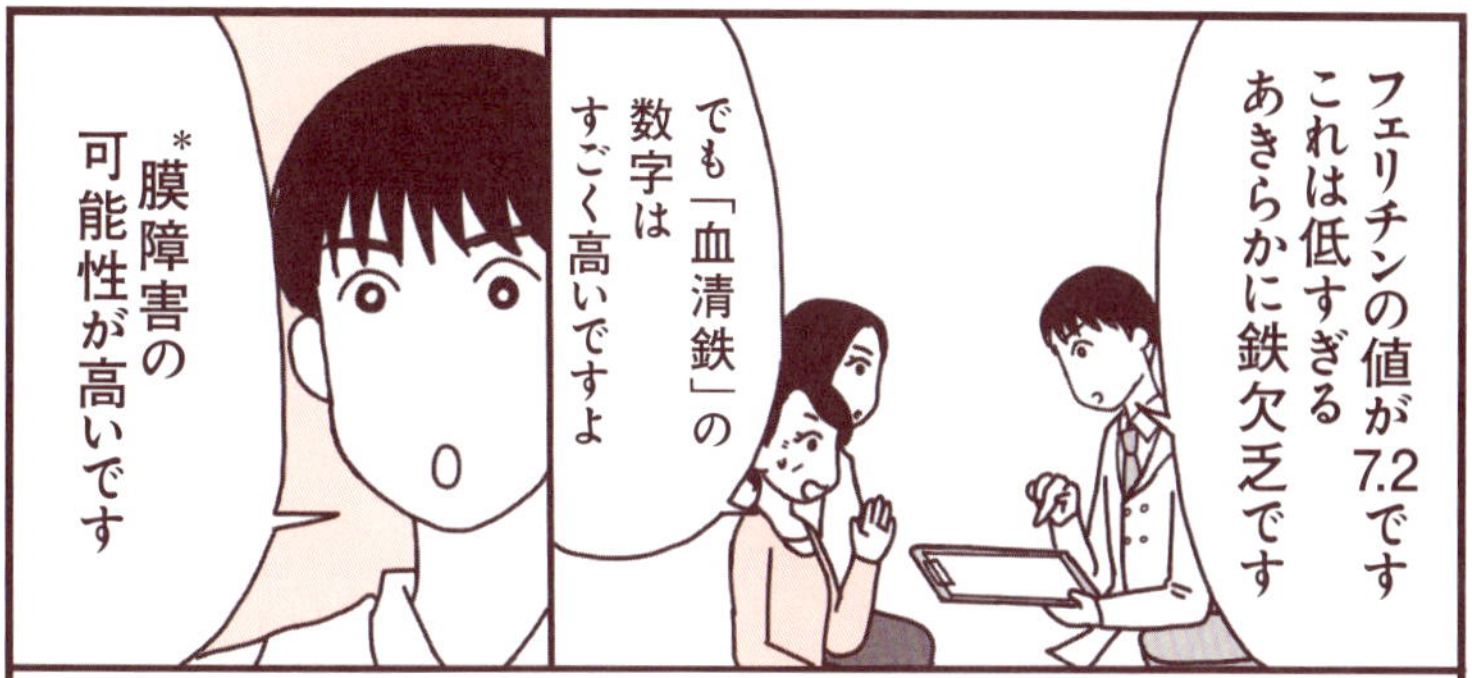
フェリチンの値が7.2です
これは低すぎる
あきらかに鉄欠乏です
でも「血清鉄」の
数字は
すごく高いですよ
*膜障害の
可能性が高いです

ドクターコラム

膜障害

鉄欠乏の状態で血清鉄が高い場合は、赤血球の膜が破けて鉄が血液中に漏れ出ている可能性がある。

理由としては、①たんぱく質やコレステロール不足で赤血球の膜そのものが弱い、②さまざまなストレスによる活性酸素で赤血球の膜が弱くなった、などが考えられる。赤血球の膜にある※間接ビリルビン（0.6mg/dl以上）も奥平式では膜障害（溶血）の参考にしている。鉄に加え、たんぱく質や脂質の補充と、ビタミンC・Eなどの抗酸化対策が必要。

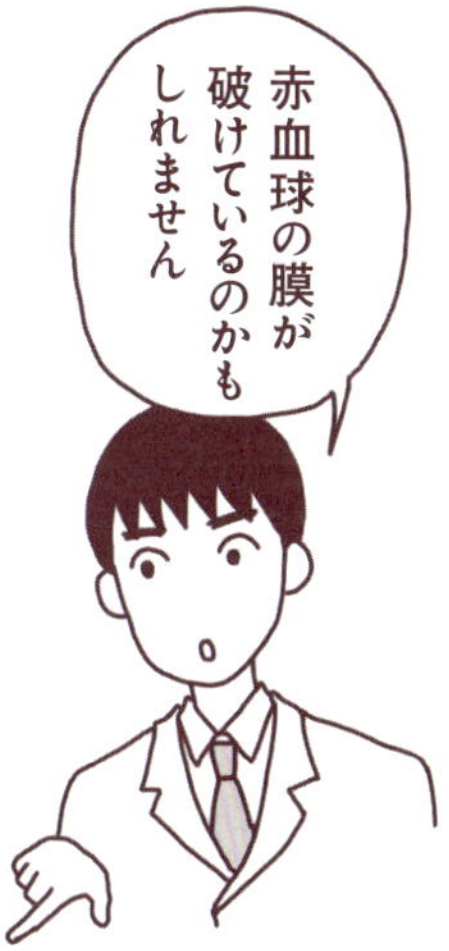
赤血球の膜が
破けているのかも
しれません

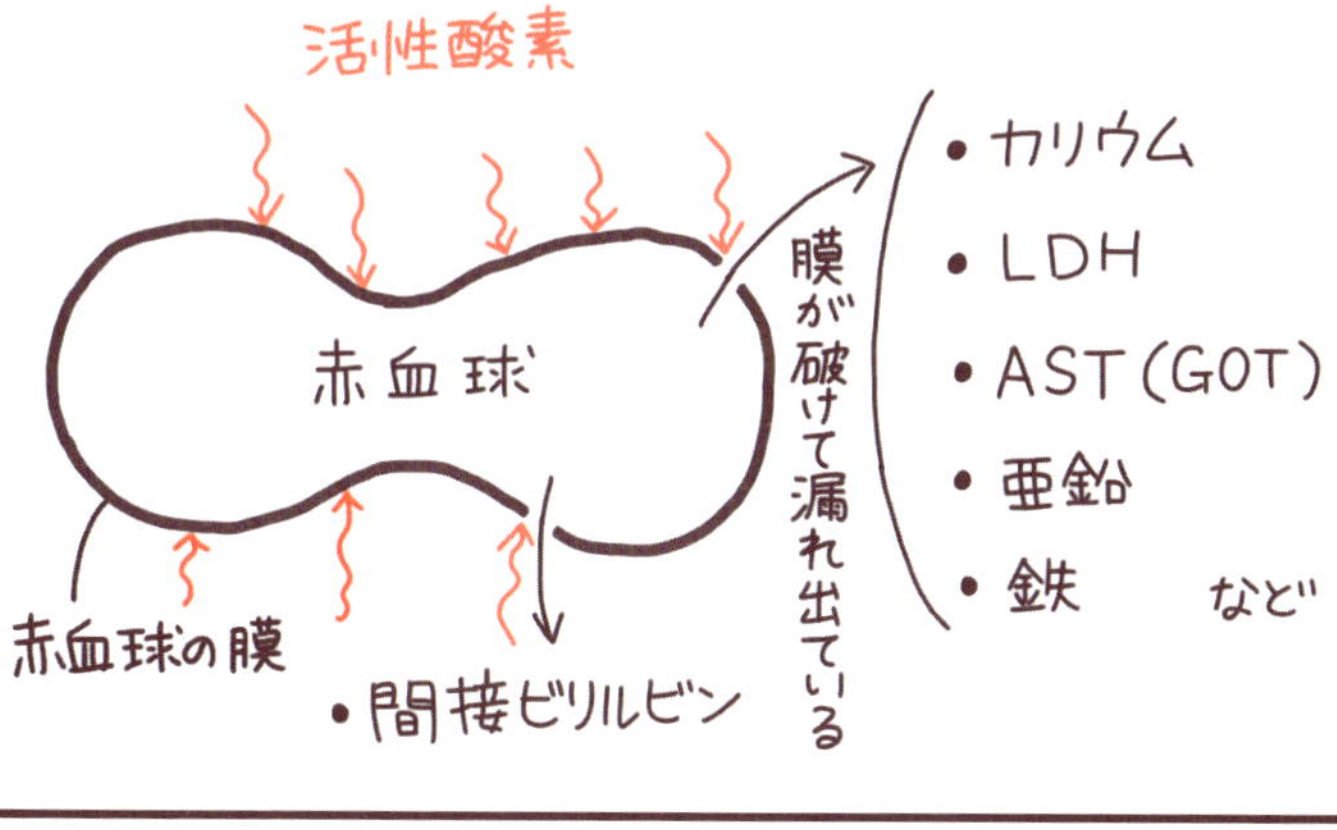

※間接ビリルビン：総ビリルビンから直接ビリルビンを引いた値。膜障害の程度と相関しないことがある。

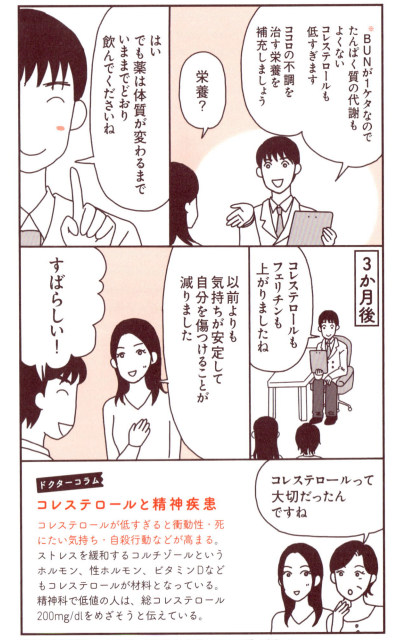

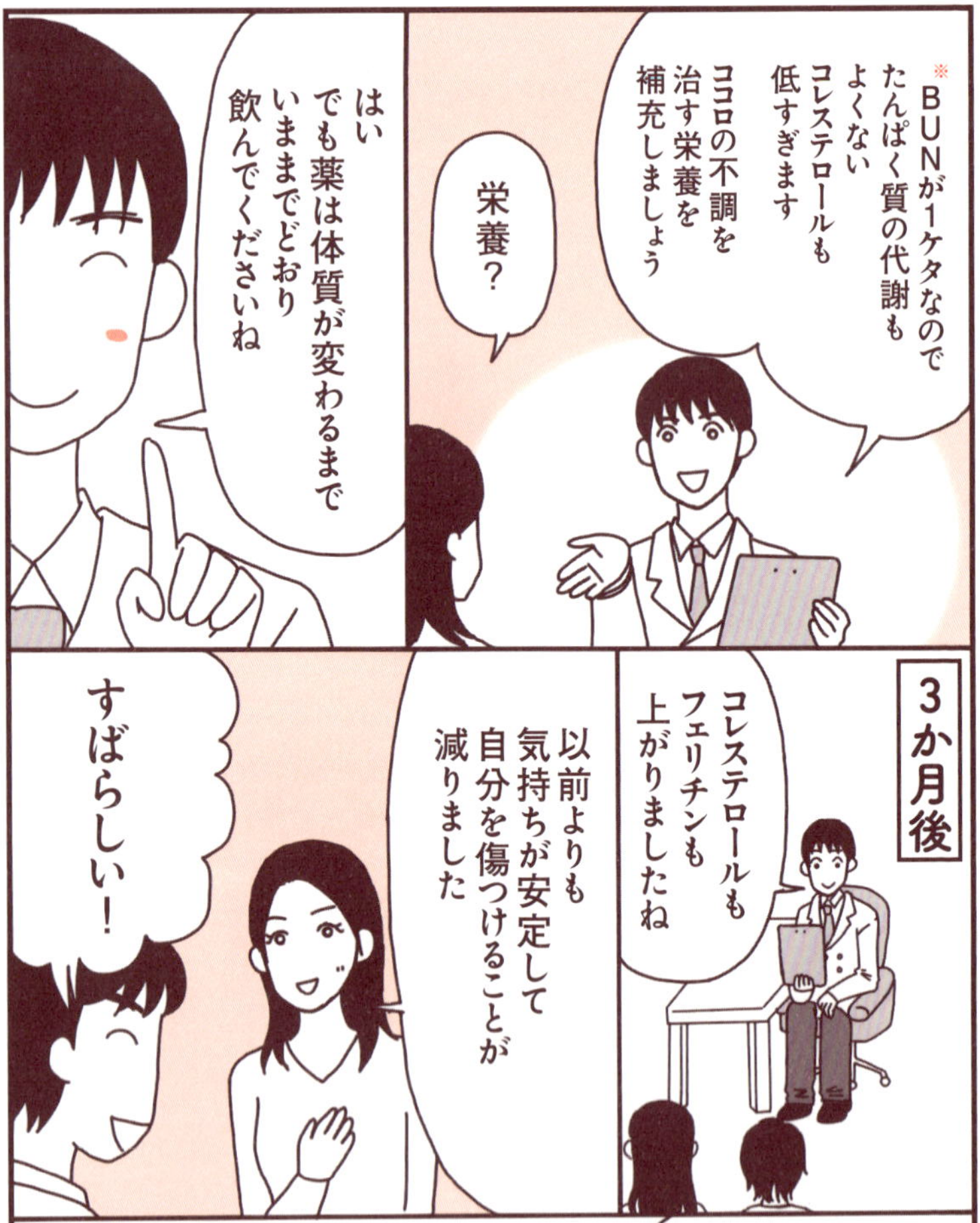

ドクターコラム

コレステロールと精神疾患

コレステロールが低すぎると衝動性・死にたい気持ち・自殺行動などが高まる。ストレスを緩和するコルチゾールというホルモン、性ホルモン、ビタミンDなどもコレステロールが材料となっている。精神科で低値の人は、総コレステロール200mg/dlをめざそうと伝えている。

※BUN（尿素窒素）：たんぱく質の代謝（たんぱく質＋ビタミンB群）の参考になる。

ドクターコラム

内観日記

自分を客観的にみるトレーニング。幼少期から3年ごとに、親に世話になったこと・して返したこと・迷惑をかけたことの3点について、具体的な事実を書き出す。自分に注がれた愛情を再認識し、親への感謝の気持ちや自分を大切にする気持ちを養うことができる。

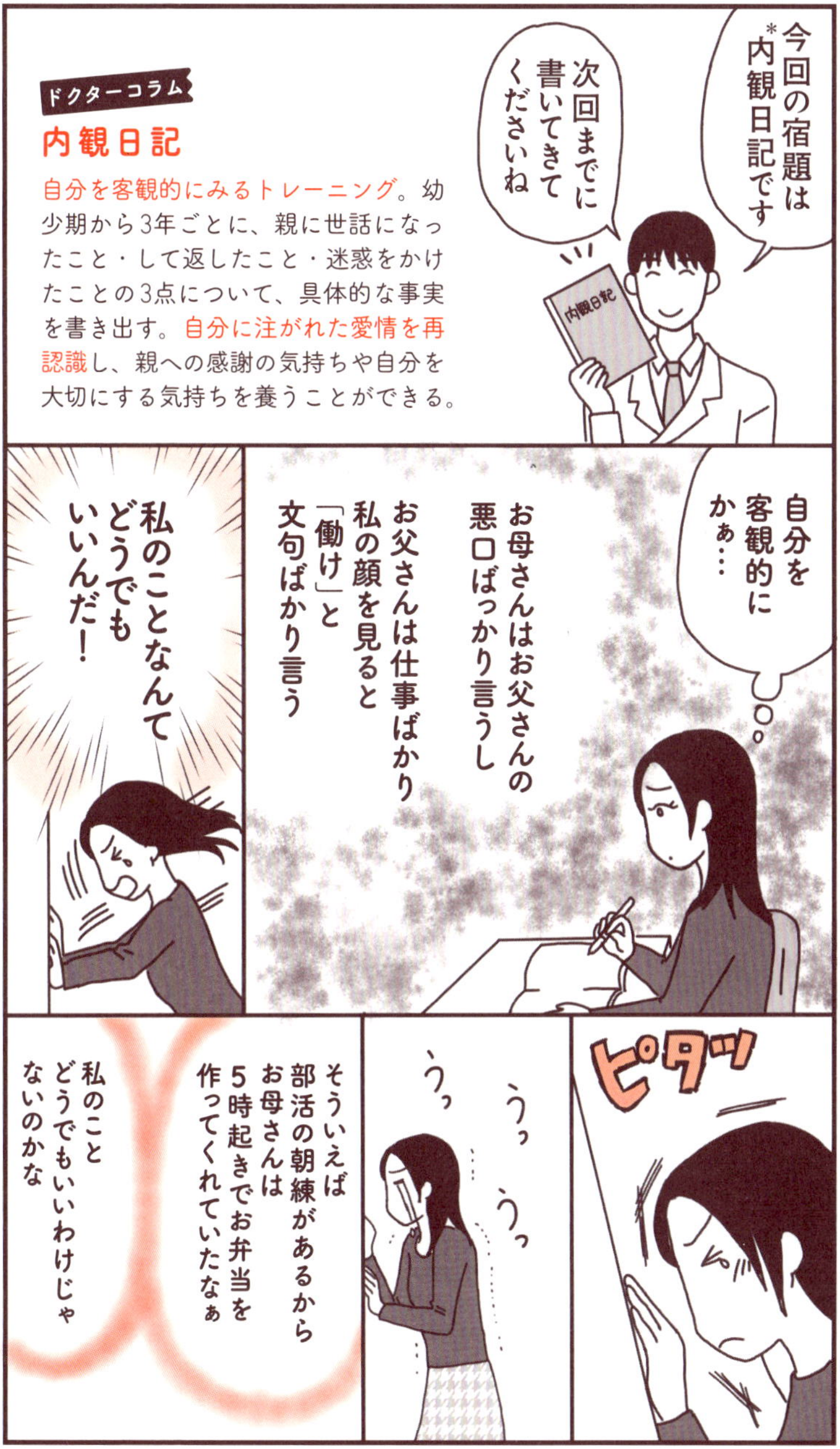

今回の宿題は*内観日記です
次回までに書いてきてくださいね
内観日記
自分を客観的にかぁ…
お母さんはお父さんの悪口ばっかり言うし
お父さんは仕事ばかり
私の顔を見ると「働け」と文句ばかり言う
私のことなんてどうでもいいんだ!
ピタッ
うっ
うっ
うっ
そういえば部活の朝練があるからお母さんは5時起きでお弁当を作ってくれていたなぁ
私のことどうでもいいわけじゃないのかな

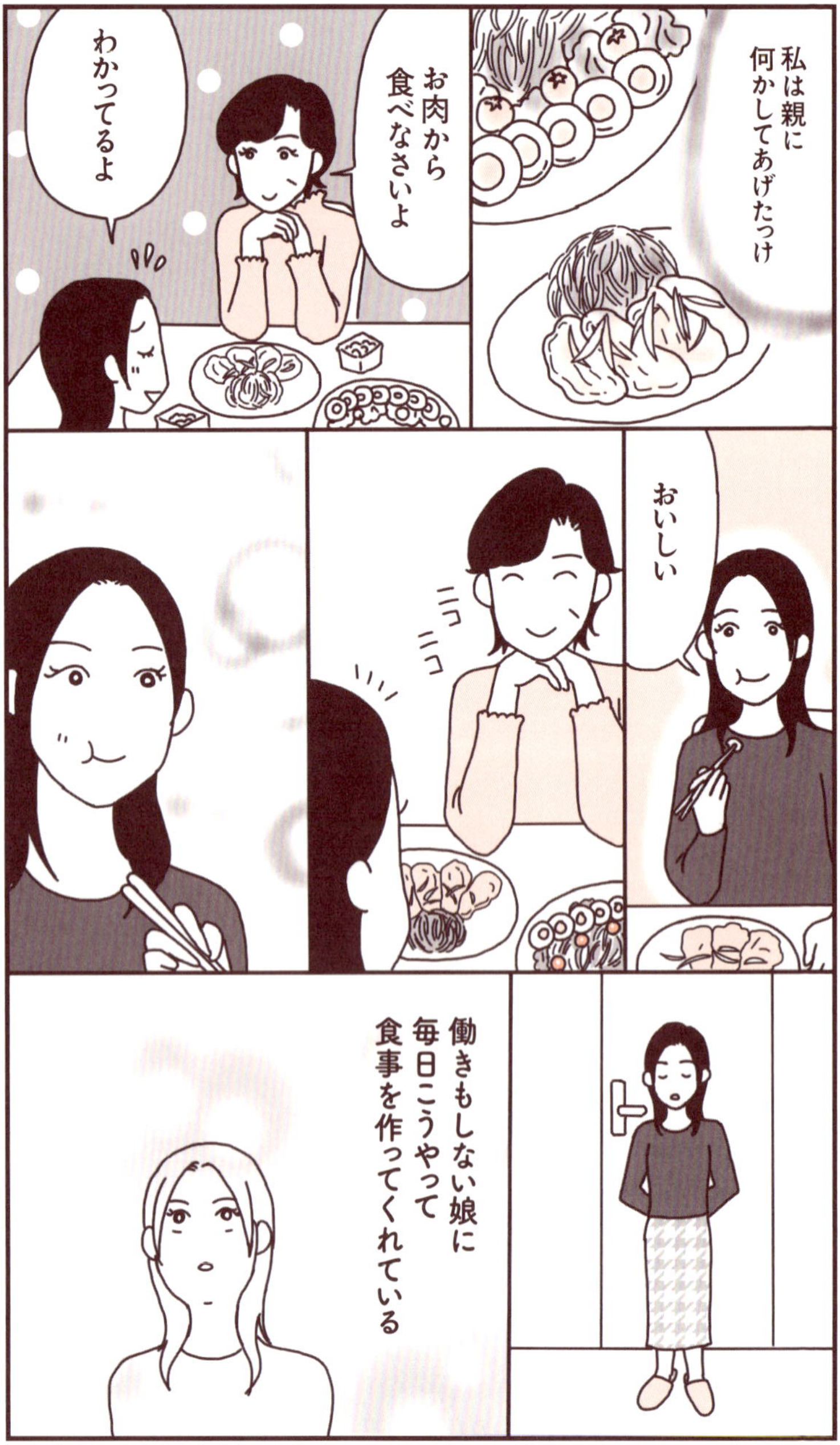
私は親に何かしてあげたっけ
お肉から食べなさいよ
わかってるよ
おいしい
ニコ
ニコ
働きもしない娘に毎日こうやって食事を作ってくれている

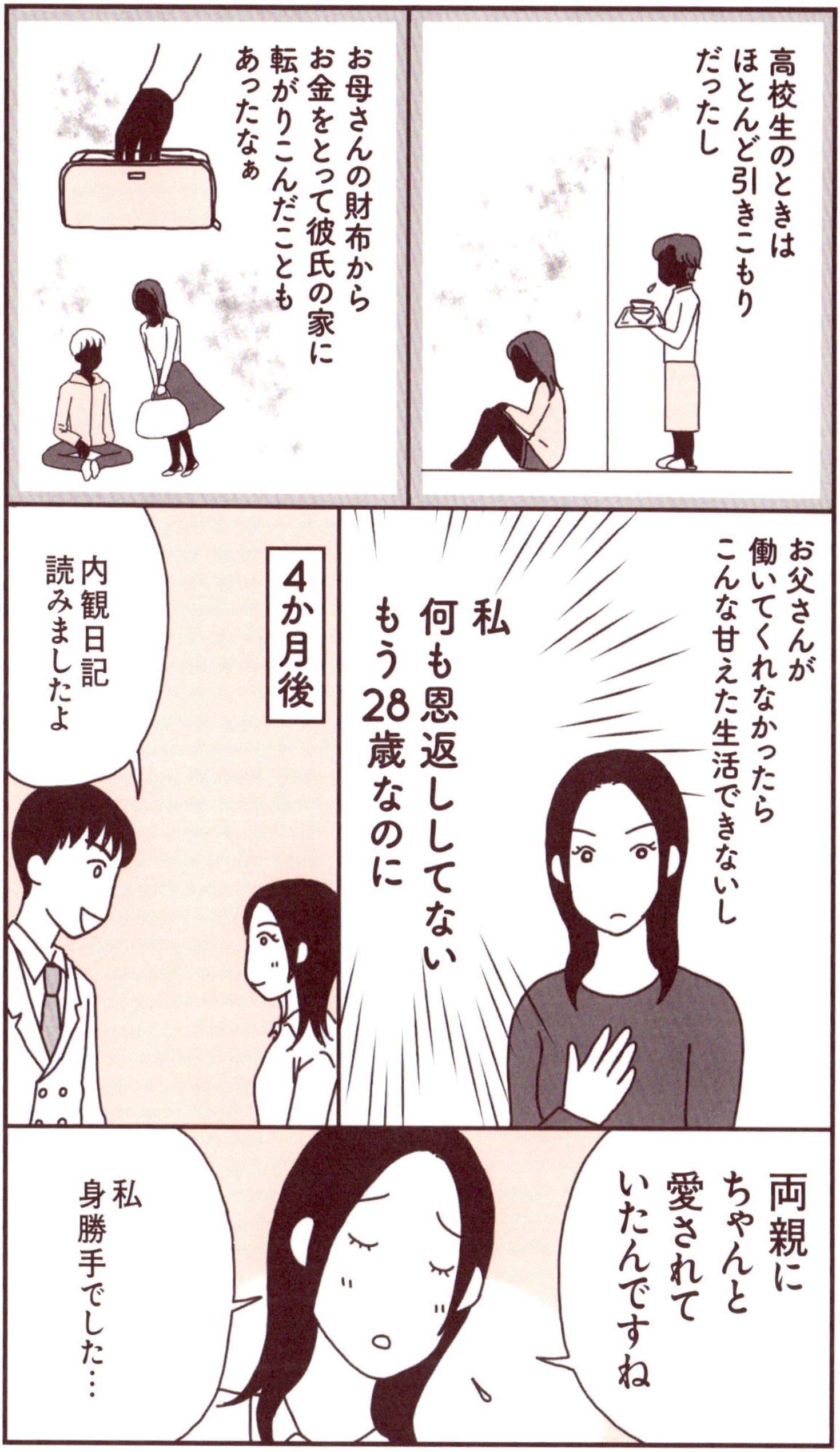
高校生のときはほとんど引きこもりだったし
お母さんの財布からお金をとって彼氏の家に転がりこんだこともあったなぁ
お父さんが働いてくれなかったらこんな甘えた生活できないし
私何も恩返ししてないもう28歳なのに
4か月後
内観日記読みましたよ
両親にちゃんと愛されていたんですね
私身勝手でした…

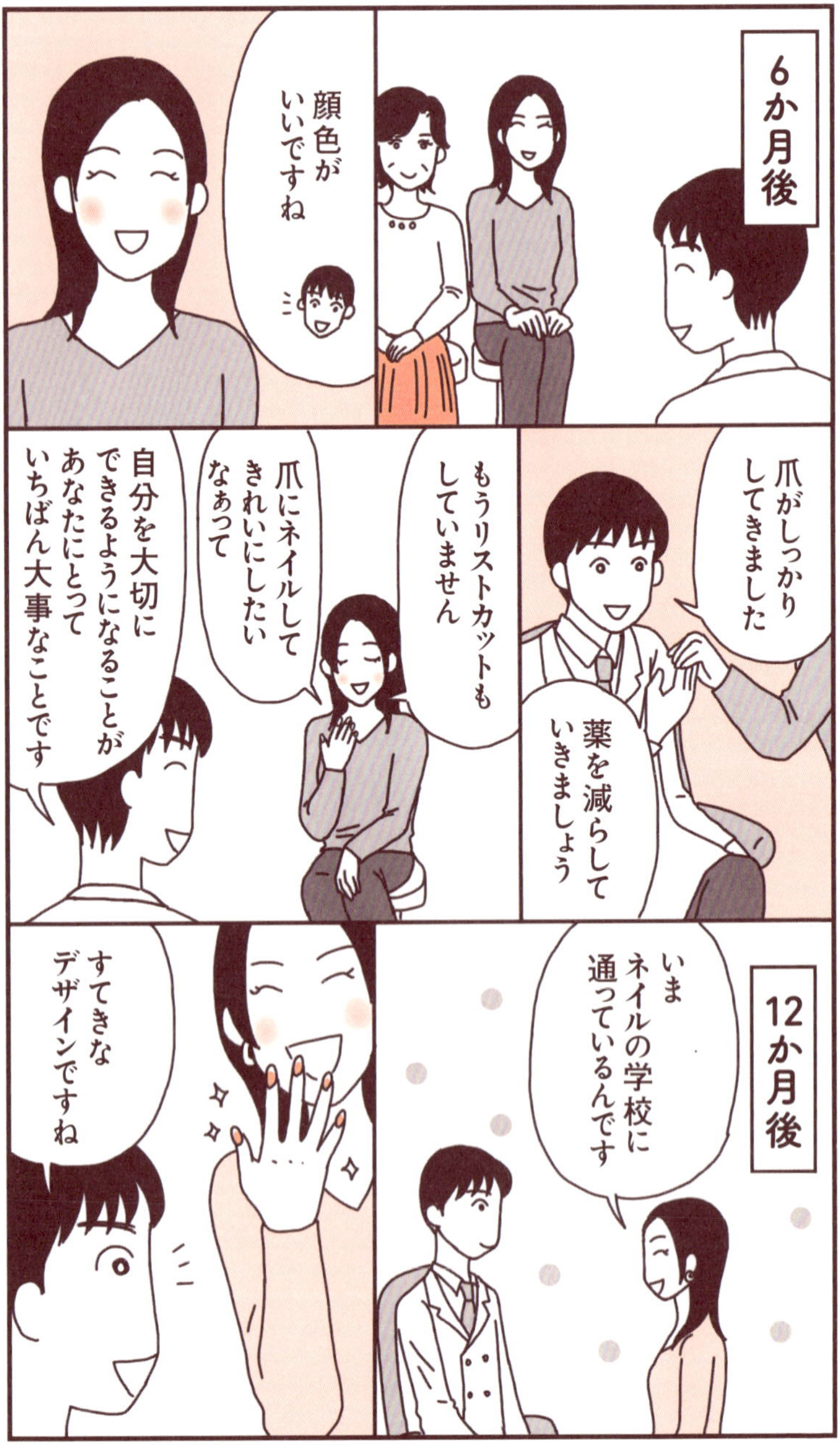
6か月後
顔色がいいですね
爪がしっかりしてきました
薬を減らしていきましょう
もうリストカットもしていません
爪にネイルしてきれいにしたいなぁって
自分を大切にできるようになることがあなたにとっていちばん大事なことです
12か月後
いまネイルの学校に通っているんです
すてきなデザインですね

実は私 彼氏と半年間続いているんです
こんなの初めて
そうですか！
卒業したらネイルサロンを開きたいんです
父が援助してくれるって
すばらしい！薬もほとんど飲まなくてよくなりましたね
はい 母ががんばって食事を作ってくれているので感謝しています

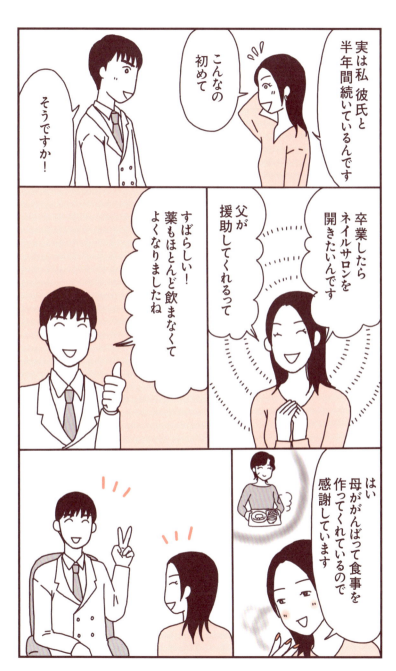

パニック障害
C子さんの場合

症例 3

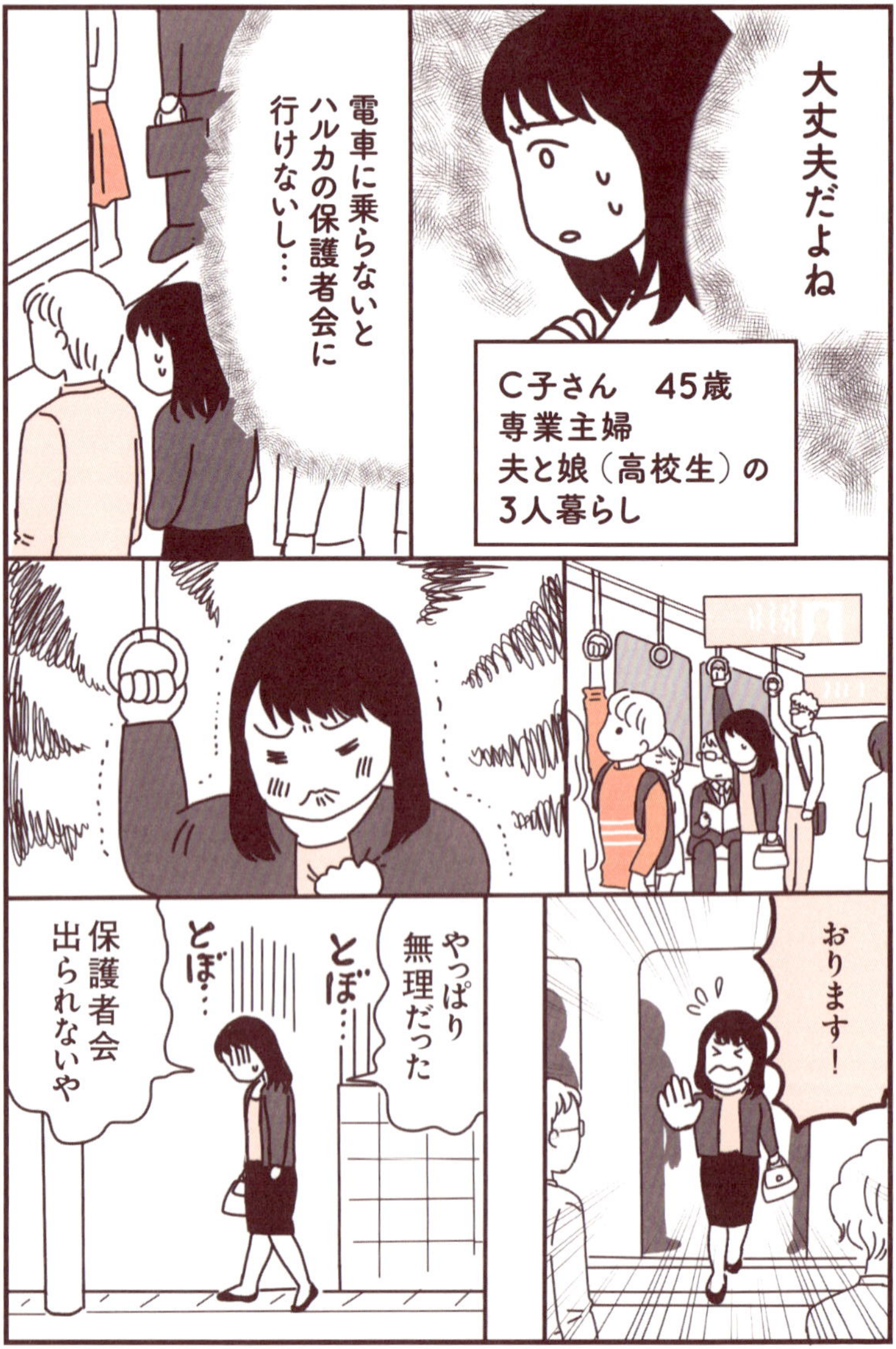

大丈夫だよね
C子さん　45歳
専業主婦
夫と娘（高校生）の
3人暮らし
電車に乗らないと
ハルカの保護者会に
行けないし…
おります！
やっぱり
無理だった
とぼ…
とぼ…
保護者会
出られないや

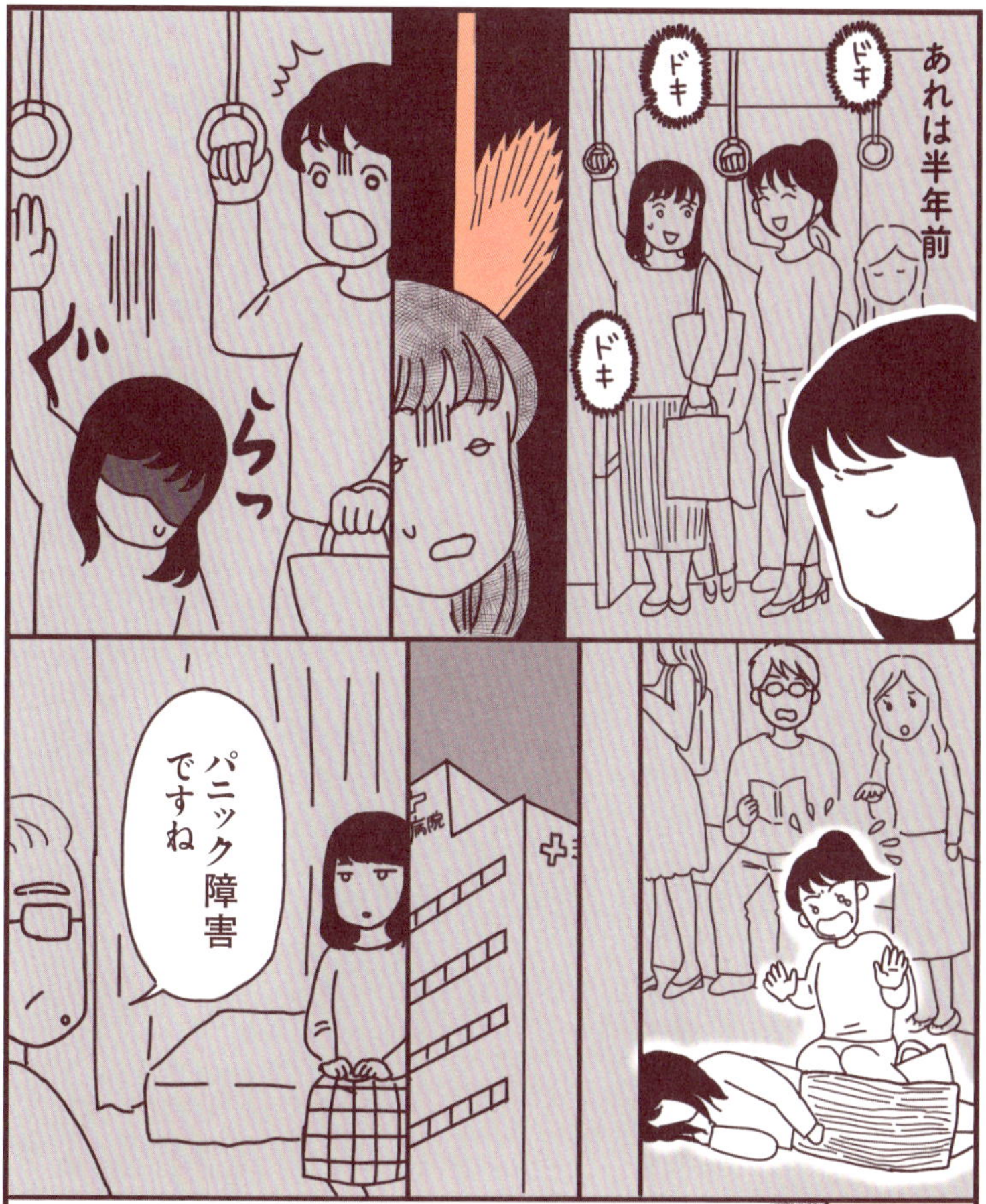
あれは半年前
ドキ
ドキ
ドキ
ぐらっ
病院
パニック障害ですね

ドクターコラム **パニック障害**

突然起こる激しい動悸や発汗・頻脈・ふるえ・息苦しさ・胸部の不快感・めまいといった体の異常とともに、このままでは死んでしまうというような強い不安感に襲われる病気。パニック発作自体は、20〜30分程度だが、何度かくり返すうちに、また発作を起こしたらどうしようという、パニック発作に対する強い恐怖感や不安感が生まれる。これを予期不安という。また、発作が起きた場合にその場から逃げられないと妄想するようになる。

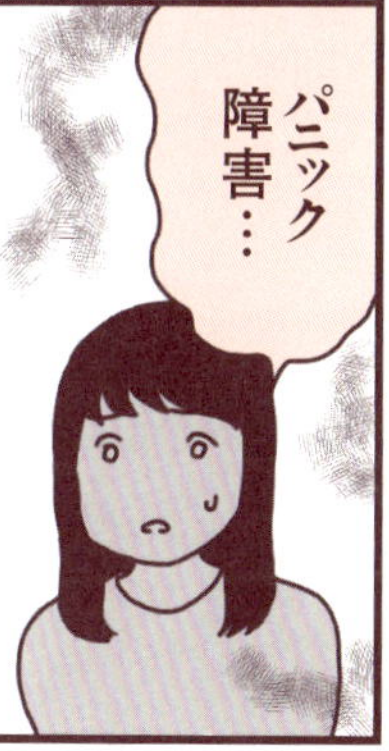
パニック障害…

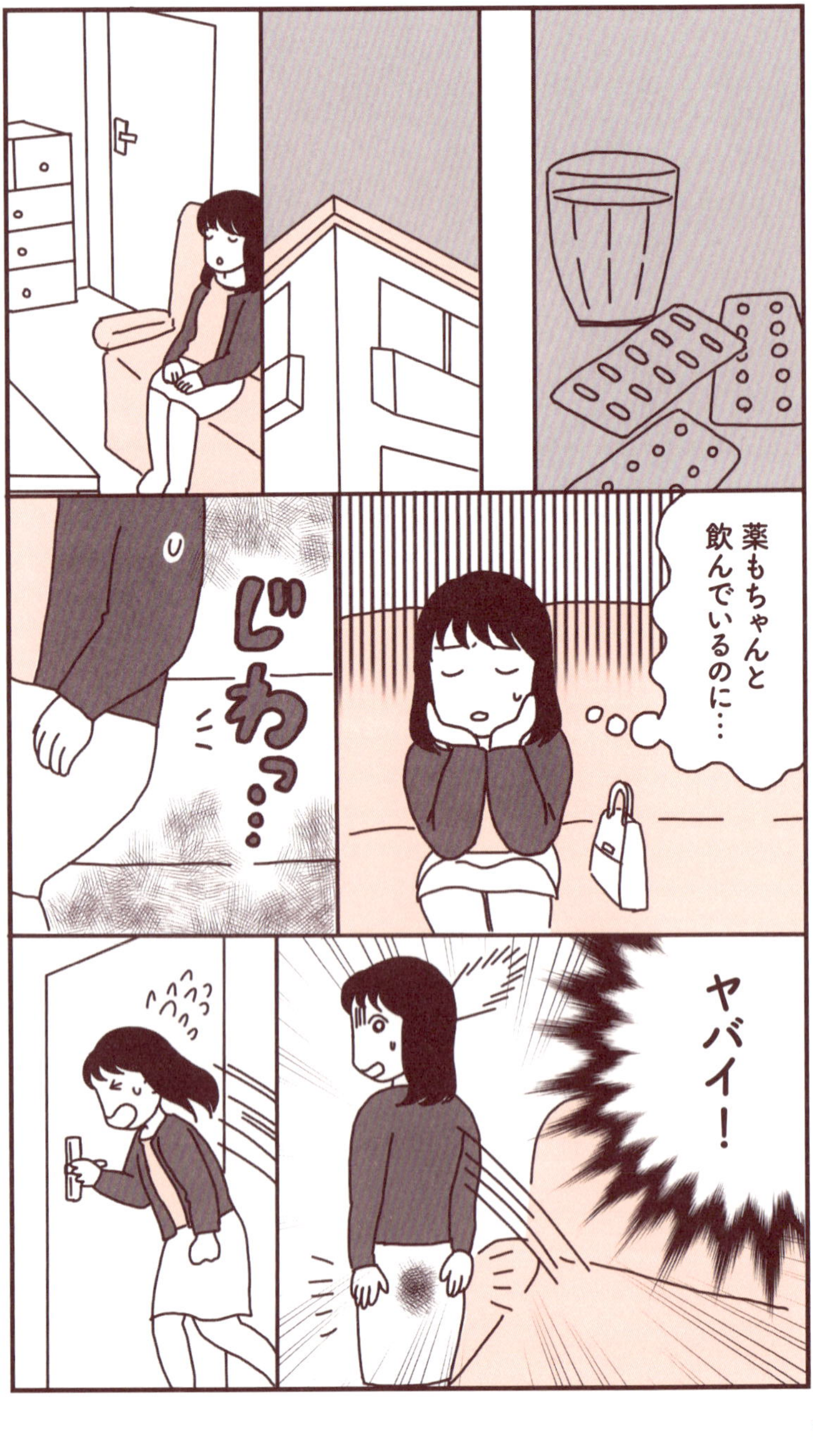
薬もちゃんと飲んでいるのに…
じわっ…
ヤバイ！

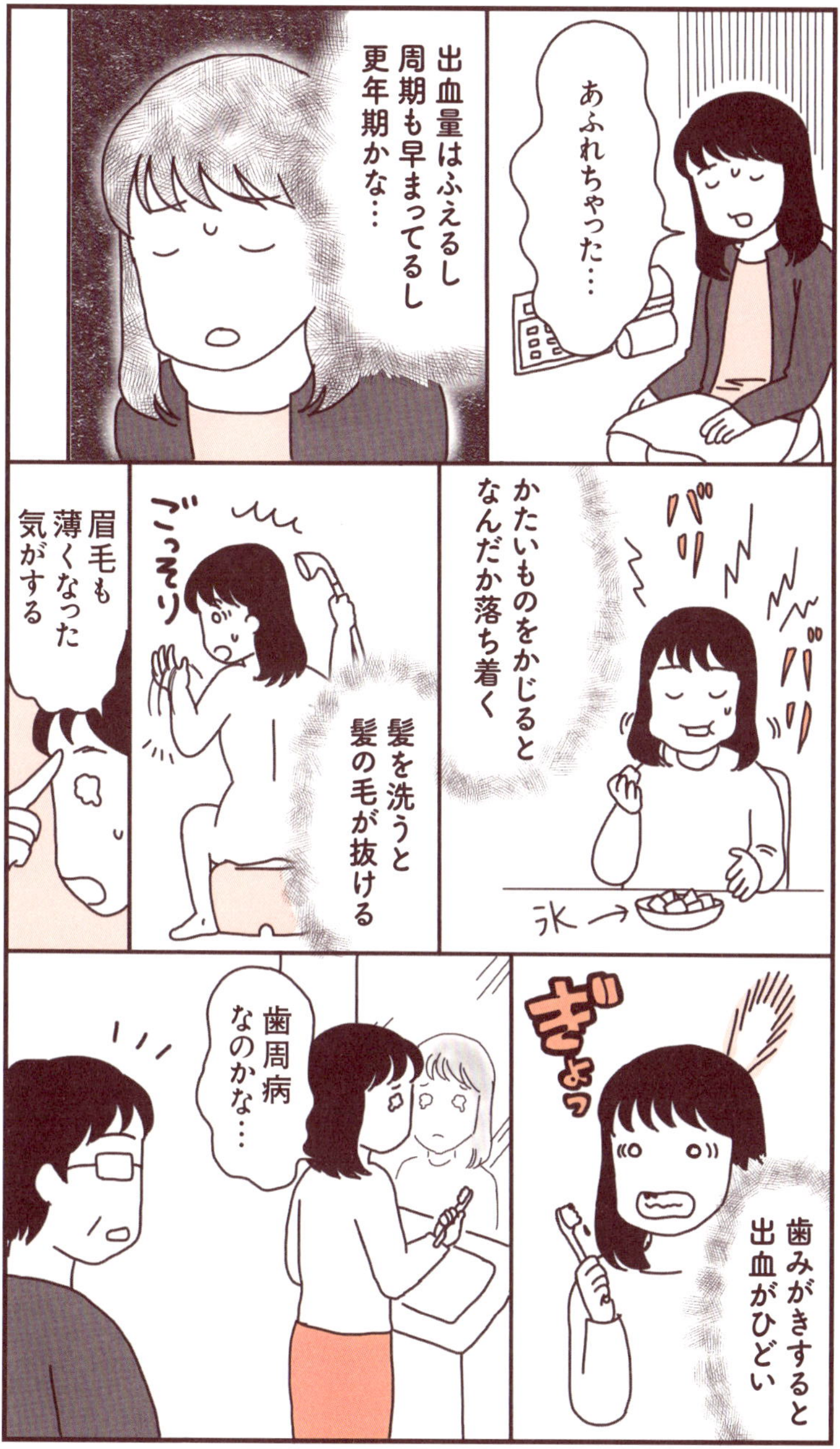
あふれちゃった…
出血量はふえるし
周期も早まってるし
更年期かな…
バリ
バリ
かたいものをかじると
なんだか落ち着く
氷
ごっそり
髪を洗うと
髪の毛が抜ける
眉毛も
薄くなった
気がする
ぎょっ
歯みがきすると
出血がひどい
歯周病
なのかな…

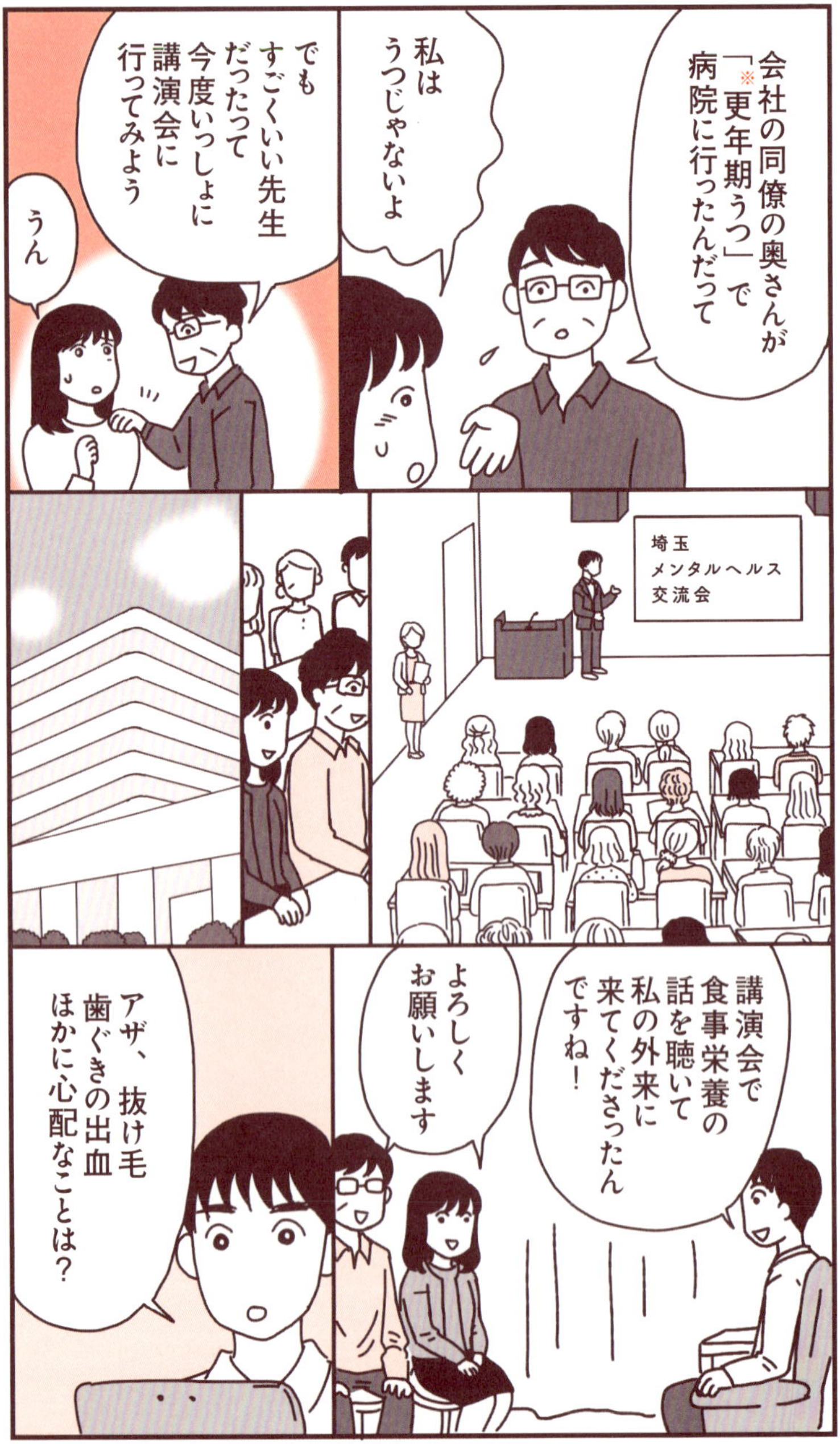
会社の同僚の奥さんが「※更年期うつ」で病院に行ったんだって
私はうつじゃないよ
でもすごくいい先生だったって今度いっしょに講演会に行ってみよう
うん
埼玉
メンタルヘルス
交流会
講演会で食事栄養の話を聴いて私の外来に来てくださったんですね！
よろしくお願いします
アザ、抜け毛
歯ぐきの出血
ほかに心配なことは？

※更年期うつ：閉経前後に、女性ホルモンの分泌が減ると更年期障害が起こる。それに伴う抑うつ状態をいう。

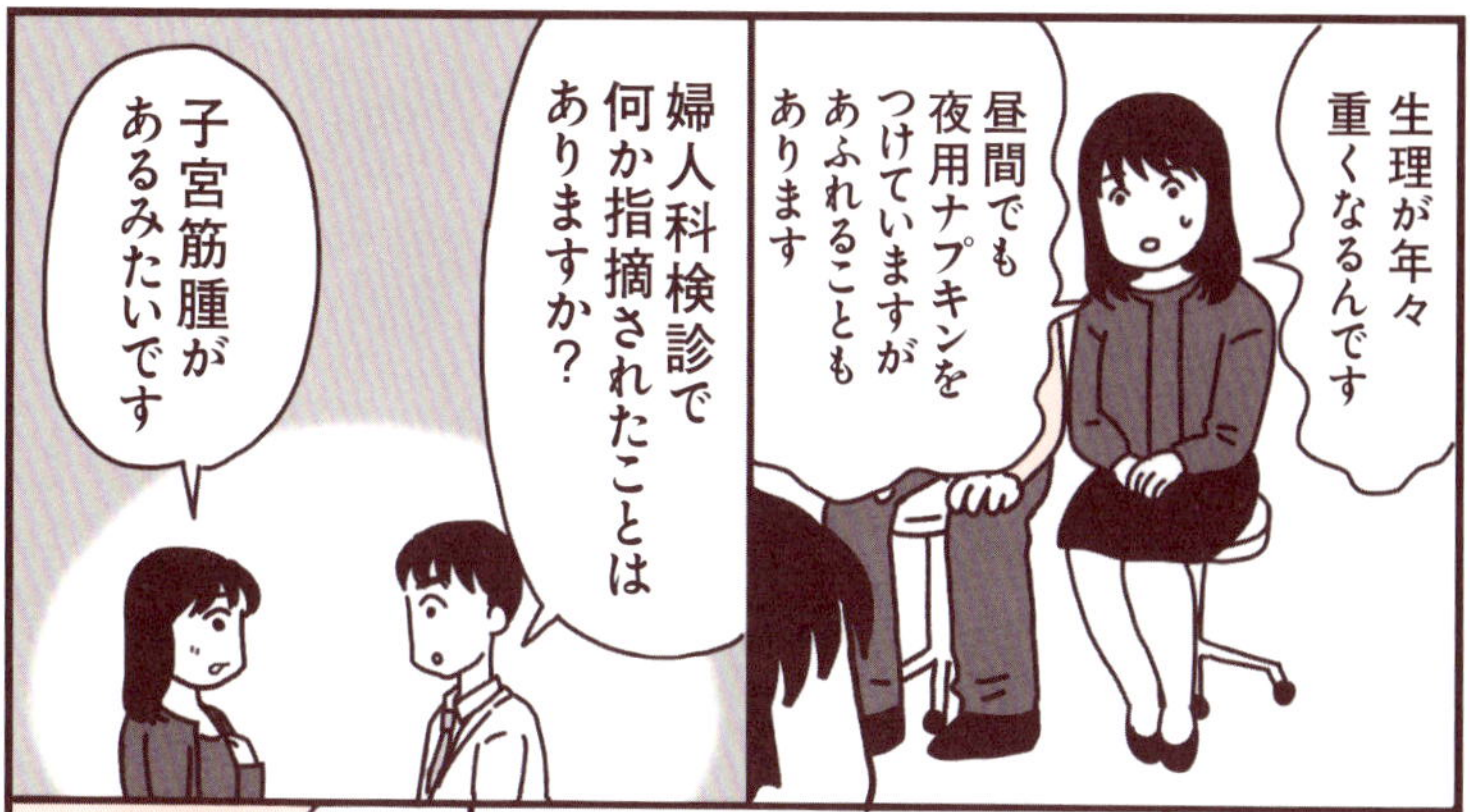
生理が年々
重くなるんです
昼間でも
夜用ナプキンを
つけていますが
あふれることも
あります
婦人科検診で
何か指摘されたことは
ありますか?
子宮筋腫が
あるみたいです

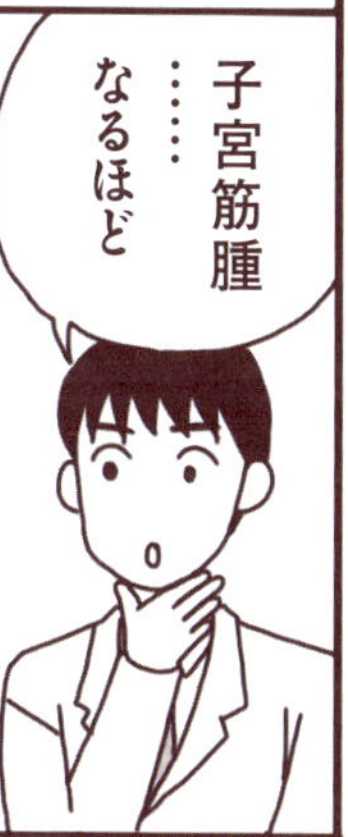
子宮筋腫
……
なるほど

ドクターコラム

生理と鉄不足

生理の経血量が多いと、失われる鉄も多くなる。月経過多の人は、鉄を飲んでもフェリチンがある数値以上になると上昇しにくいが、月経過多を改善すればフェリチンの値が上昇する。原因としては、子宮内膜症や子宮筋腫など。月経過多には芎帰《きゅうき》膠艾湯《きょうがいとう》などの漢方がよい。

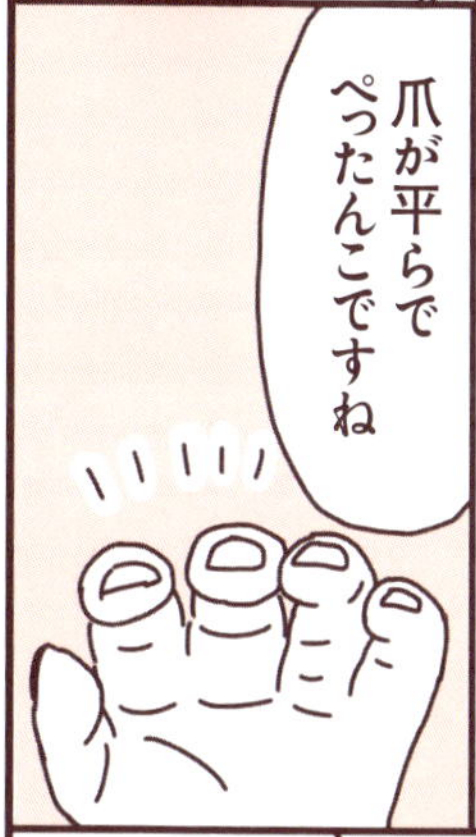
爪が平らで
ぺったんこですね

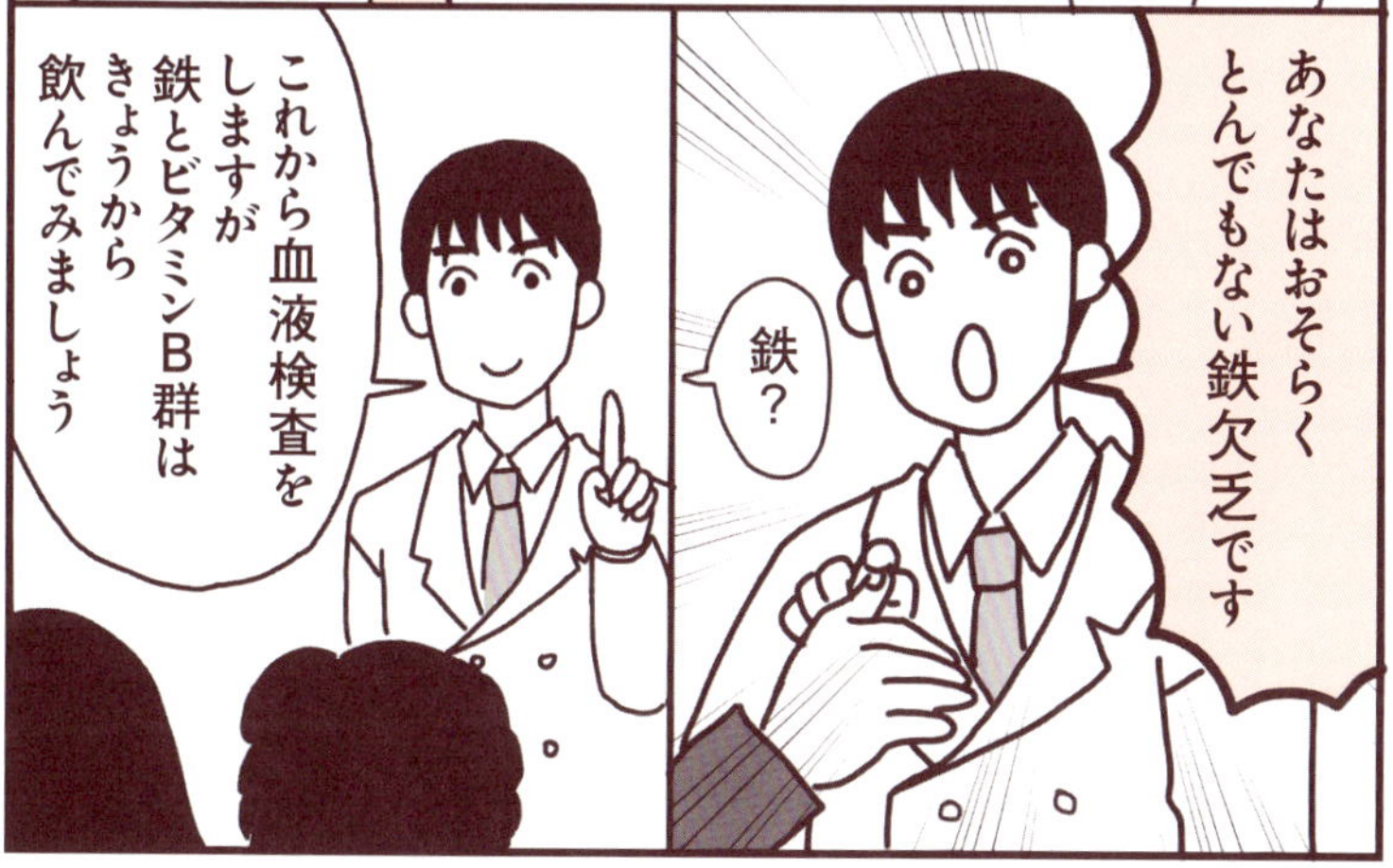
あなたはおそらく
とんでもない鉄欠乏です
鉄?
これから血液検査を
しますが
鉄とビタミンB群は
きょうから
飲んでみましょう

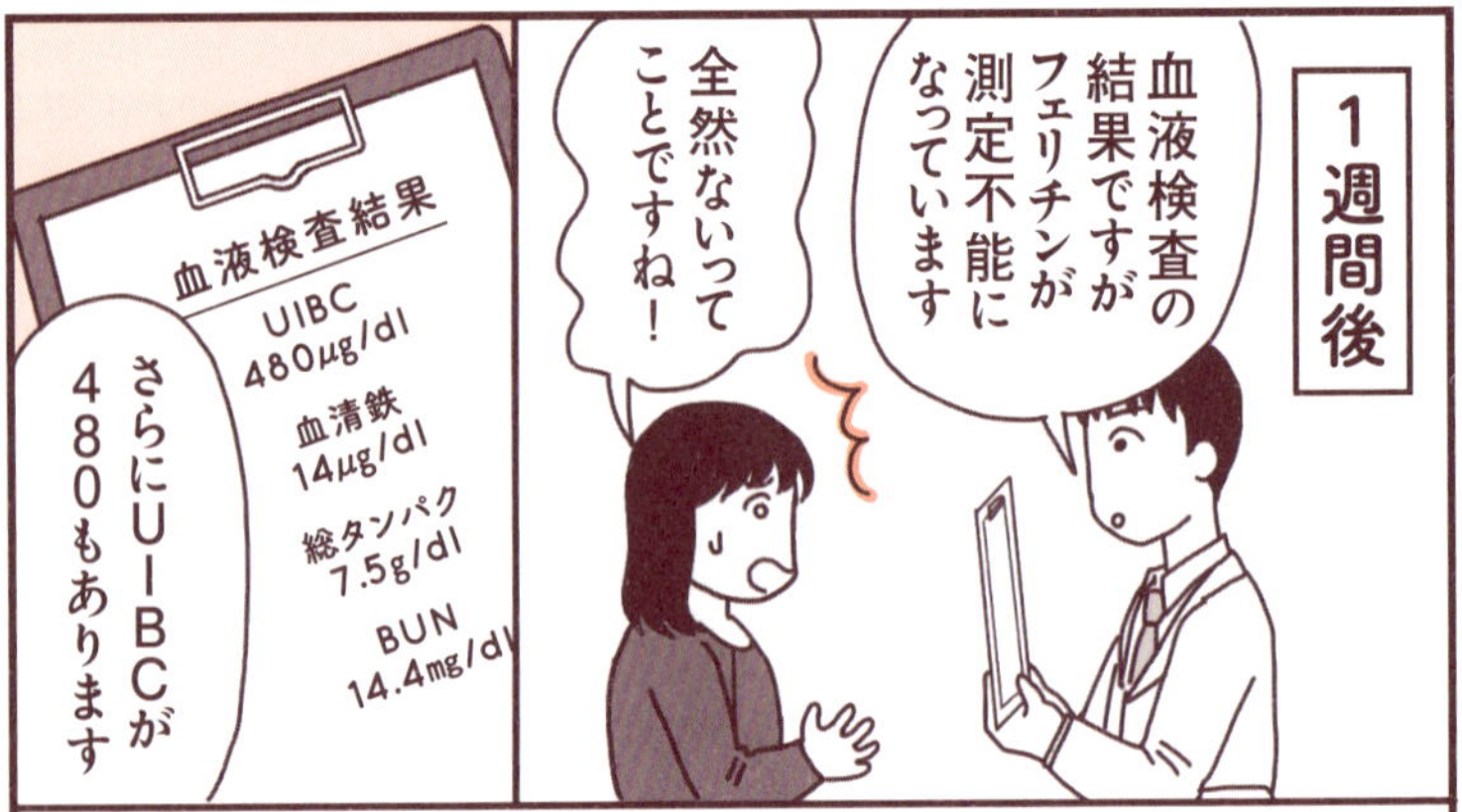
1週間後
血液検査の結果ですがフェリチンが測定不能になっています
全然ないってことですね!
血液検査結果
UIBC 480μg/dl
血清鉄 14μg/dl
総タンパク 7.5g/dl
BUN 14.4mg/dl
さらにUIBCが480もあります

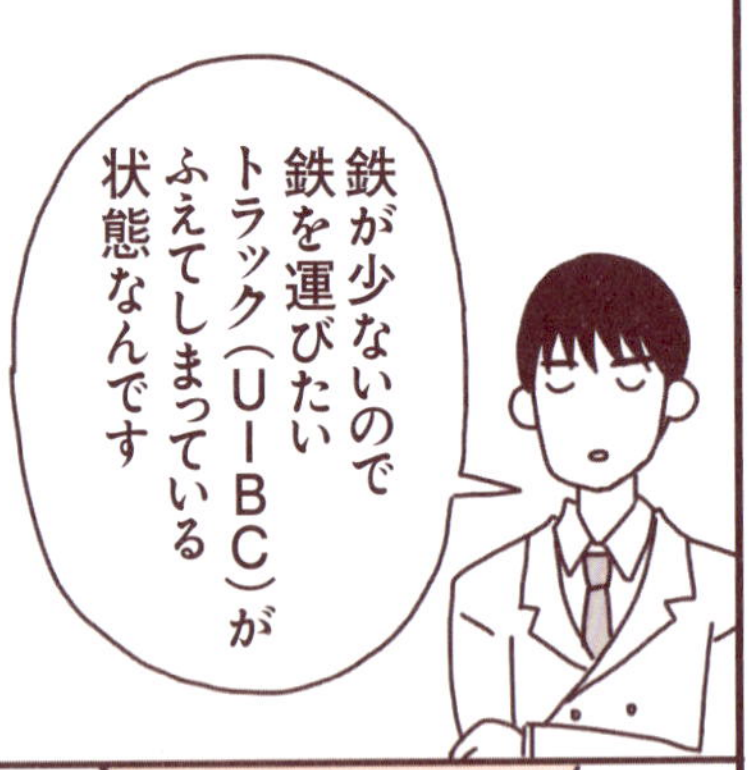
鉄が少ないので鉄を運びたいトラック(UIBC)がふえてしまっている状態なんです

ドクターコラム

UIBCと血清鉄(Fe)

UIBCは、血液中の「鉄を運んでいないトラック」の数。鉄不足では、血清鉄が100μg/dl未満となり、UIBCは200μg/dlから大きく上昇。炎症がある場合、血液中に鉄を流さないようにするため血清鉄もUIBCも下がる。たんぱく質代謝が著しく悪い場合もUIBCは下がる。

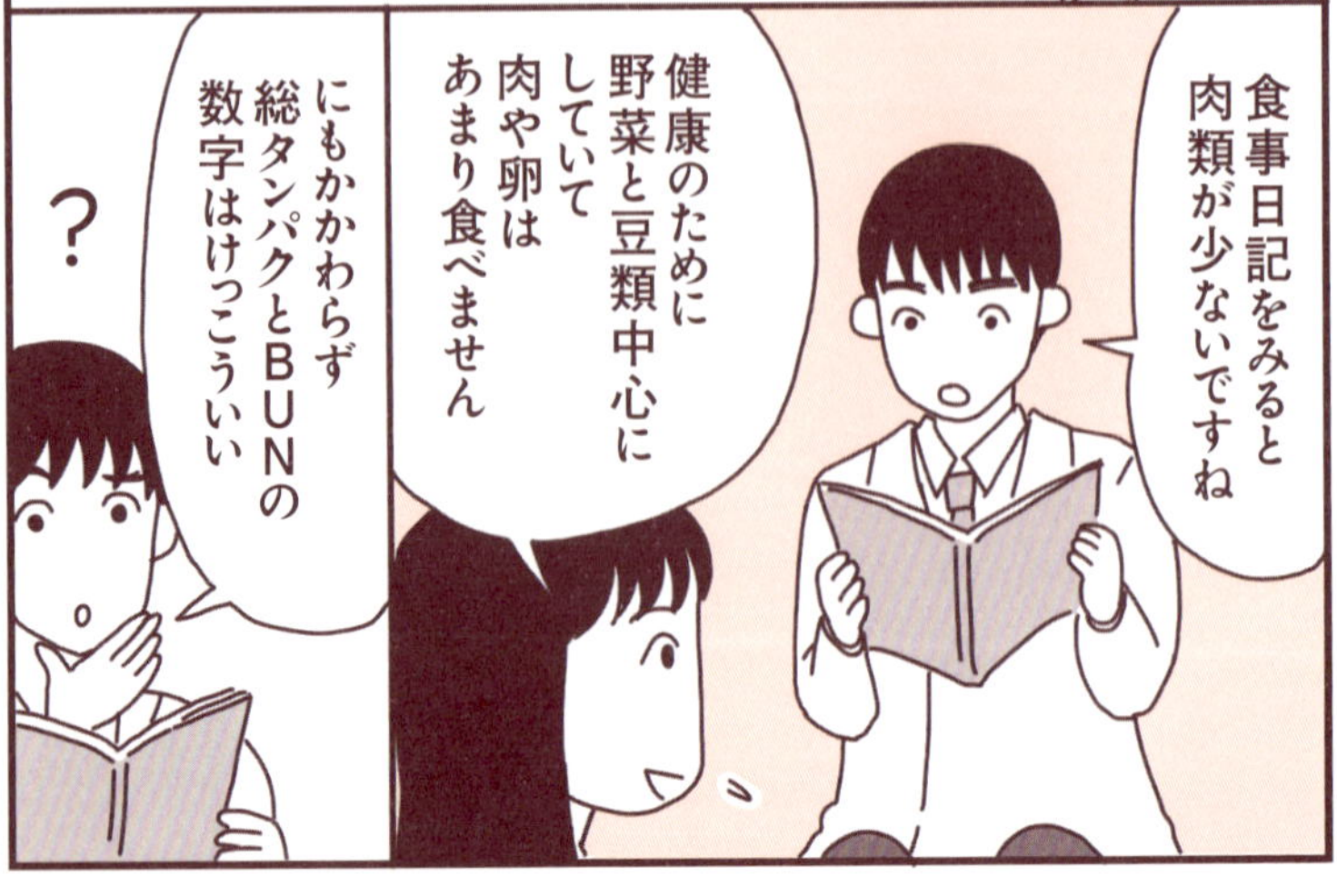
食事日記をみると肉類が少ないですね
健康のために野菜と豆類中心にしていて肉や卵はあまり食べません
にもかかわらず総タンパクとBUNの数字はけっこういい
?

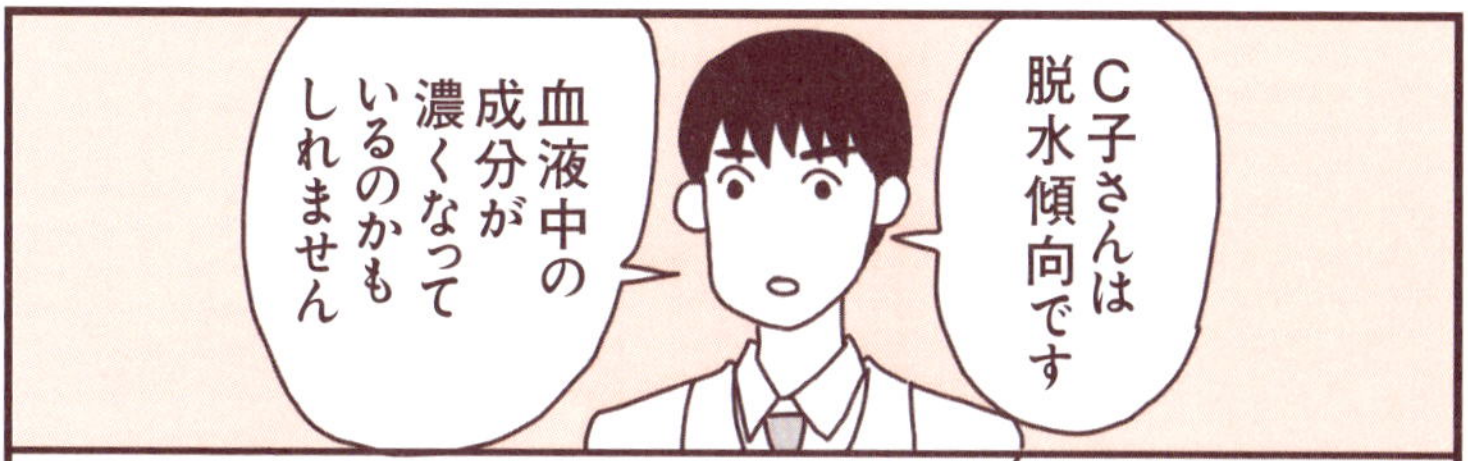
C子さんは
脱水傾向です
血液中の
成分が
濃くなって
いるのかも
しれません

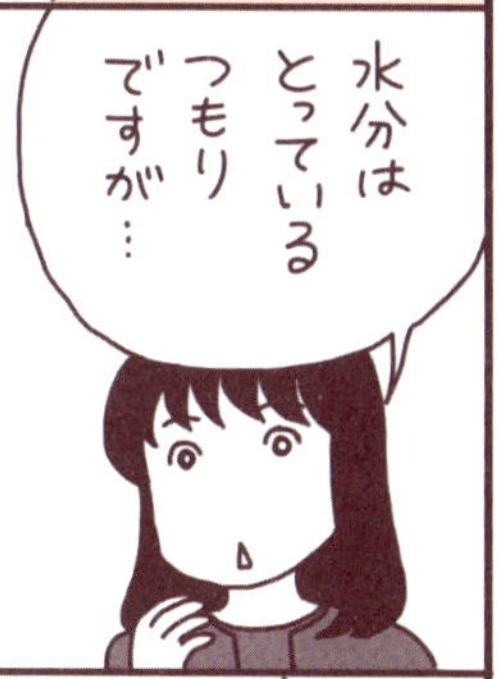
水分は
とっている
つもり
ですが…

ドクターコラム

脱水とたんぱく質

たんぱく質は、体内で常に作って壊されている。たんぱく質の合成（同化）が優位なときは、体内の水分量が適正に保たれる。一方、分解（異化）が優位なときは、体内の水分量が少なくなり脱水傾向となるため、血液も濃縮され検査結果の数値が高めに出ることがある。

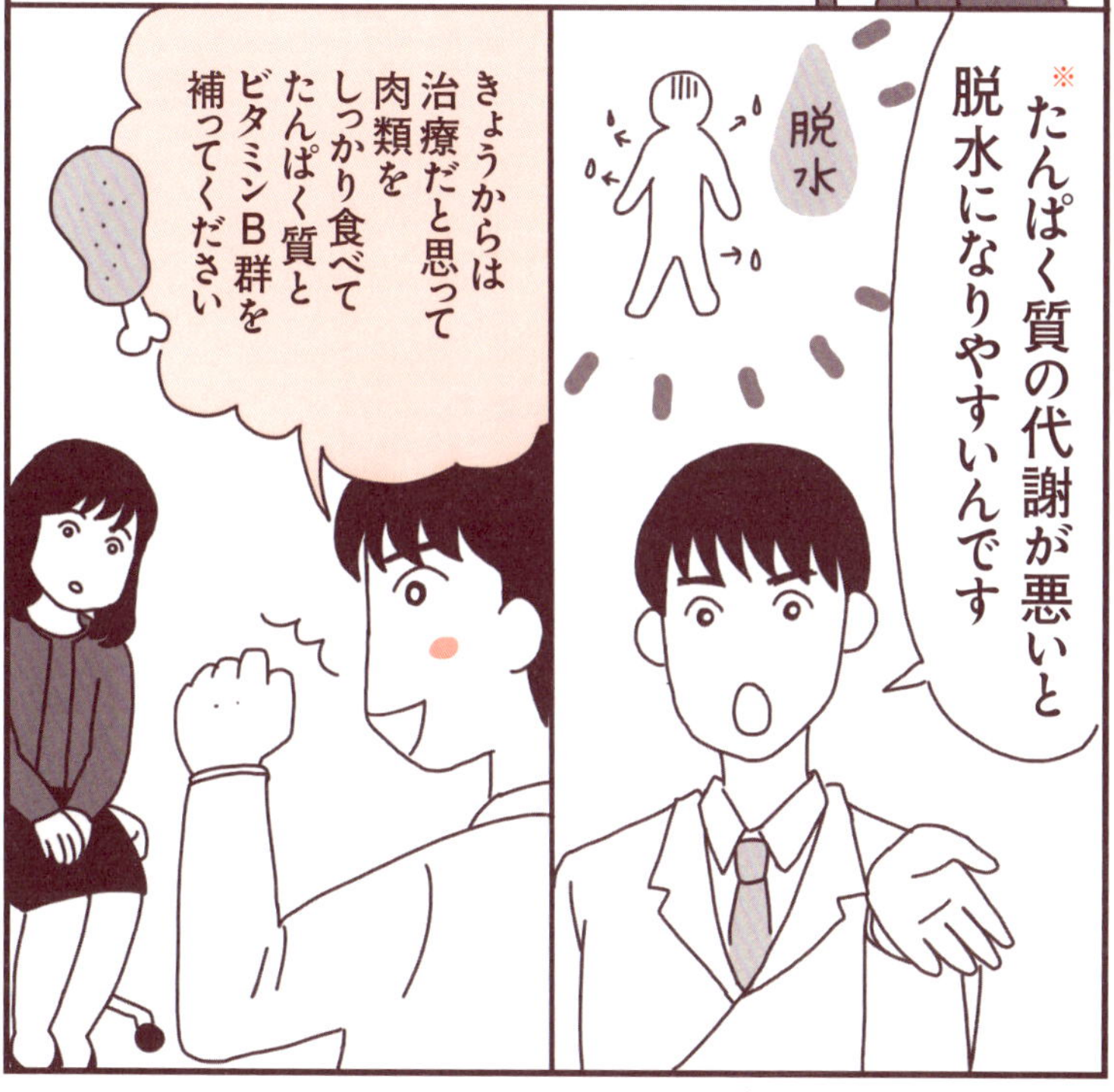
※
たんぱく質の代謝が悪いと
脱水になりやすいんです
脱水
きょうからは
治療だと思って
肉類を
しっかり食べて
たんぱく質と
ビタミンB群を
補ってください

※たんぱく質の代謝：ビタミンB群が必要。

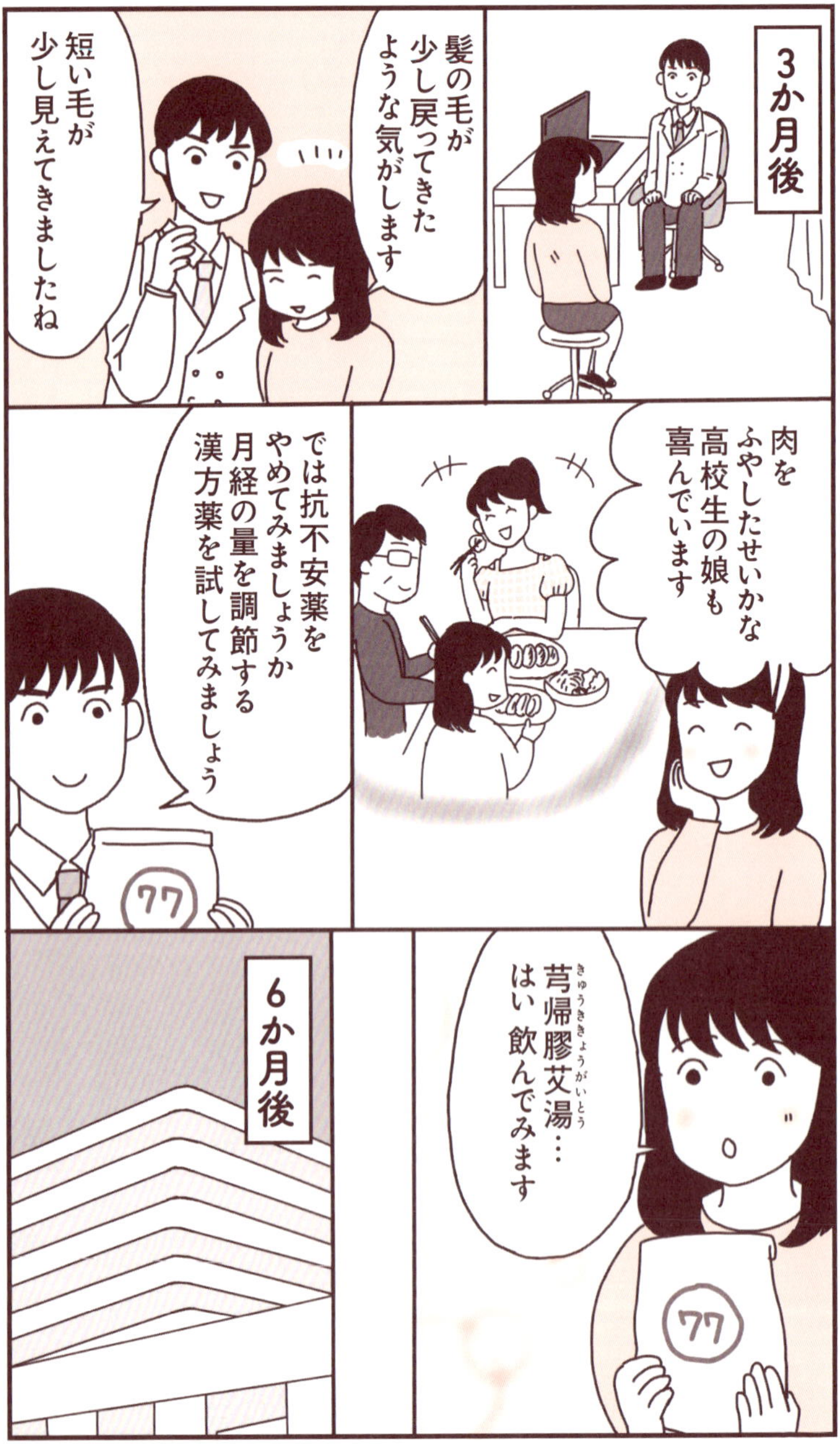
3か月後
髪の毛が少し戻ってきたような気がします
短い毛が少し見えてきましたね
肉をふやしたせいかな 高校生の娘も喜んでいます
では抗不安薬をやめてみましょうか 月経の量を調節する漢方薬を試してみましょう
77
芎帰膠艾湯《きゅうききょうがいとう》… はい 飲んでみます
77
6か月後

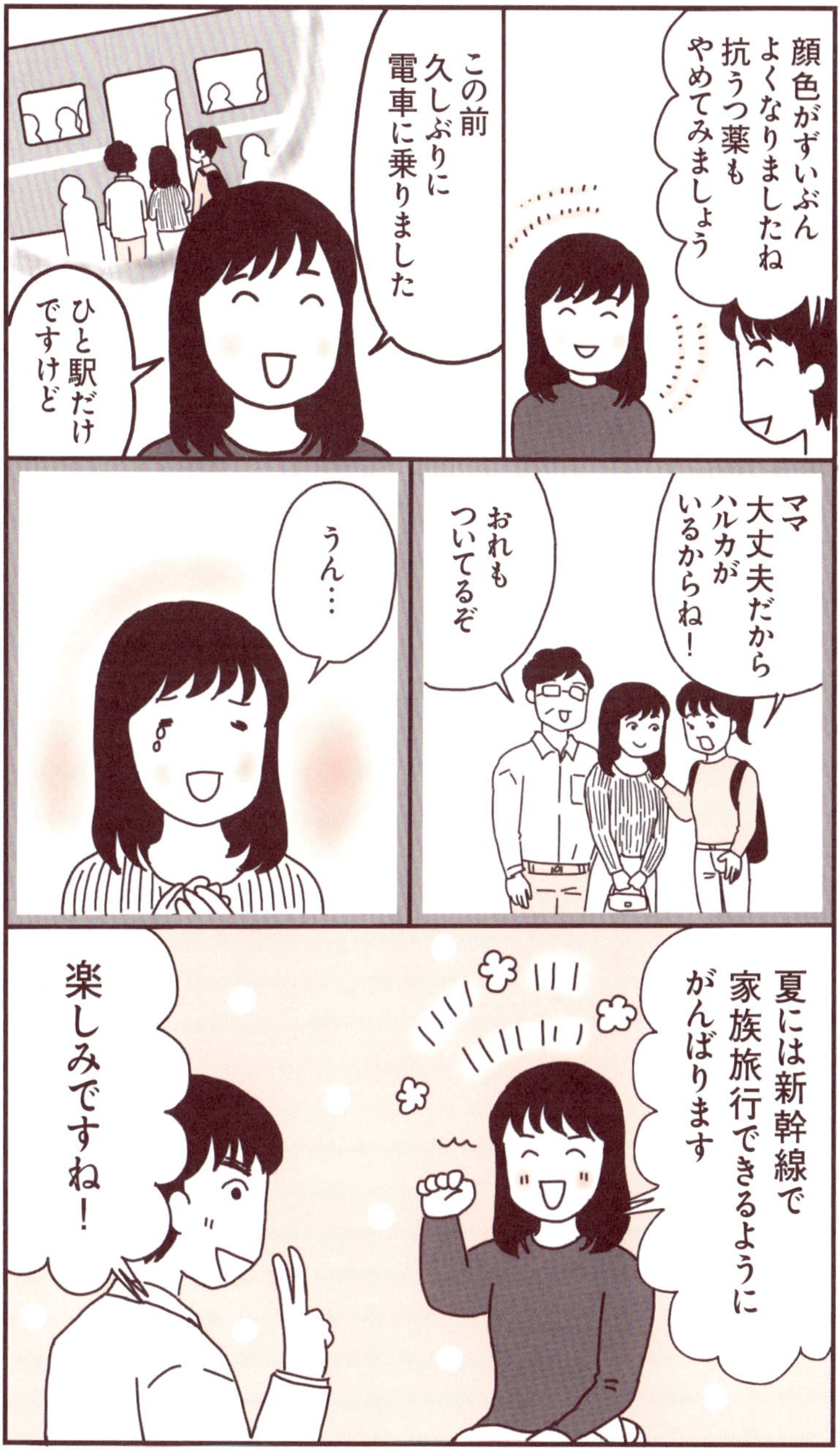
顔色がずいぶんよくなりましたね抗うつ薬もやめてみましょう
この前久しぶりに電車に乗りました
ひと駅だけですけど
ママ大丈夫だからハルカがいるからね！
おれもついてるぞ
うん…
夏には新幹線で家族旅行できるようにがんばります
楽しみですね！

幻覚妄想状態
D子さんの場合

症例 4

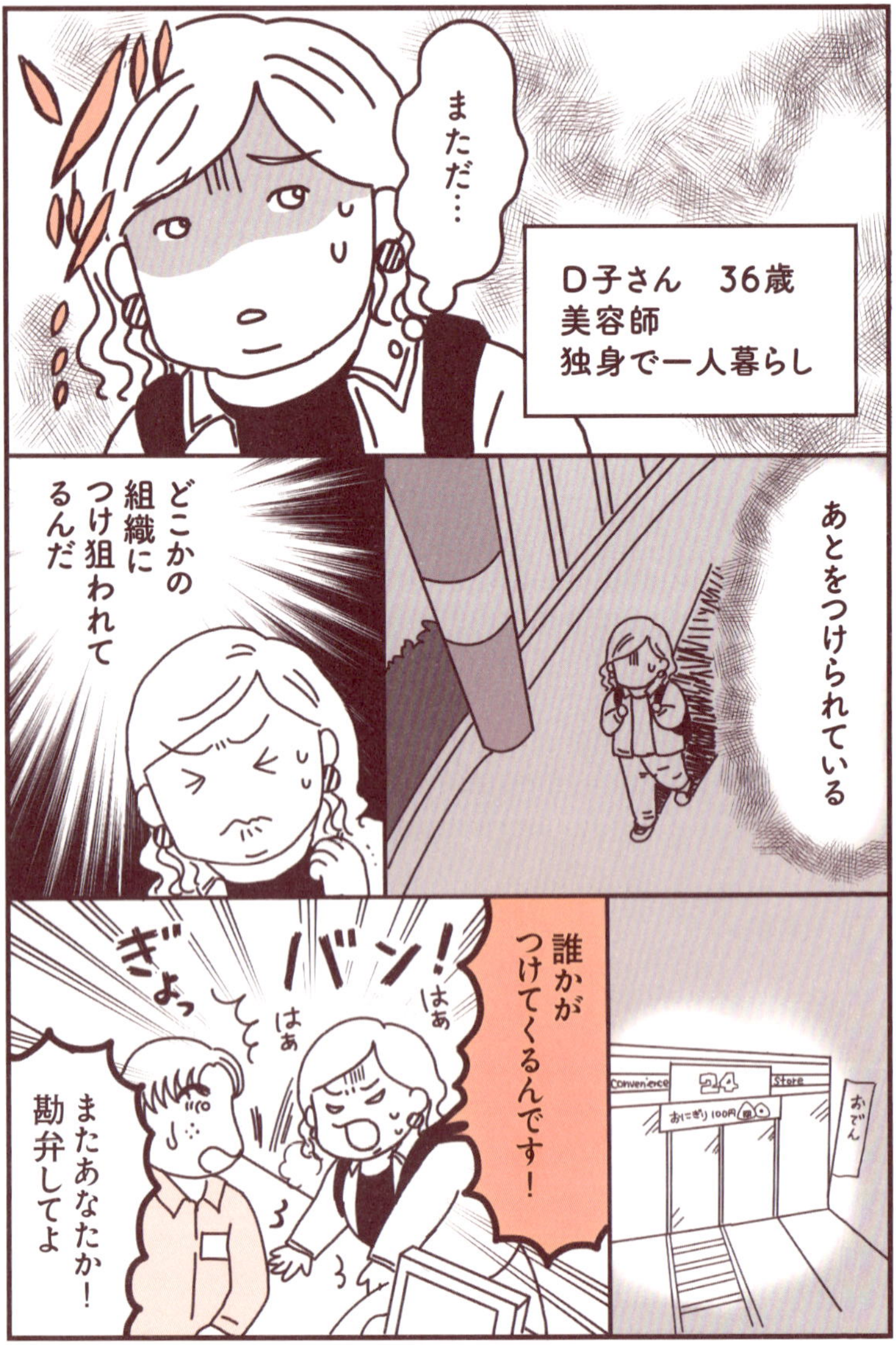
D子さん　36歳
美容師
独身で一人暮らし
またた…
あとをつけられている
どこかの組織につけ狙われてるんだ
Convenience 24 Store
おにぎり100円
おでん
誰かがつけてくるんです！
バン！
はぁ
はぁ
ぎょっ
またあなたか！勘弁してよ

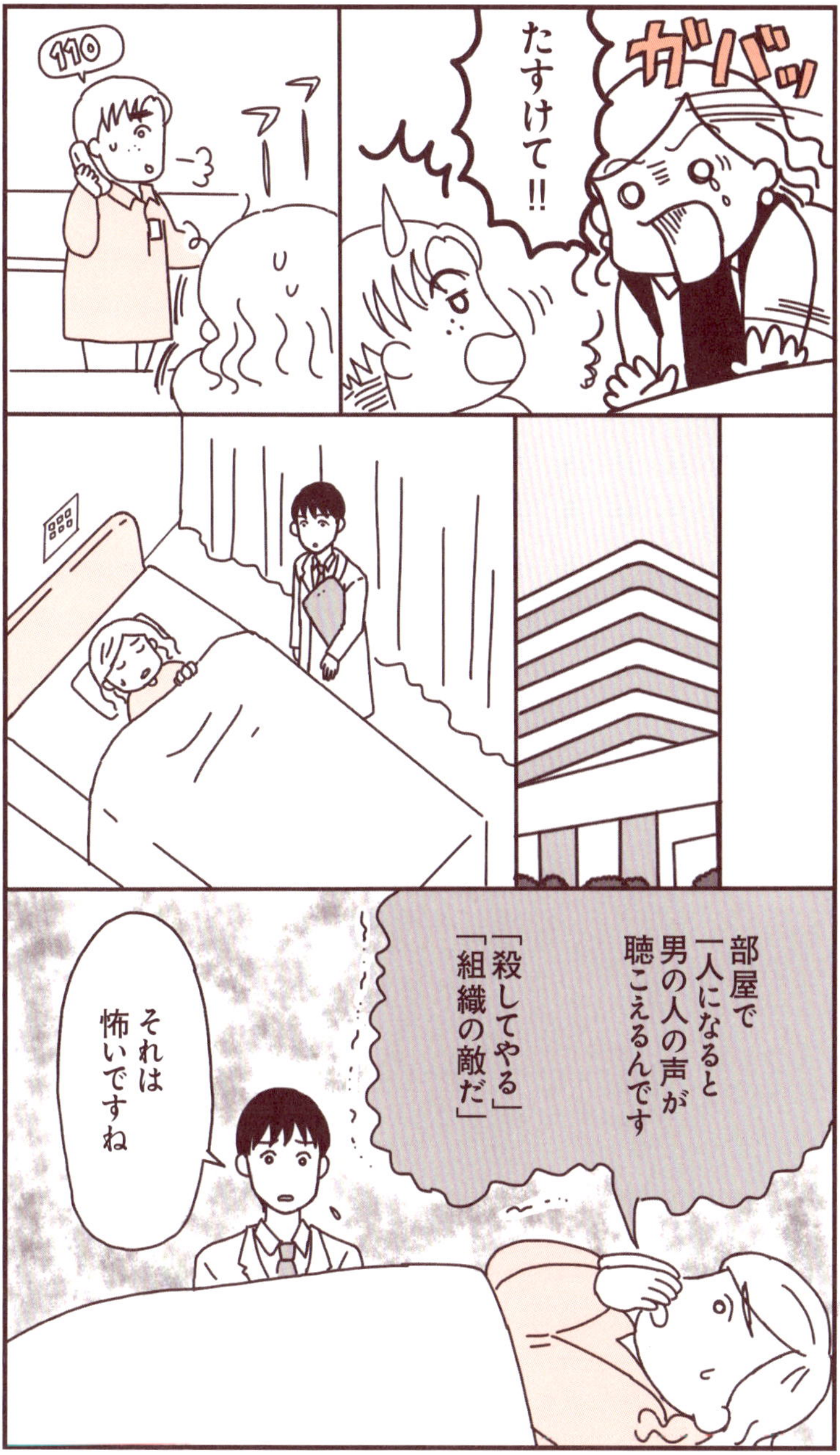
ガバッ
たすけて!!
110
部屋で一人になると男の人の声が聴こえるんです
「殺してやる」「組織の敵だ」
それは怖いですね

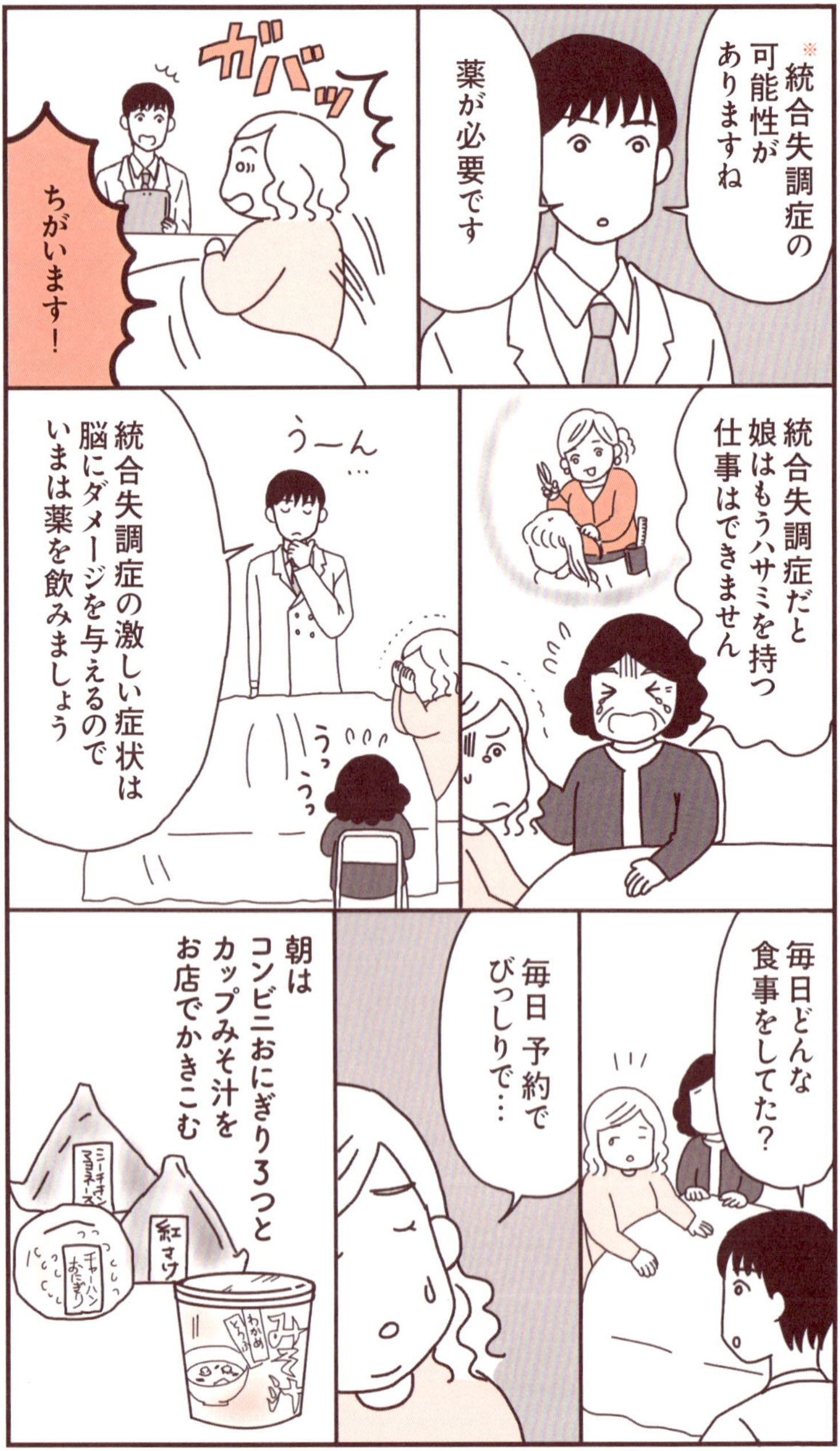

※統合失調症：幻聴や妄想が特徴的。薬物治療中断による再発は脳に不可逆的なダメージを与えることがある。

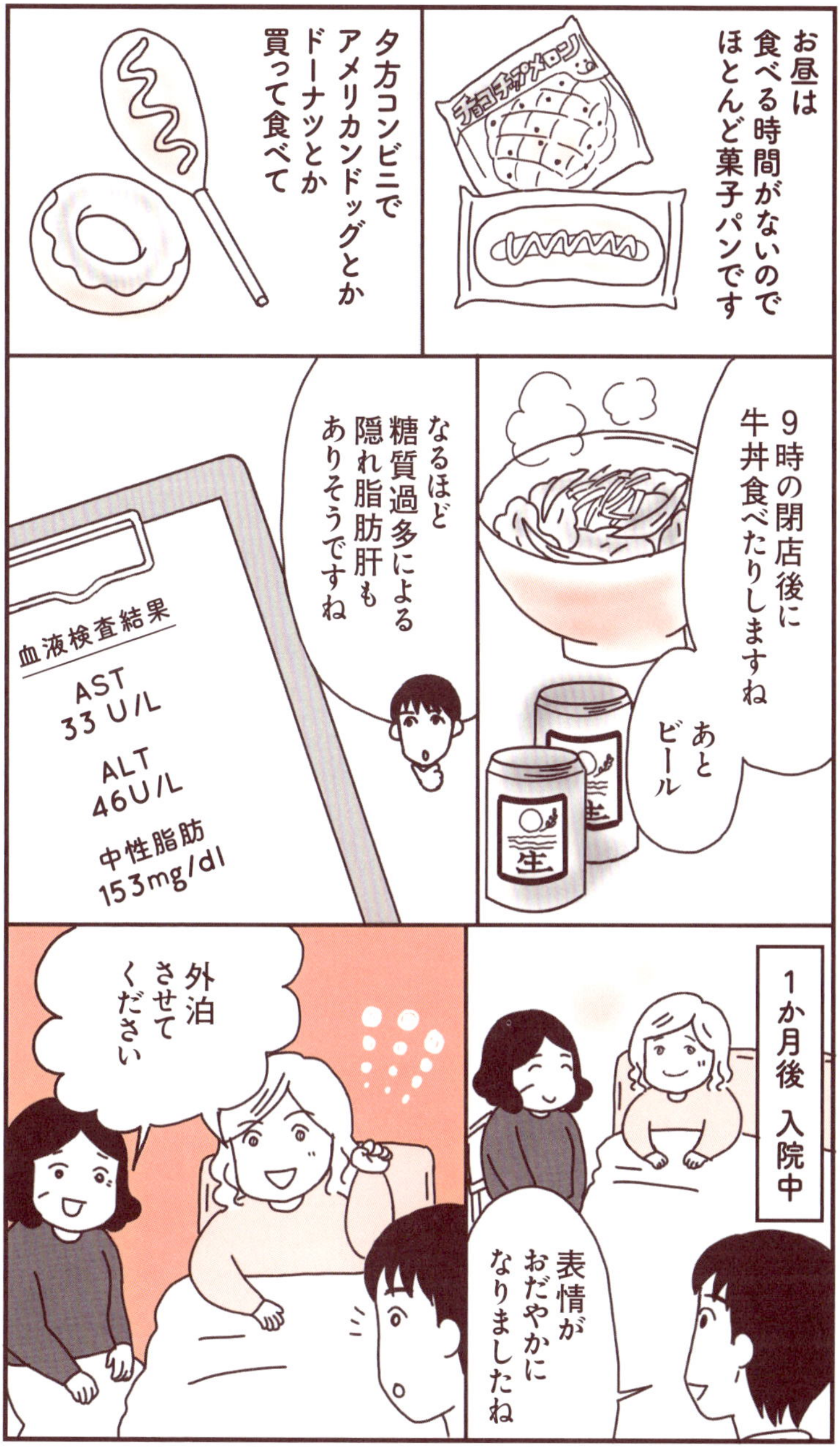

お昼は食べる時間がないのでほとんど菓子パンです
チョコチップメロン
夕方コンビニでアメリカンドッグとかドーナツとか買って食べて
9時の閉店後に牛丼食べたりしますね
あとビール
生
生
なるほど糖質過多による隠れ脂肪肝もありそうですね
血液検査結果
AST
33 U/L
ALT
46U/L
中性脂肪
153mg/dl
1か月後 入院中
表情がおだやかになりましたね
外泊させてください

※AST／ALT：肝機能の指標となるASTとALTが参考基準値内でも、中性脂肪が高めでAST＜ALTの場合、隠れ脂肪肝の可能性があり、微細な炎症の原因になる。

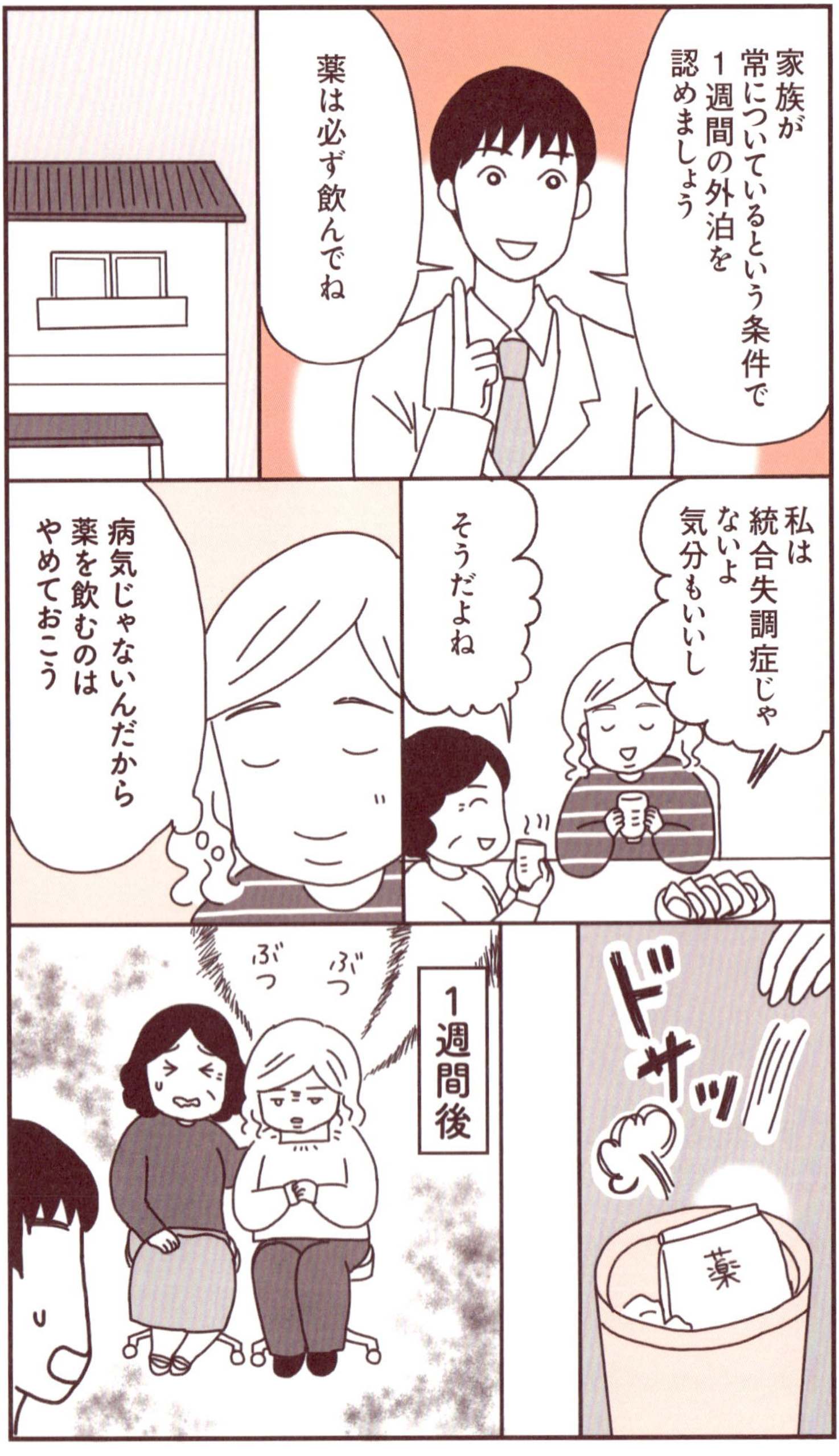
家族が常についているという条件で1週間の外泊を認めましょう
薬は必ず飲んでね
私は統合失調症じゃないよ気分もいいし
そうだよね
病気じゃないんだから薬を飲むのはやめておこう
ドサッ
薬
1週間後
ぶつ
ぶつ

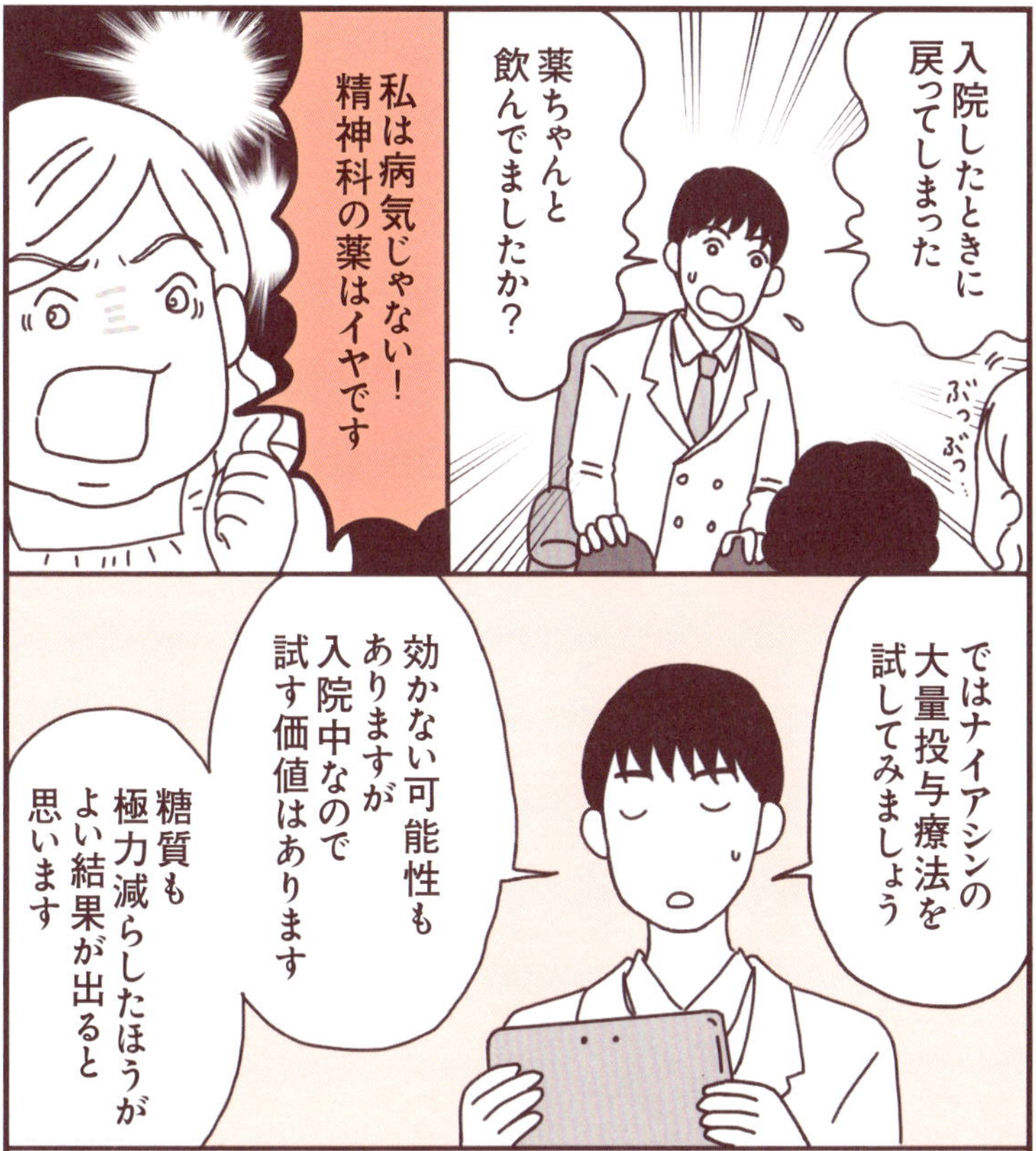
入院したときに戻ってしまった
薬ちゃんと飲んでましたか？
ぶつぶつ…
私は病気じゃない！精神科の薬はイヤです
ではナイアシンの大量投与療法を試してみましょう
効かない可能性もありますが入院中なので試す価値はあります
糖質も極力減らしたほうがよい結果が出ると思います

ドクターコラム

ナイアシン療法

統合失調症の疑い（幻覚妄想状態）がある人や、統合失調症の再発をくり返していない人を中心に、ナイアシン（ビタミンB_3）を1〜3g/日使用。ナイアシンは血管拡張作用があるため、急に大量にとると上半身にほてりやかゆみが生じる。そのため0.5g/日以下から少しずつふやす。ナイアシンアミドのほうが副作用は少ない。糖質制限もあわせて行ったほうがよい。幻聴や妄想の改善以外に、総コレステロールの低下やHDLコレステロールの上昇が期待できる。

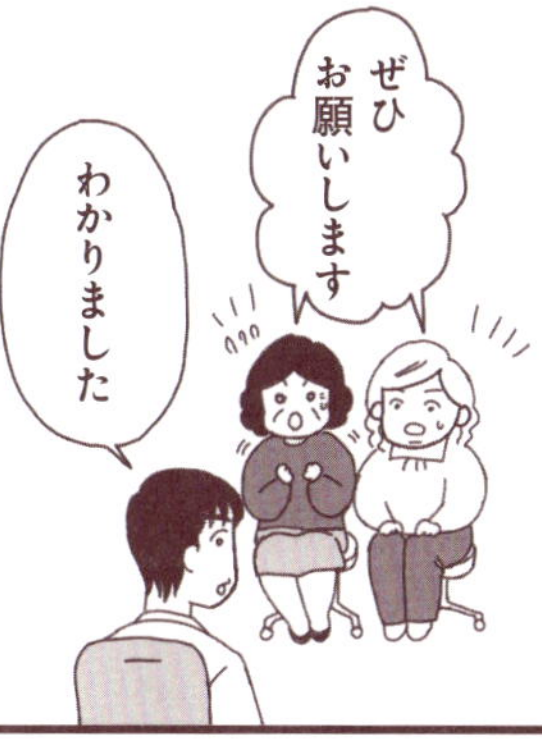
ぜひお願いします
わかりました

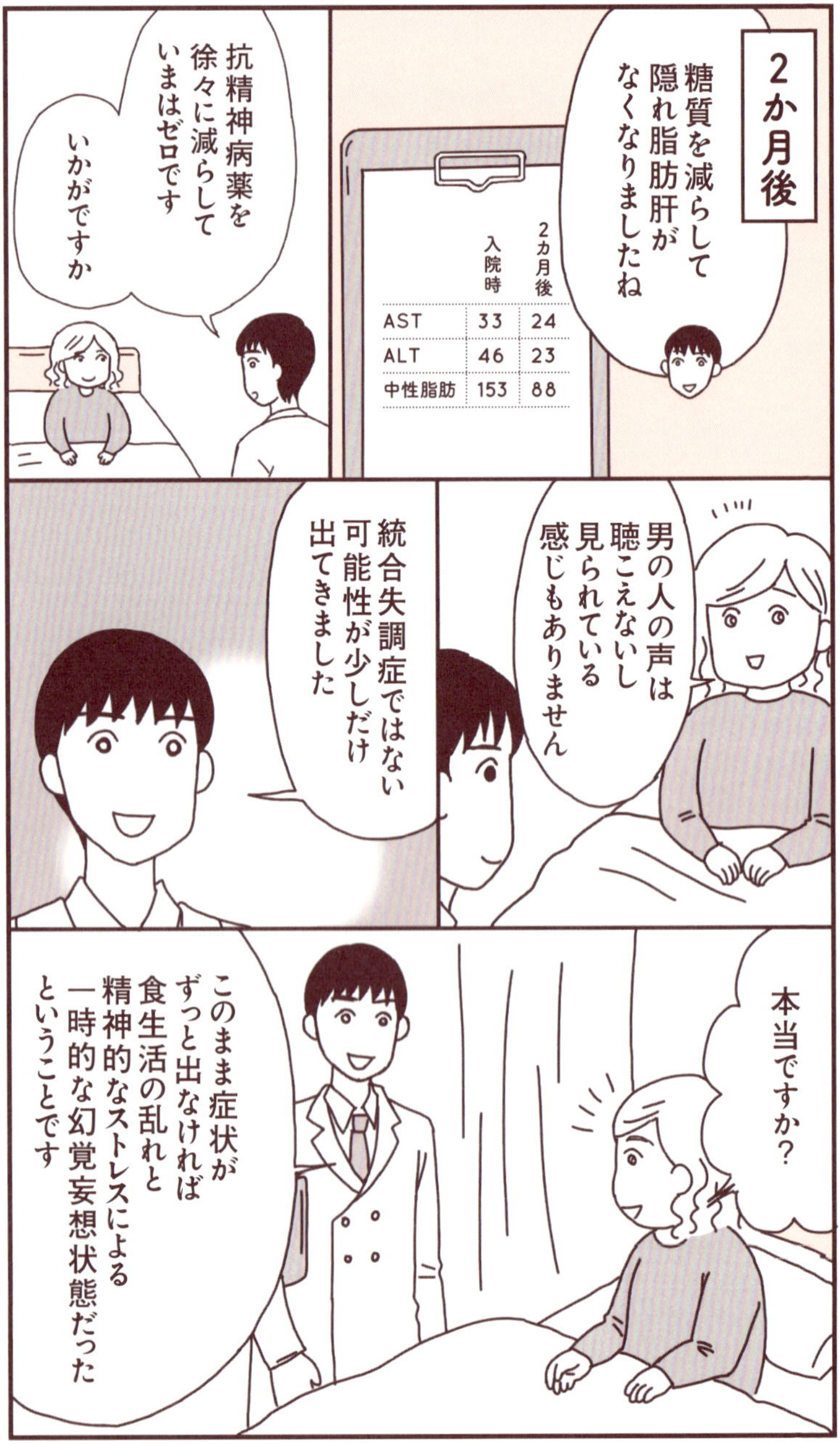
2か月後
糖質を減らして隠れ脂肪肝がなくなりましたね
入院時
2カ月後
AST 33 24
ALT 46 23
中性脂肪 153 88
抗精神病薬を徐々に減らしていまはゼロです
いかがですか
男の人の声は聴こえないし見られている感じもありません
統合失調症ではない可能性が少しだけ出てきました
本当ですか？
このまま症状がずっと出なければ食生活の乱れと精神的なストレスによる一時的な幻覚妄想状態だったということです

ドクターコラム

急性一過性精神病性障害

幻聴や妄想を経験したことがない人が体調不良を感じてから2週間以内に幻聴や妄想を発症、かつ、薬などで約3か月以内に完治する場合、これを急性一過性精神病性障害という。一方、統合失調症は再発をくり返し、社会的に必要な機能が低下しうる慢性疾患。

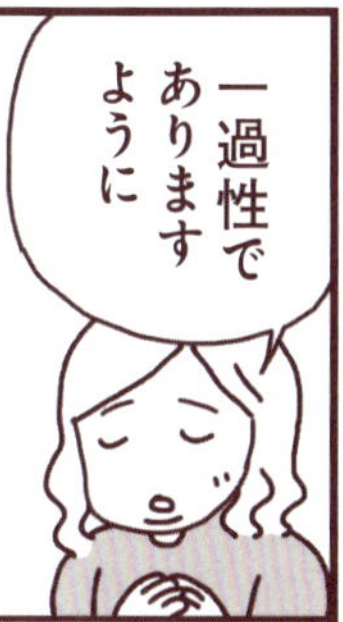
一過性でありますように

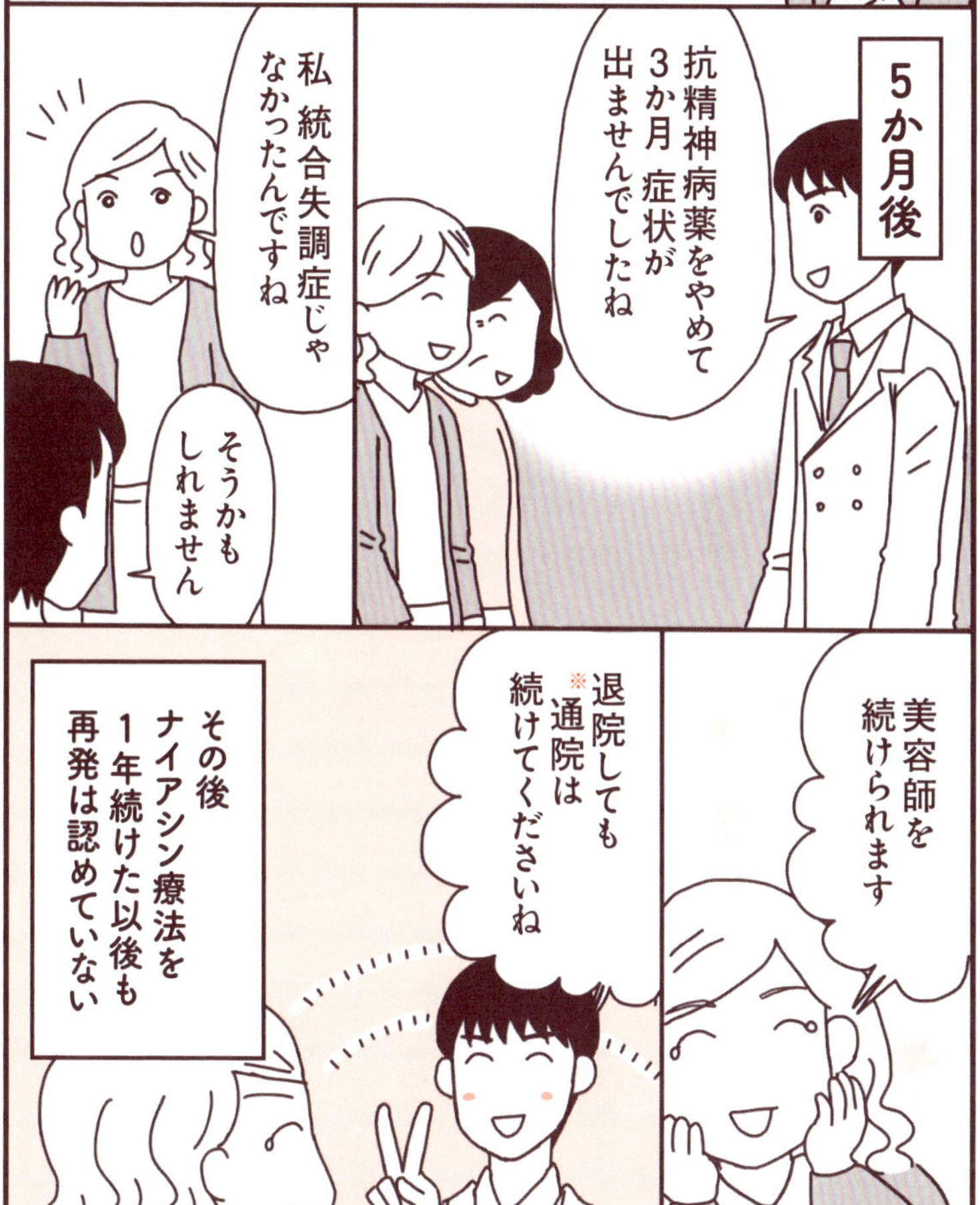
5か月後
抗精神病薬をやめて3か月 症状が出ませんでしたね
私 統合失調症じゃなかったんですね
そうかもしれません
美容師を続けられます
※退院しても通院は続けてくださいね
その後ナイアシン療法を1年続けた以後も再発は認めていない

※通院：統合失調症の可能性、再発の可能性も考え、定期的な通院と慎重な経過観察が必要。

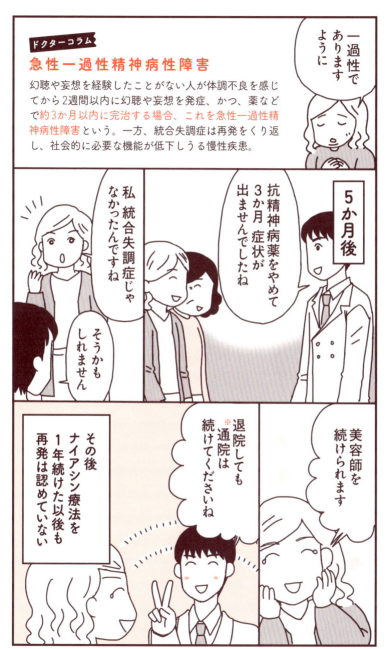

大人のADHD疑い E子さんの場合

症例 5

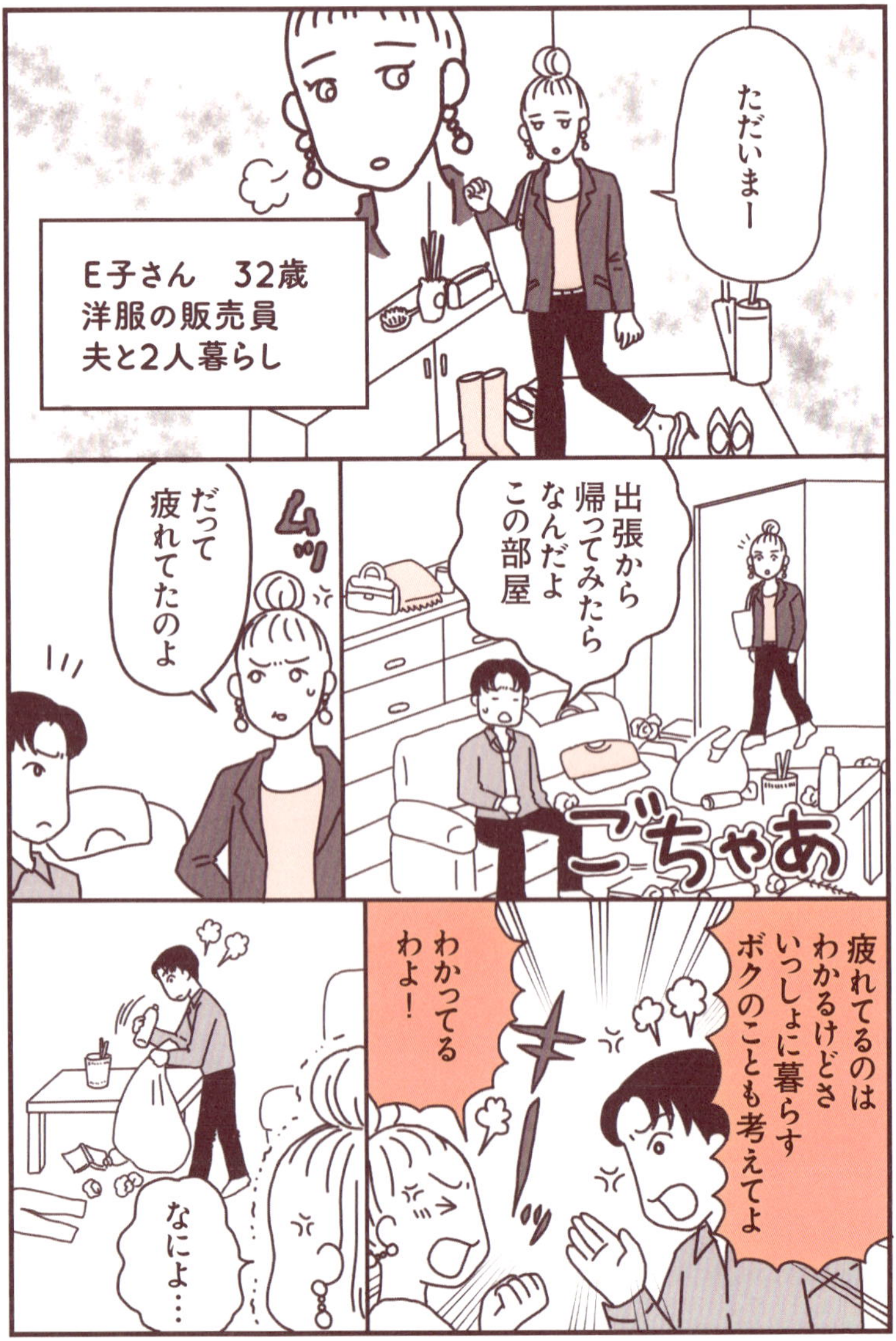
E子さん　32歳
洋服の販売員
夫と2人暮らし
ただいまー
出張から帰ってみたらなんだよこの部屋
ごちゃあ
ムッ
だって疲れてたのよ
疲れてるのはわかるけどさいっしょに暮らすボクのことも考えてよ
わかってるわよ！
なによ…

……
ごめんなさい
なんでそんなふうに言うのよ…
私だってがんばってるのに…
ピピピピ…
E子さんきょうは早番のシフトでしょ？
え？私は木曜が早番ですけど
このあいだミカちゃんと交代したじゃない！
あ…

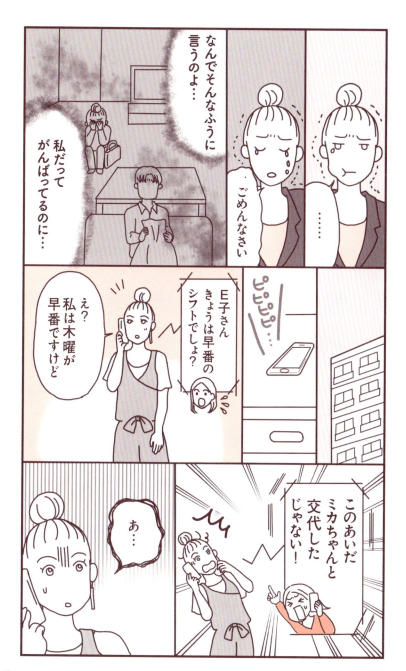

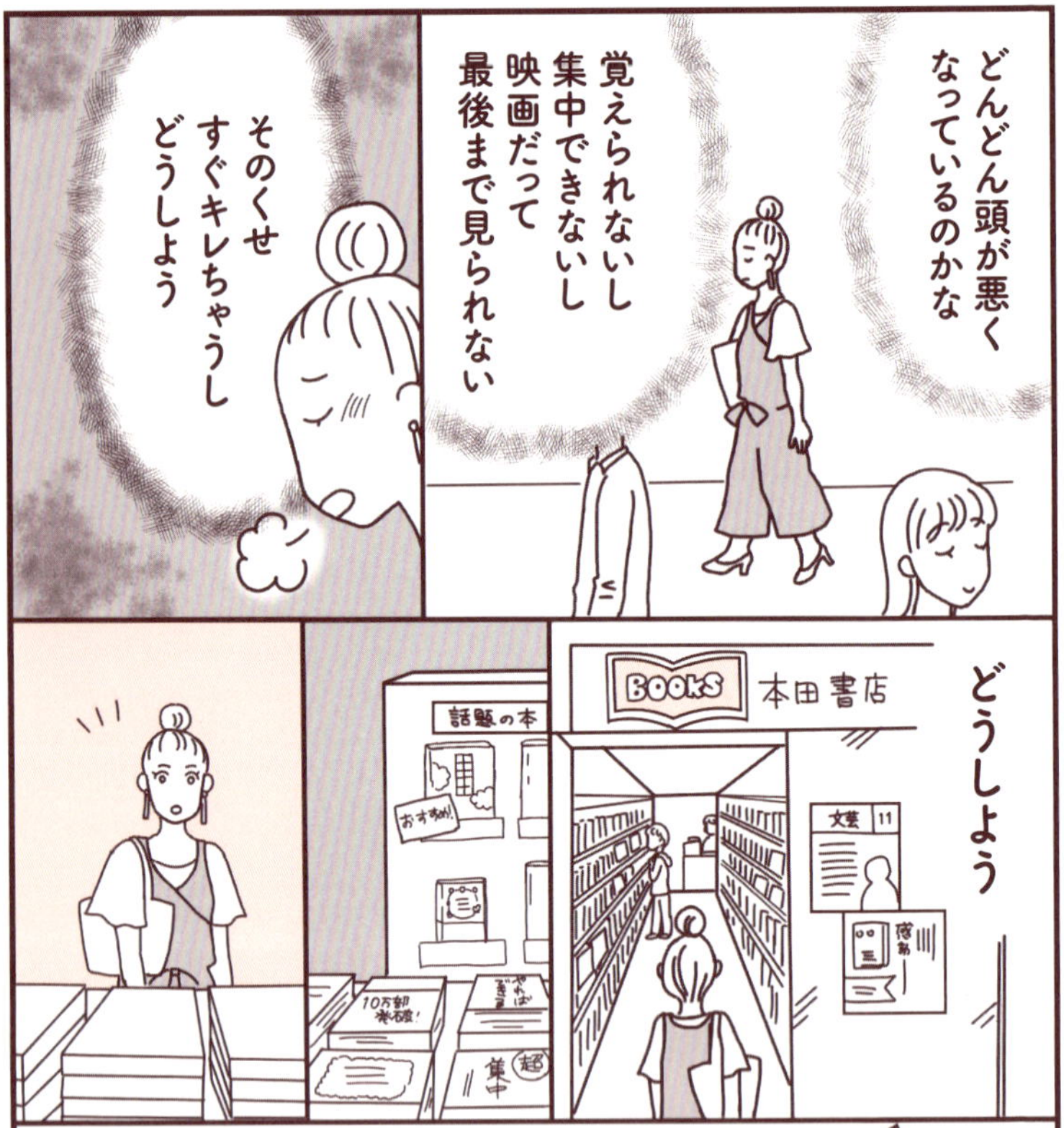
どんどん頭が悪く
なっているのかな
覚えられないし
集中できないし
映画だって
最後まで見られない
そのくせ
すぐキレちゃうし
どうしよう
BOOKS
本田書店
どうしよう
文芸
話題の本
おすすめ!

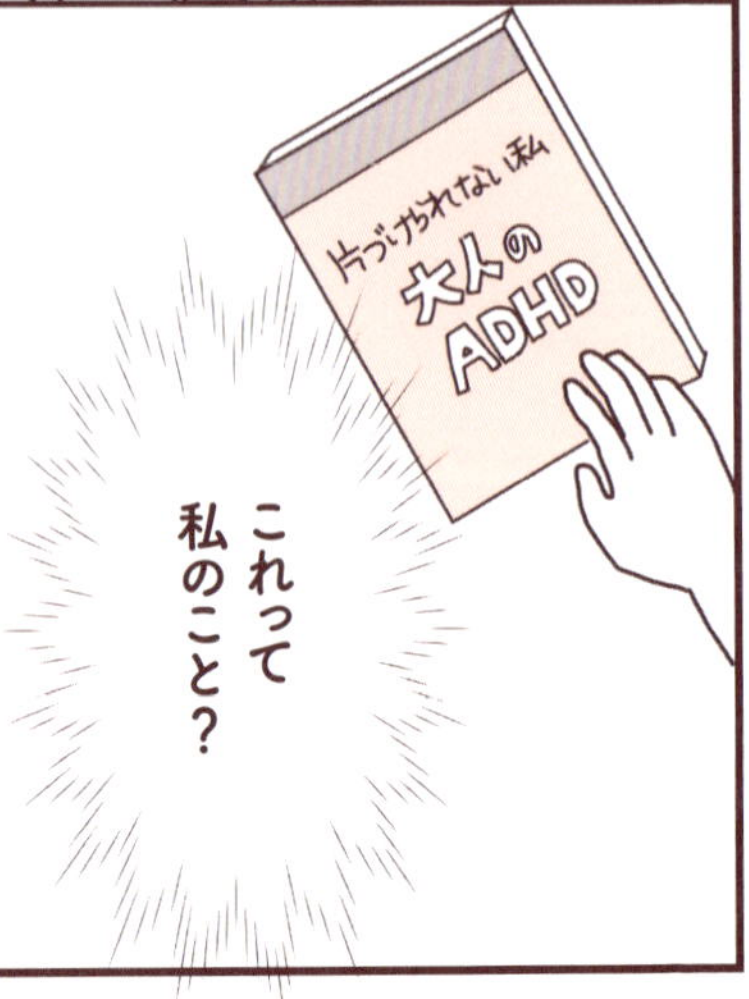
片づけられない私
大人のADHD
これって
私のこと？

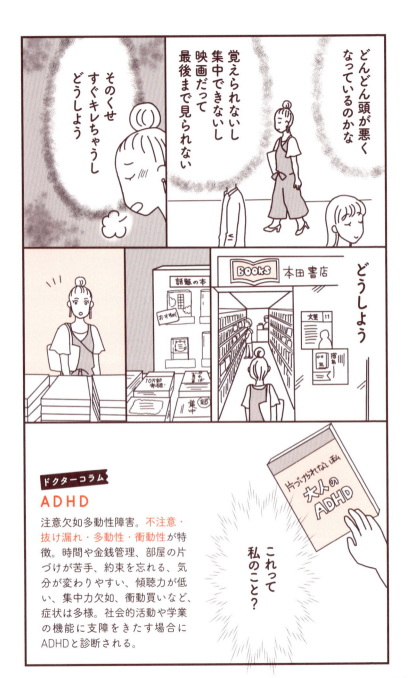

ドクターコラム

ADHD

注意欠如多動性障害。不注意・抜け漏れ・多動性・衝動性が特徴。時間や金銭管理、部屋の片づけが苦手、約束を忘れる、気分が変わりやすい、傾聴力が低い、集中力欠如、衝動買いなど、症状は多様。社会的活動や学業の機能に支障をきたす場合にADHDと診断される。

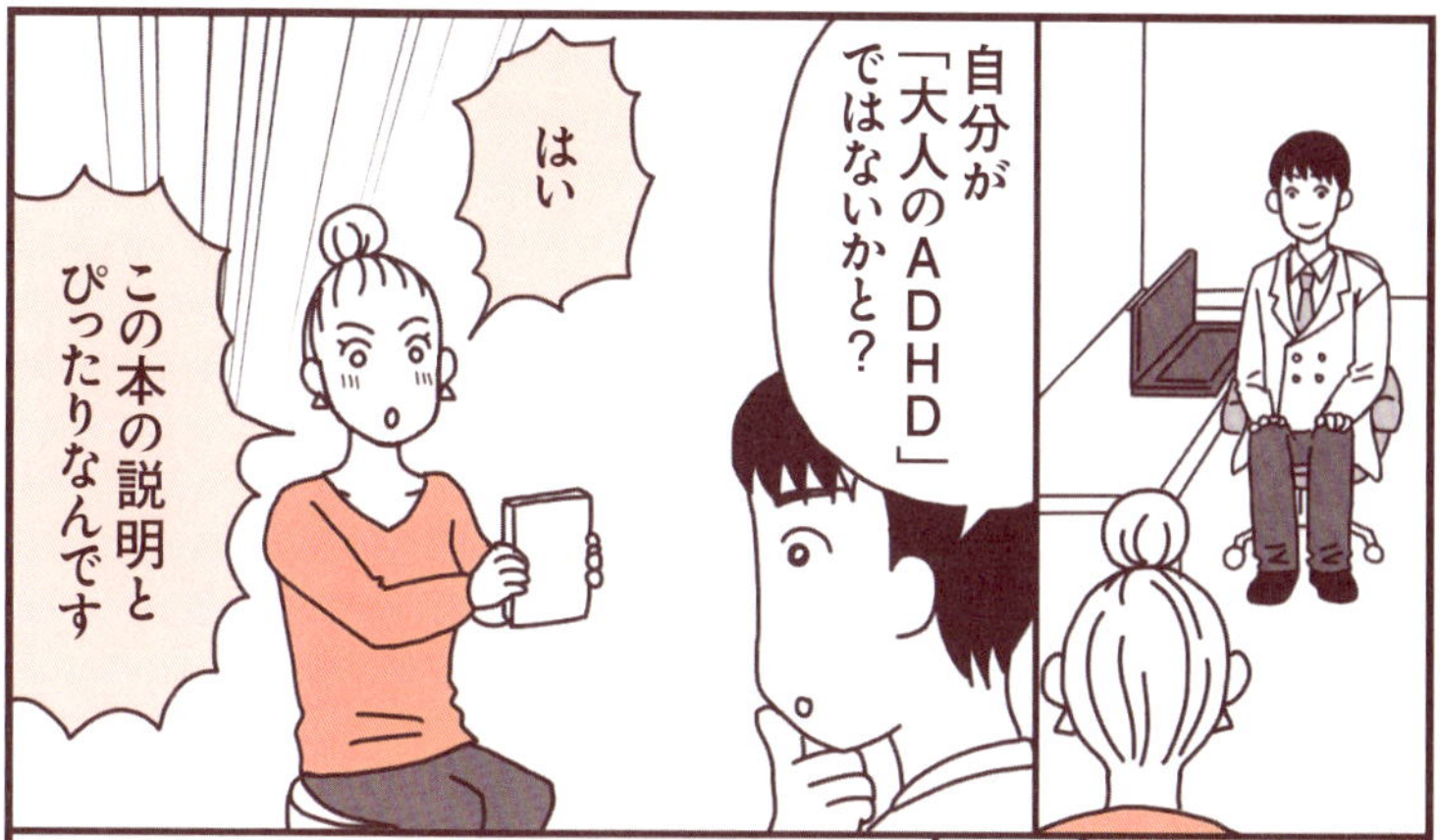
自分が「大人のADHD」ではないかと?
はい
この本の説明とぴったりなんです

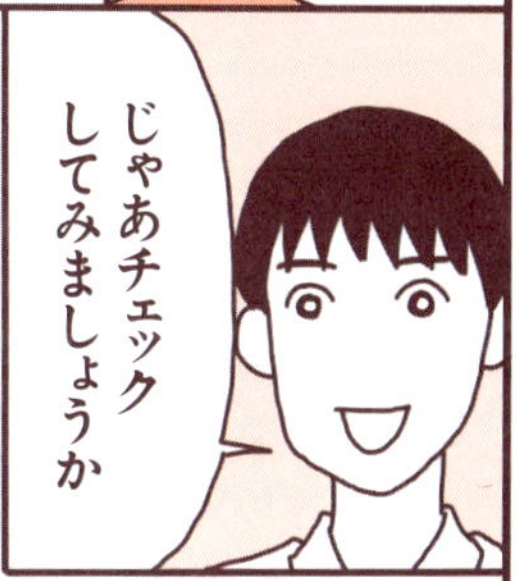
じゃあチェックしてみましょうか

大人のADHDチェックリスト

- □ 部屋が片づけられない
- □ ケアレスミスが多い
- □ 忘れる・抜け漏れが多い
- □ お金や時間の管理が苦手
- □ 集中・注意が持続しない
- □ 自己評価が低い
- □ ささいなことで怒ってしまう
- □ 我慢が苦手
- □ 人間関係の構築・維持が苦手
- □ 衝動買いをしてしまう
- □ 勢いよく行動し続ける
- □ 貧乏ゆすりなど目的のない動き

上記の症状が、12歳以前からあり、「8つ以上」の項目が、家庭・職場・学校など複数の場面で慢性的にある場合、大人のADHDを疑ってみましょう。

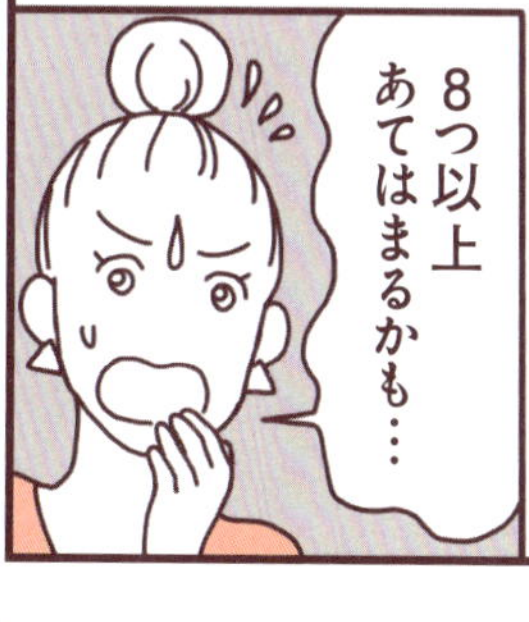
8つ以上あてはまるかも…

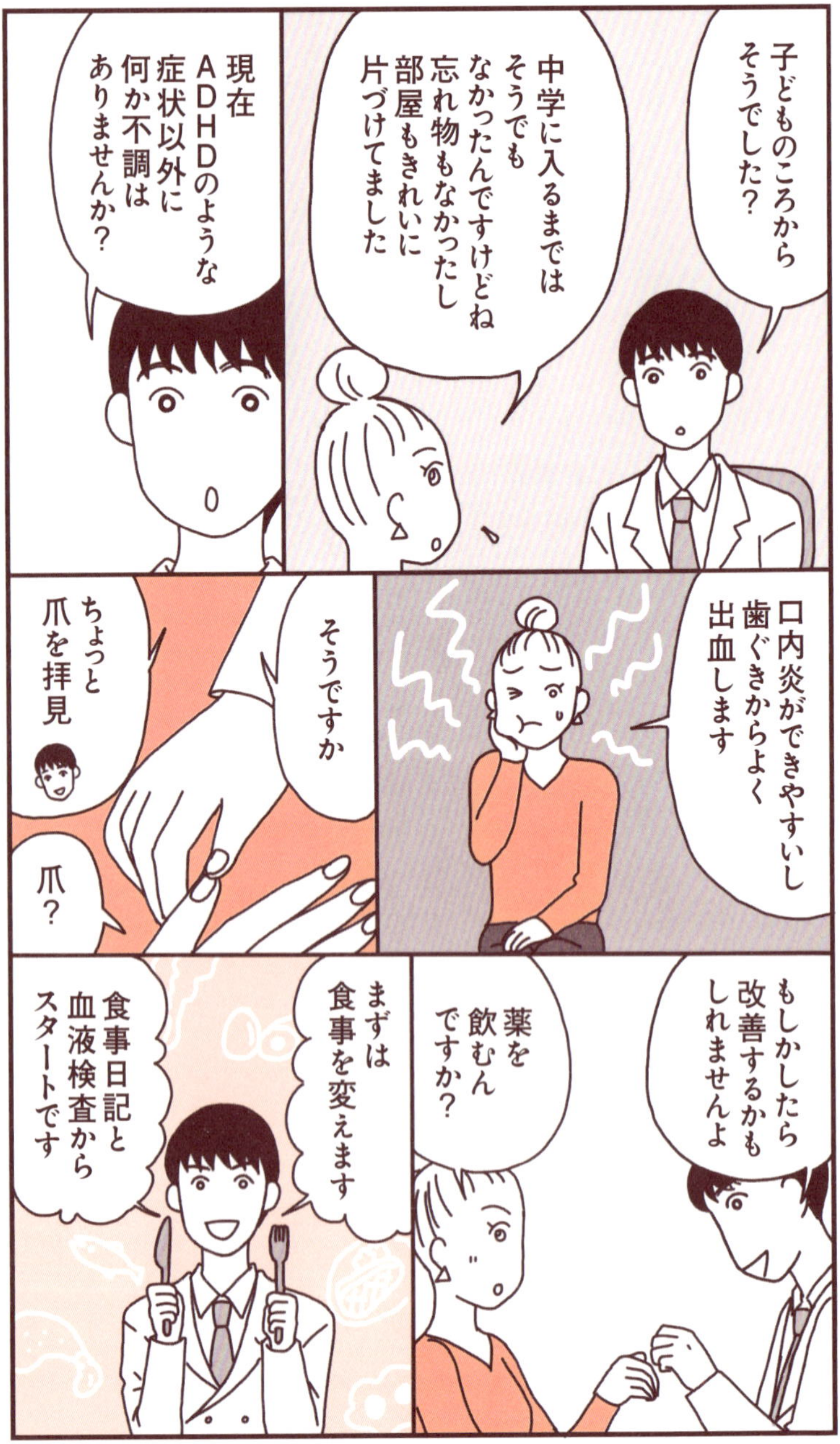
子どものころからそうでした？
中学に入るまではそうでもなかったんですけどね忘れ物もなかったし部屋もきれいに片づけてました
現在ADHDのような症状以外に何か不調はありませんか？
口内炎ができやすいし歯ぐきからよく出血します
そうですか
ちょっと爪を拝見
爪？
もしかしたら改善するかもしれませんよ
薬を飲むんですか？
まずは食事を変えます
食事日記と血液検査からスタートです

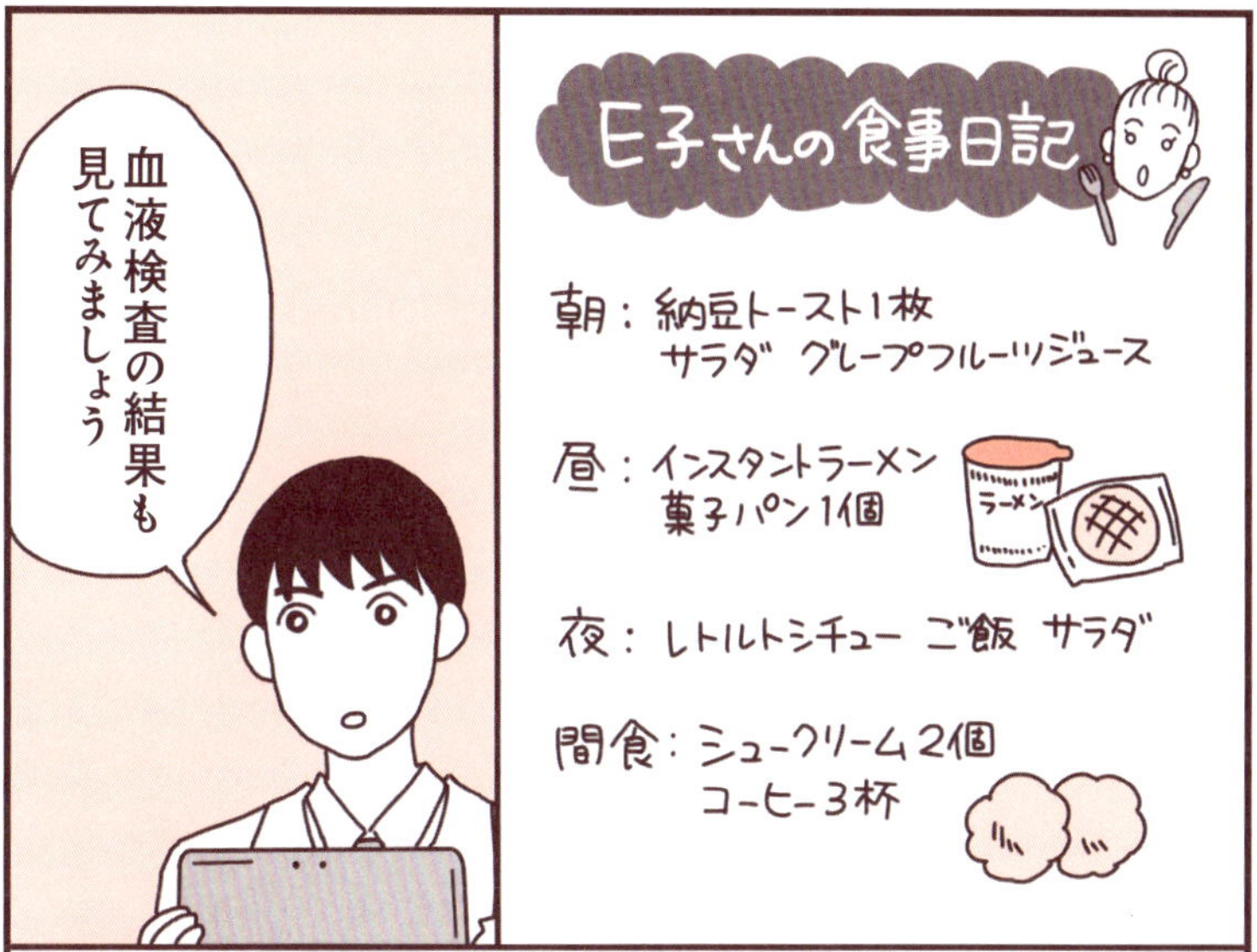
E子さんの食事日記
朝：納豆トースト1枚
サラダ　グレープフルーツジュース
昼：インスタントラーメン
菓子パン1個
ラーメン
夜：レトルトシチュー　ご飯　サラダ
間食：シュークリーム2個
コーヒー3杯
血液検査の結果も見てみましょう

血液検査結果

項目	結果	指標
フェリチン	1ケタ	鉄
ALT（GPT）	1ケタ	ビタミンB_6
BUN	1ケタ	たんぱく質＋ビタミンB群
1.5AG	1ケタ	食後高血糖
ALP	150未満	亜鉛・マグネシウム
亜鉛	80未満	亜鉛

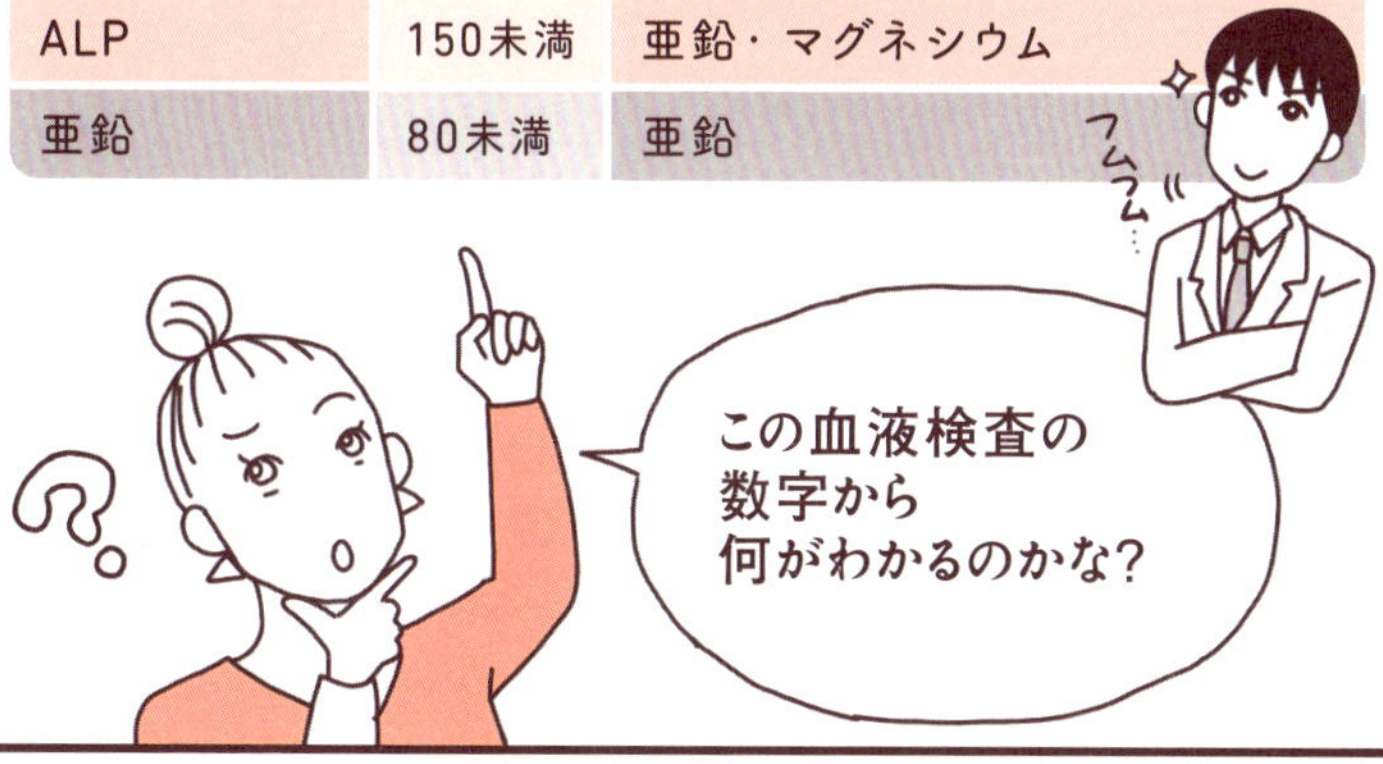
フムフム…
この血液検査の
数字から
何がわかるのかな？

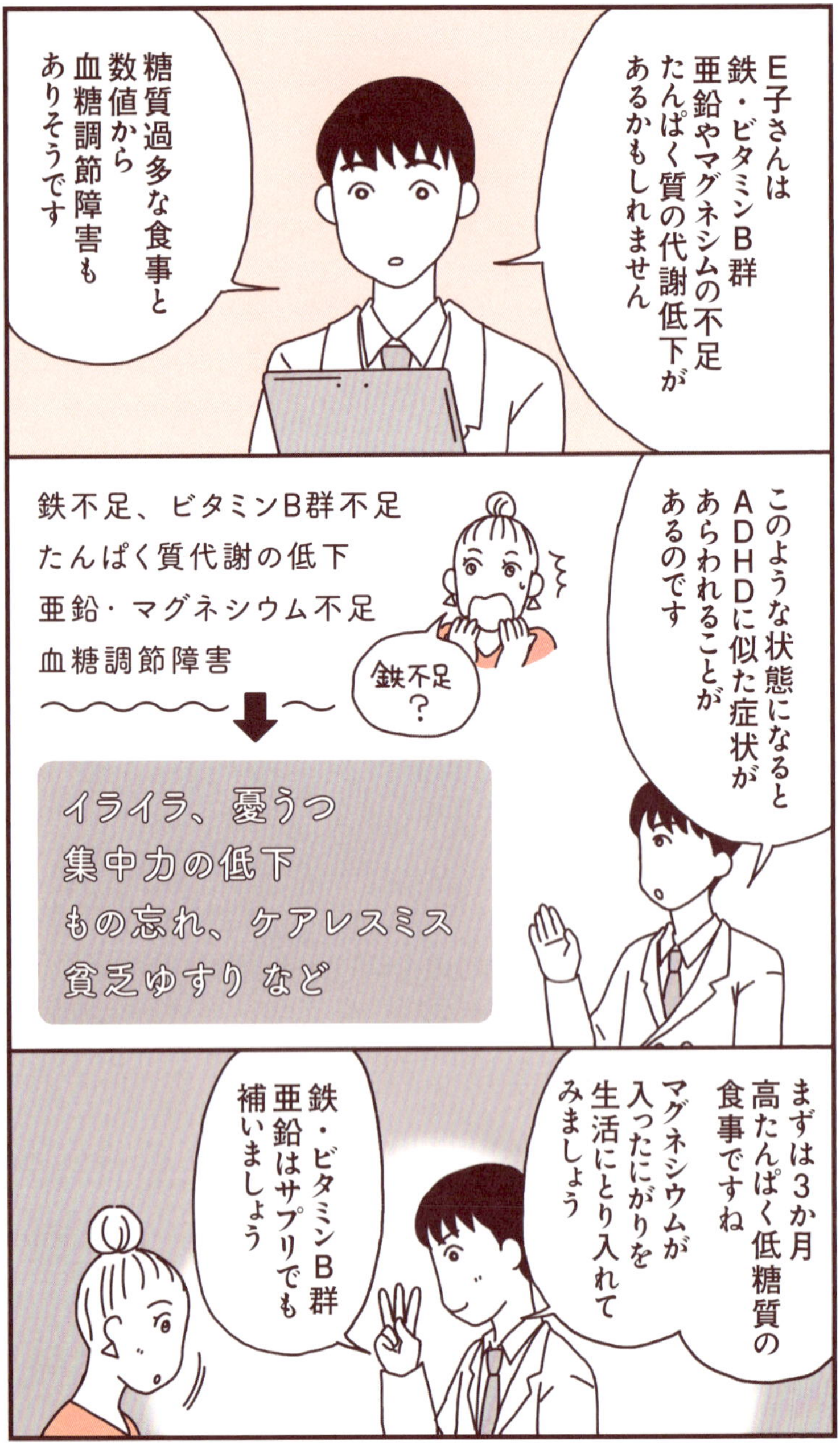

E子さんは鉄・ビタミンB群亜鉛やマグネシムの不足たんぱく質の代謝低下があるかもしれません
糖質過多な食事と数値から血糖調節障害もありそうです
このような状態になるとADHDに似た症状があらわれることがあるのです
鉄不足、ビタミンB群不足
たんぱく質代謝の低下
亜鉛・マグネシウム不足
血糖調節障害
鉄不足？
イライラ、憂うつ
集中力の低下
もの忘れ、ケアレスミス
貧乏ゆすり など
まずは3か月高たんぱく低糖質の食事ですね
マグネシウムが入ったにがりを生活にとり入れてみましょう
鉄・ビタミンB群亜鉛はサプリでも補いましょう

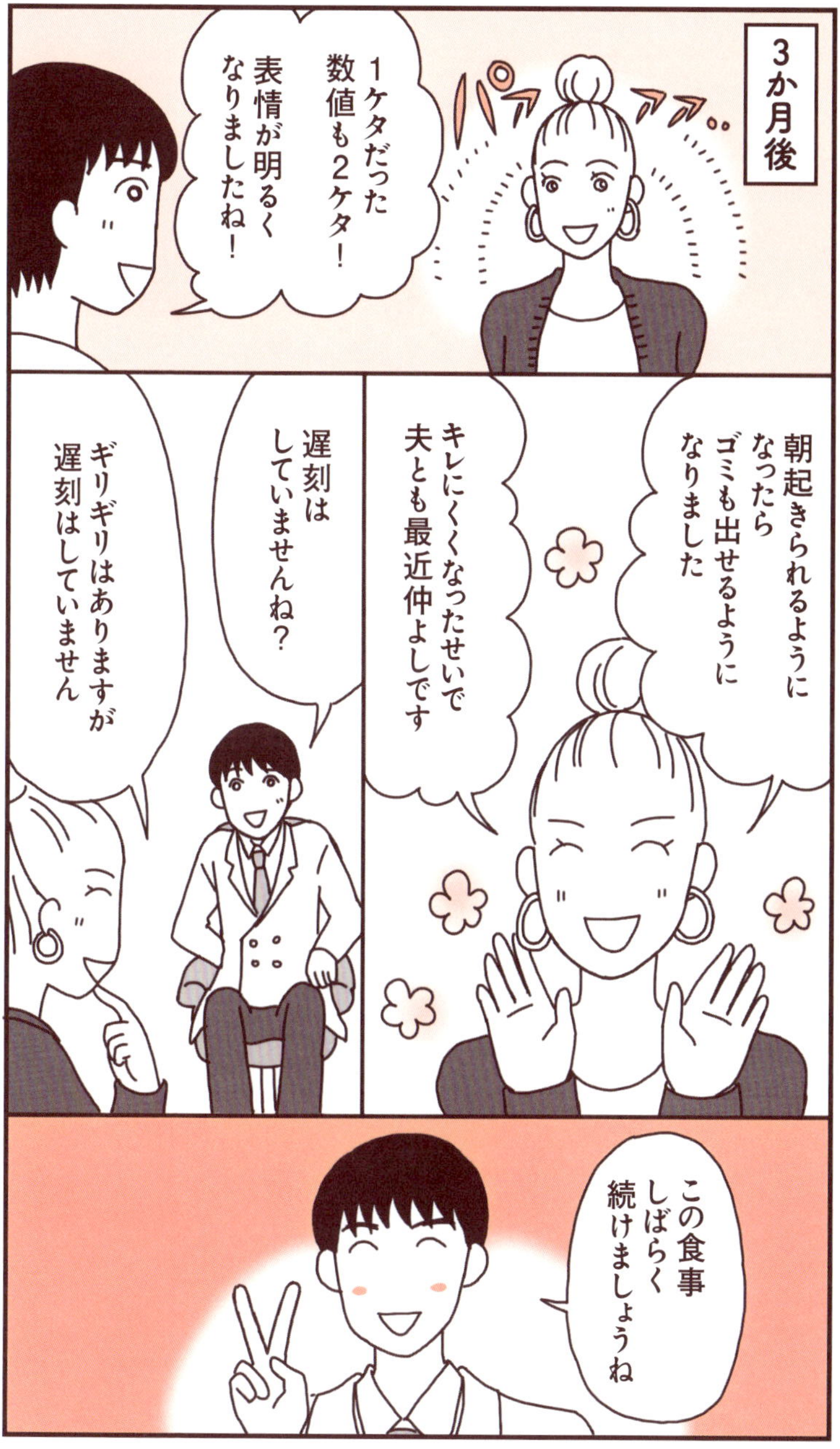
3か月後
パァァァ..
1ケタだった数値も2ケタ！表情が明るくなりましたね！
朝起きられるようになったらゴミも出せるようになりました
キレにくくなったせいで夫とも最近仲よしです
遅刻はしていませんね？
ギリギリはありますが遅刻はしていません
この食事しばらく続けましょうね

産後うつ
F子さんの場合

症例 6

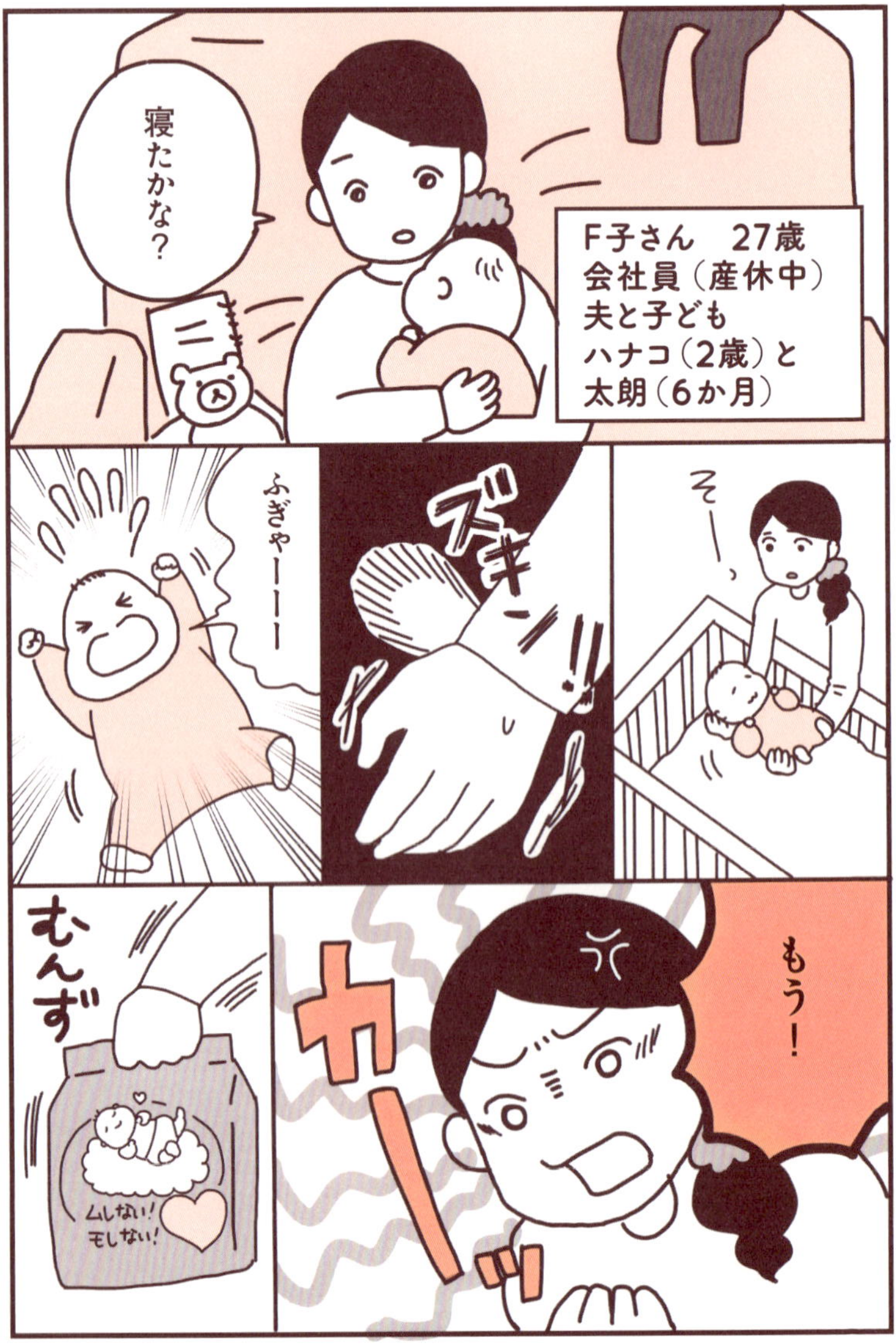

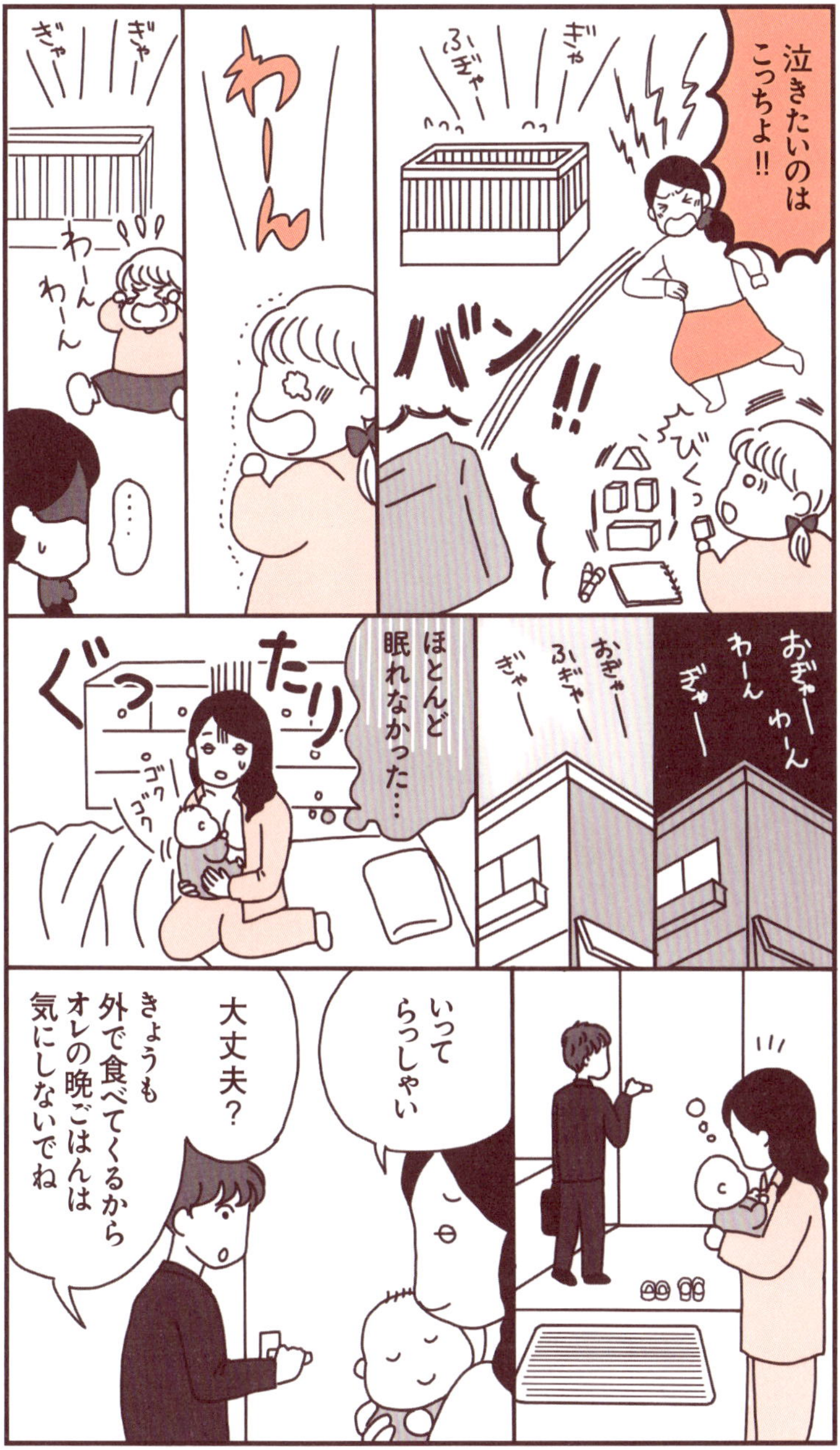
泣きたいのはこっちよ!!
ぎゃ
ふぎゃー
バン!!
びくっ
わーん
ぎゃ
ぎゃ
わーん
わーん
……
おぎゃー
わーん
わーん
ぎゃー
おぎゃー
ふぎゃー
ぎゃー
ほとんど眠れなかった…
ぐっ
たり
ゴクゴク
いってらっしゃい
大丈夫?
きょうも外で食べてくるからオレの晩ごはんは気にしないでね

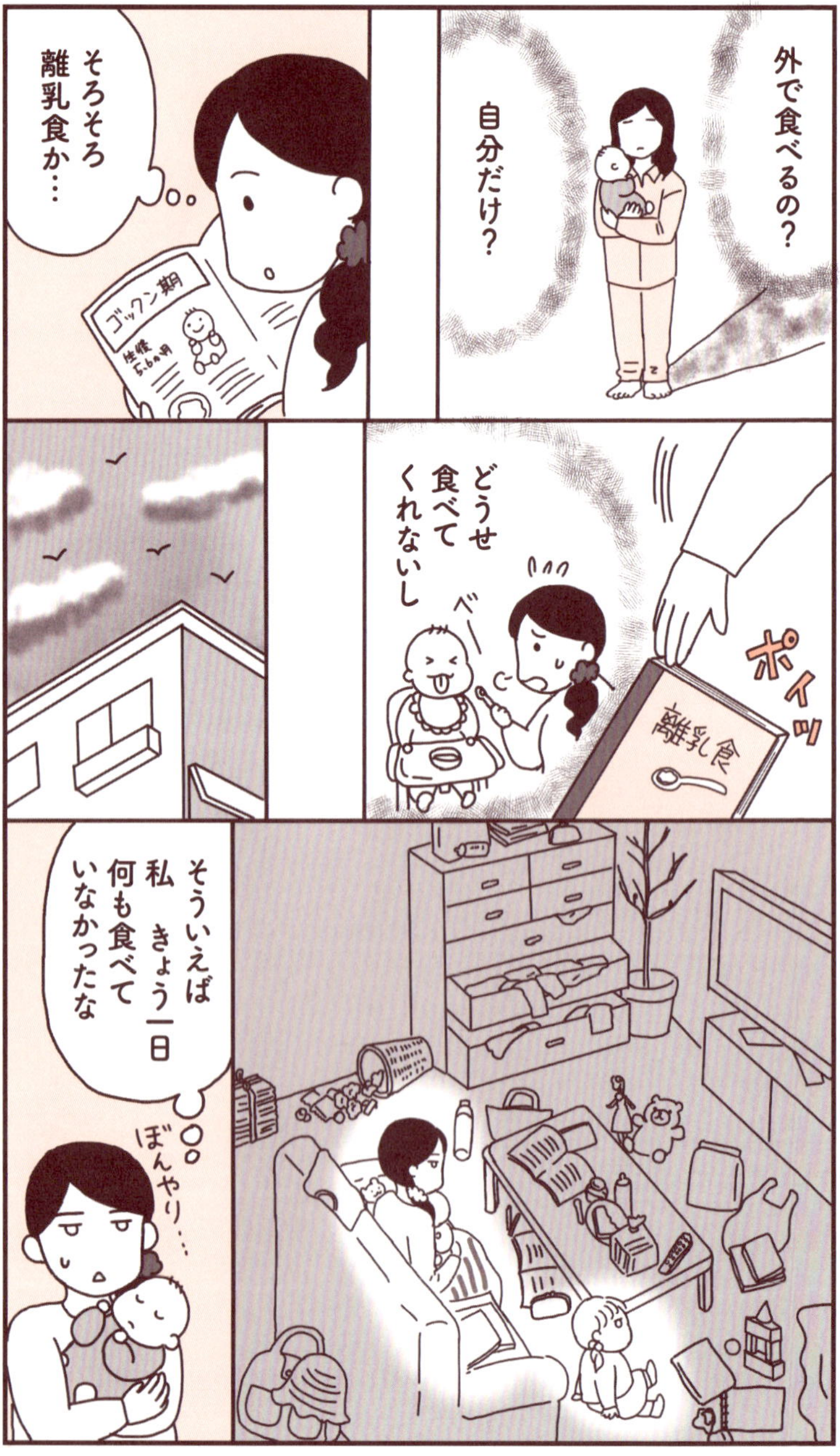
外で食べるの？
自分だけ？
そろそろ離乳食か…
ゴックン期
生後5、6ヵ月
どうせ食べてくれないし
ベー
ポイッ
離乳食
そういえば私 きょう一日何も食べていなかったな
ぼんやり…

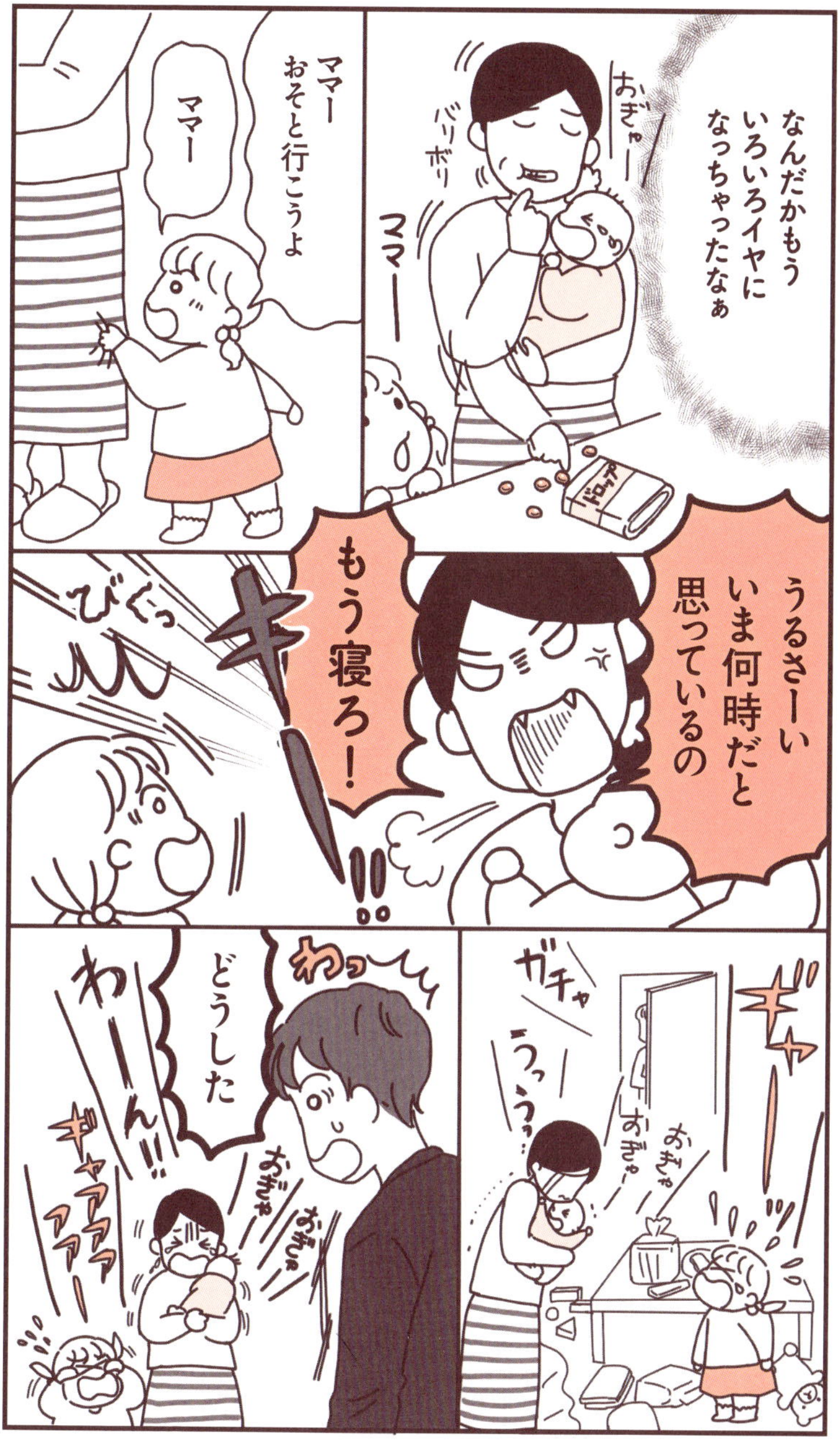

なんだかもう
いろいろイヤに
なっちゃったなぁ
おぎゃー
バリボリ
ママーー
ママー
おそと行こうよ
ママー
うるさーい
いま何時だと
思っているの
もう寝ろ!
キッ
びくっ
!!
ギャー
ガチャ
うっうぅ…
おぎゃー
おぎゃ
わっ
どうした
わーーん!!
ギャアアアアアー
おぎゃ
おぎゃ

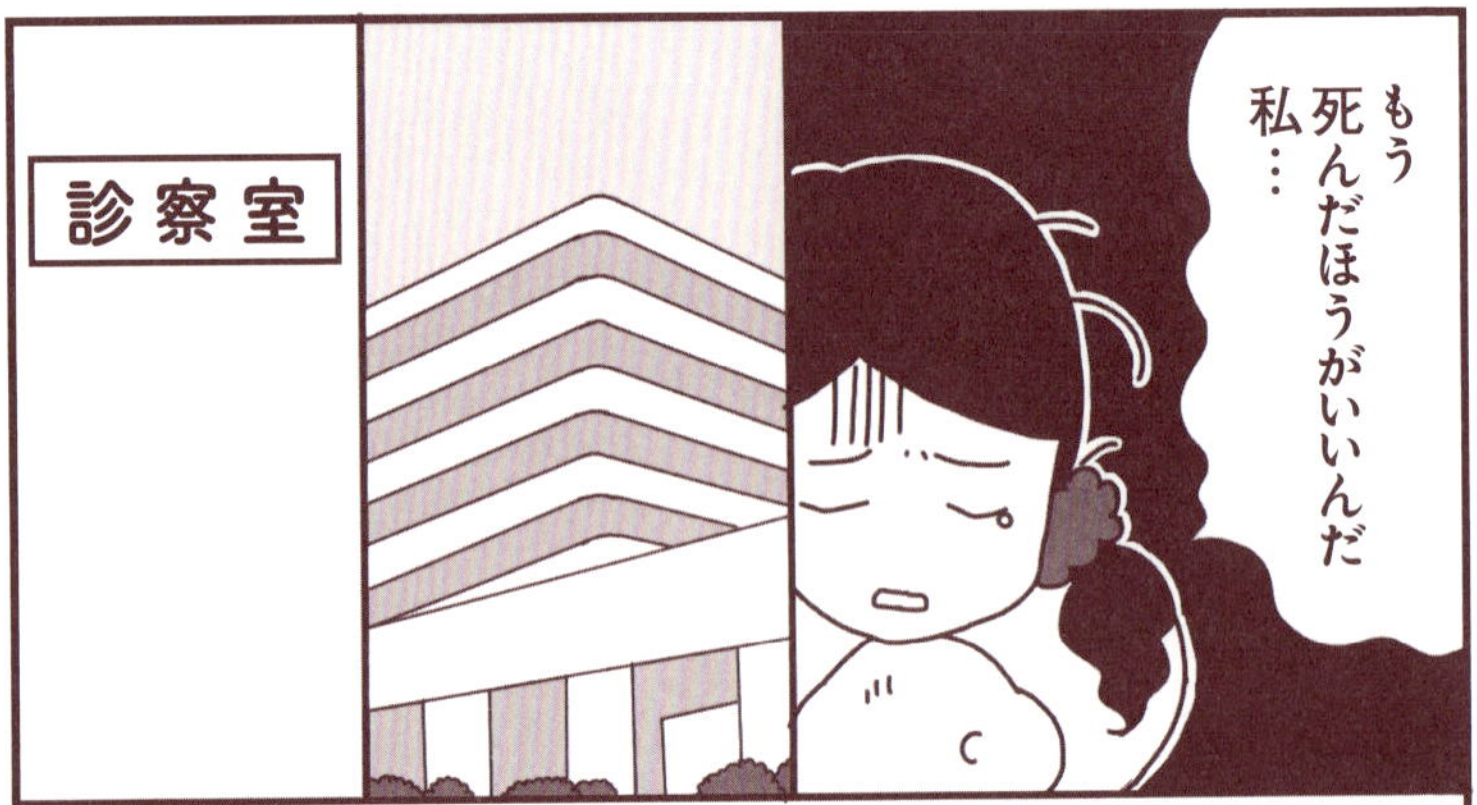
もう死んだほうがいいんだ私…
診察室

ドクターコラム

産後うつ

鉄は、セロトニンやドパミンなどの脳内神経伝達物質の生成や、全身の細胞にあるミトコンドリアでのエネルギー産生に欠かせない。出産すると体の鉄が激減するため、うつ状態の原因となる。欧米の産婦人科ではフェリチン（貯蔵鉄）40ng/ml以上での出産を推奨している。

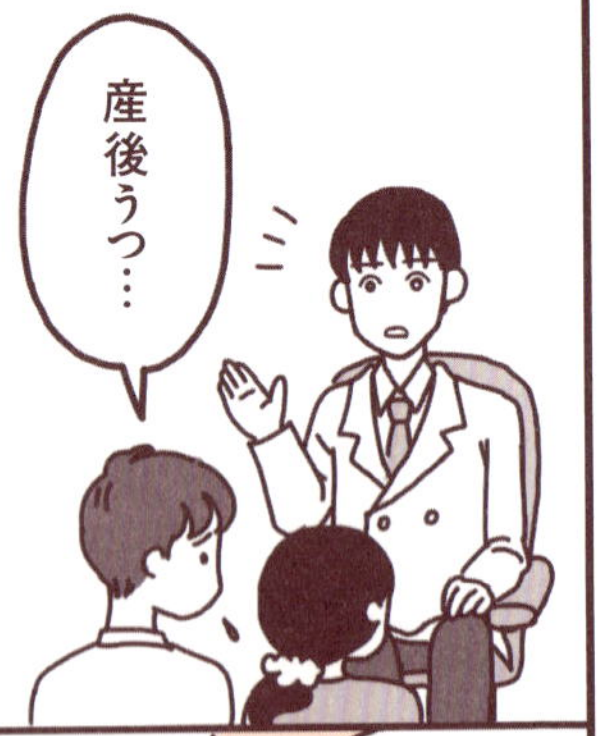
産後うつ…

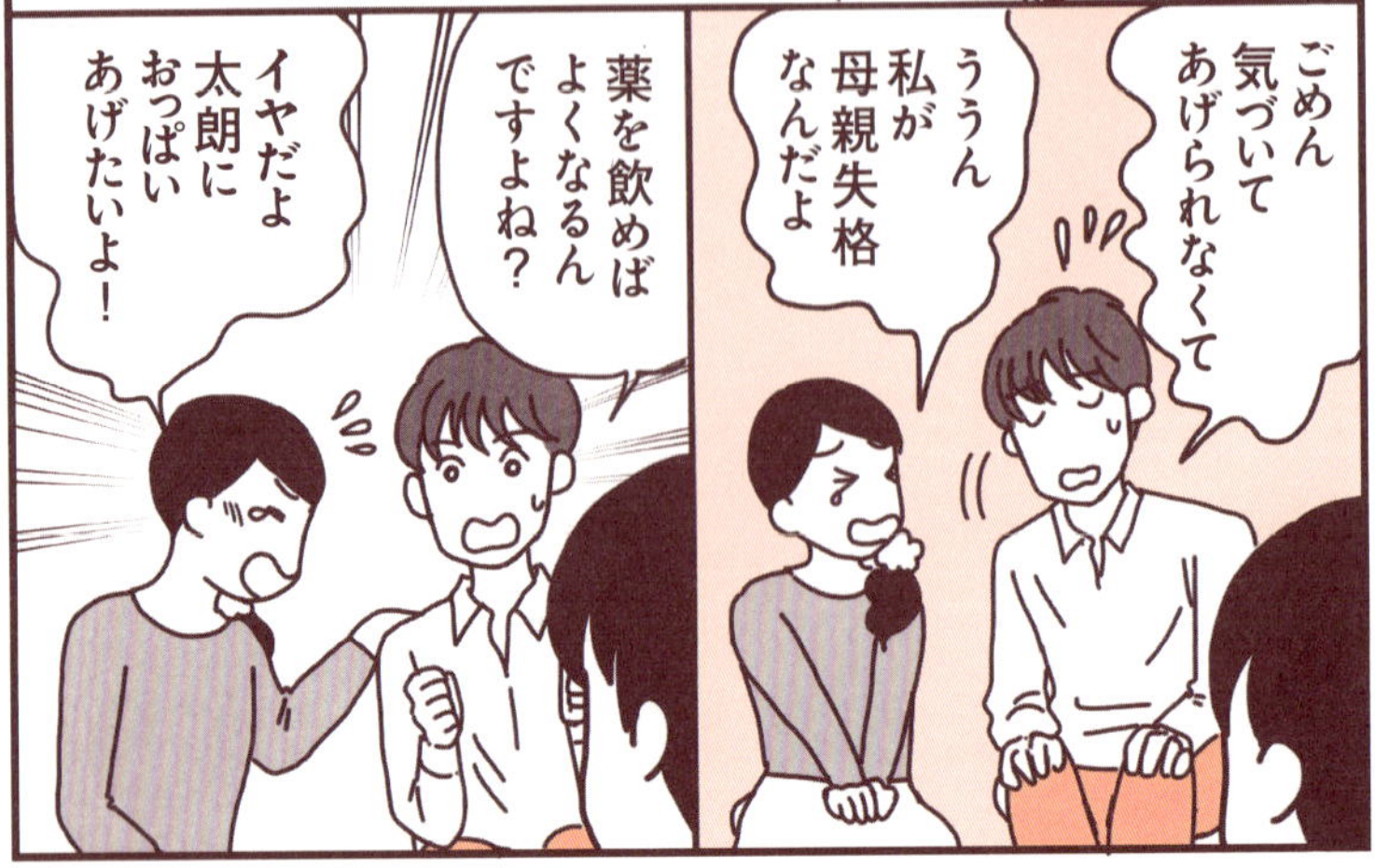
ごめん気づいてあげられなくて
ううん私が母親失格なんだよ
薬を飲めばよくなるんですよね？
イヤだよ太朗におっぱいあげたいよ！

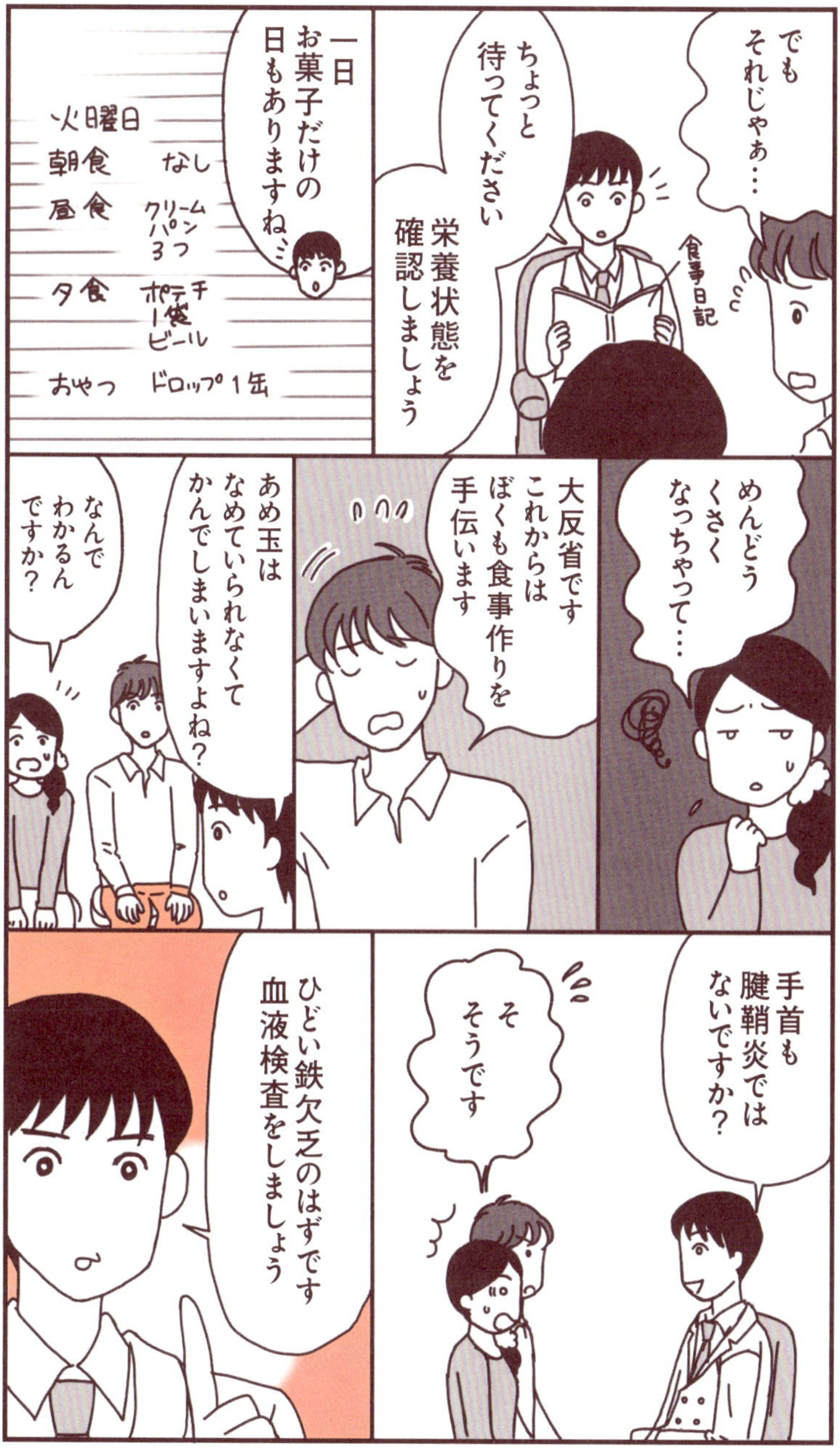

でも
それじゃぁ…
食事日記
ちょっと
待ってください
栄養状態を
確認しましょう
一日
お菓子だけの
日もありますね
火曜日
朝食 なし
昼食 クリームパン 3つ
夕食 ポテチ 1袋 ビール
おやつ ドロップ 1缶
めんどう
くさく
なっちゃって…
大反省です
これからは
ぼくも食事作りを
手伝います
あめ玉は
なめていられなくて
かんでしまいますよね?
なんで
わかるん
ですか?
手首も
腱鞘炎では
ないですか?
そ
そうです
ひどい鉄欠乏のはずです
血液検査をしましょう

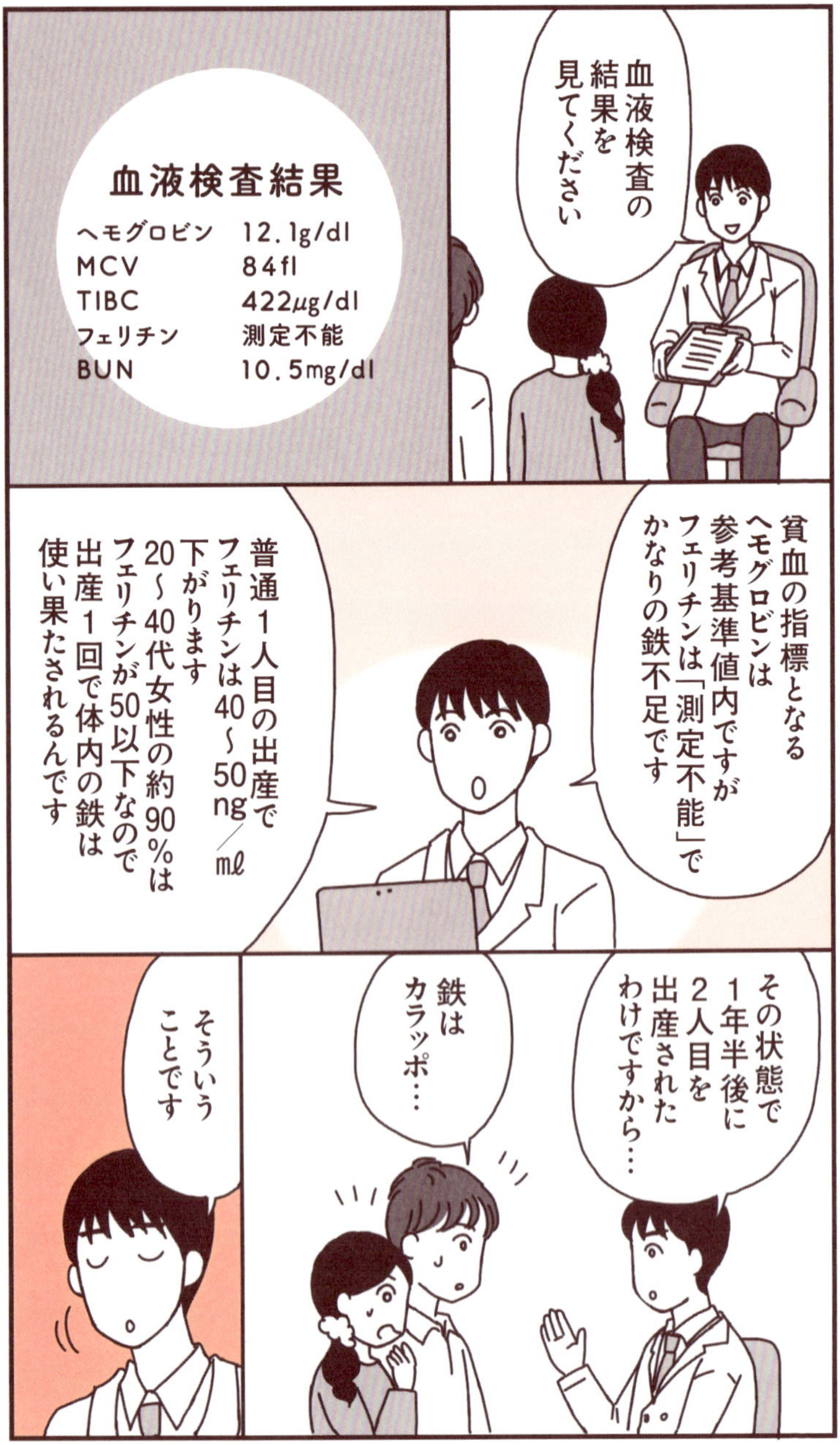
血液検査の結果を見てください
血液検査結果
ヘモグロビン 12.1g/dl
MCV 84fl
TIBC 422μg/dl
フェリチン 測定不能
BUN 10.5mg/dl
貧血の指標となるヘモグロビンは参考基準値内ですがフェリチンは「測定不能」でかなりの鉄不足です
普通1人目の出産でフェリチンは40～50ng/mℓ下がります 20～40代女性の約90％はフェリチンが50以下なので出産1回で体内の鉄は使い果たされるんです
その状態で1年半後に2人目を出産されたわけですから…
鉄はカラッポ…
そういうことです

ドクターコラム

妊娠と鉄の関係

母体と胎児の心身の健康に、鉄は必須で、貧血がなくても十分に鉄を貯蔵したうえで妊娠・出産を迎えたほうがよい。妊娠時は、胎児に優先的に鉄が運ばれる。鉄欠乏があると母体を守るために流産・不妊のリスクも高まる。胎児の中枢神経系の発達に鉄は重要。

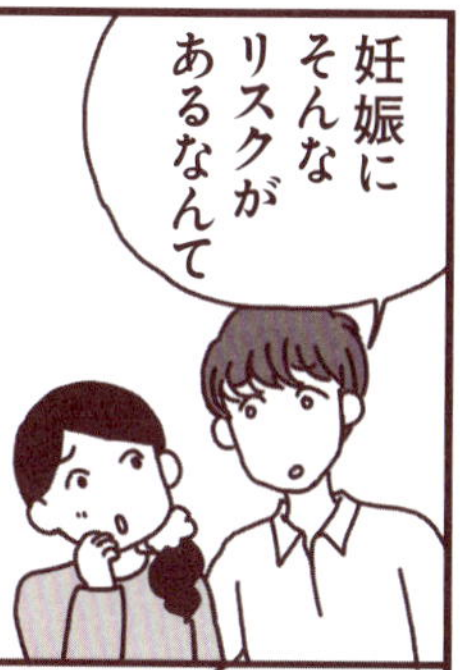
妊娠にそんなリスクがあるなんて

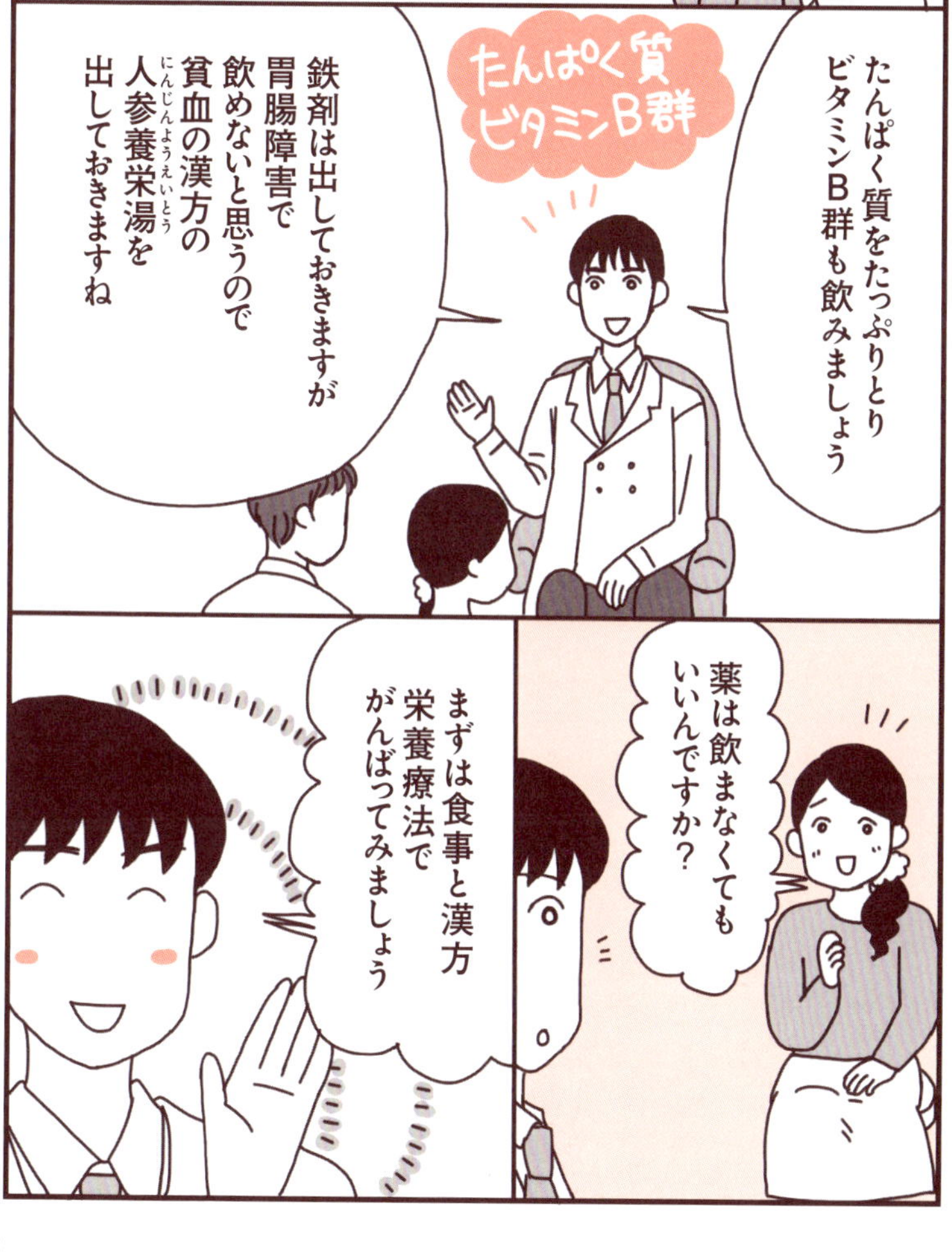
たんぱく質をたっぷりとり
ビタミンB群も飲みましょう
たんぱく質
ビタミンB群
鉄剤は出しておきますが
胃腸障害で
飲めないと思うので
貧血の漢方の
人参養栄湯《にんじんようえいとう》を
出しておきますね
薬は飲まなくても
いいんですか?
まずは食事と漢方
栄養療法で
がんばってみましょう

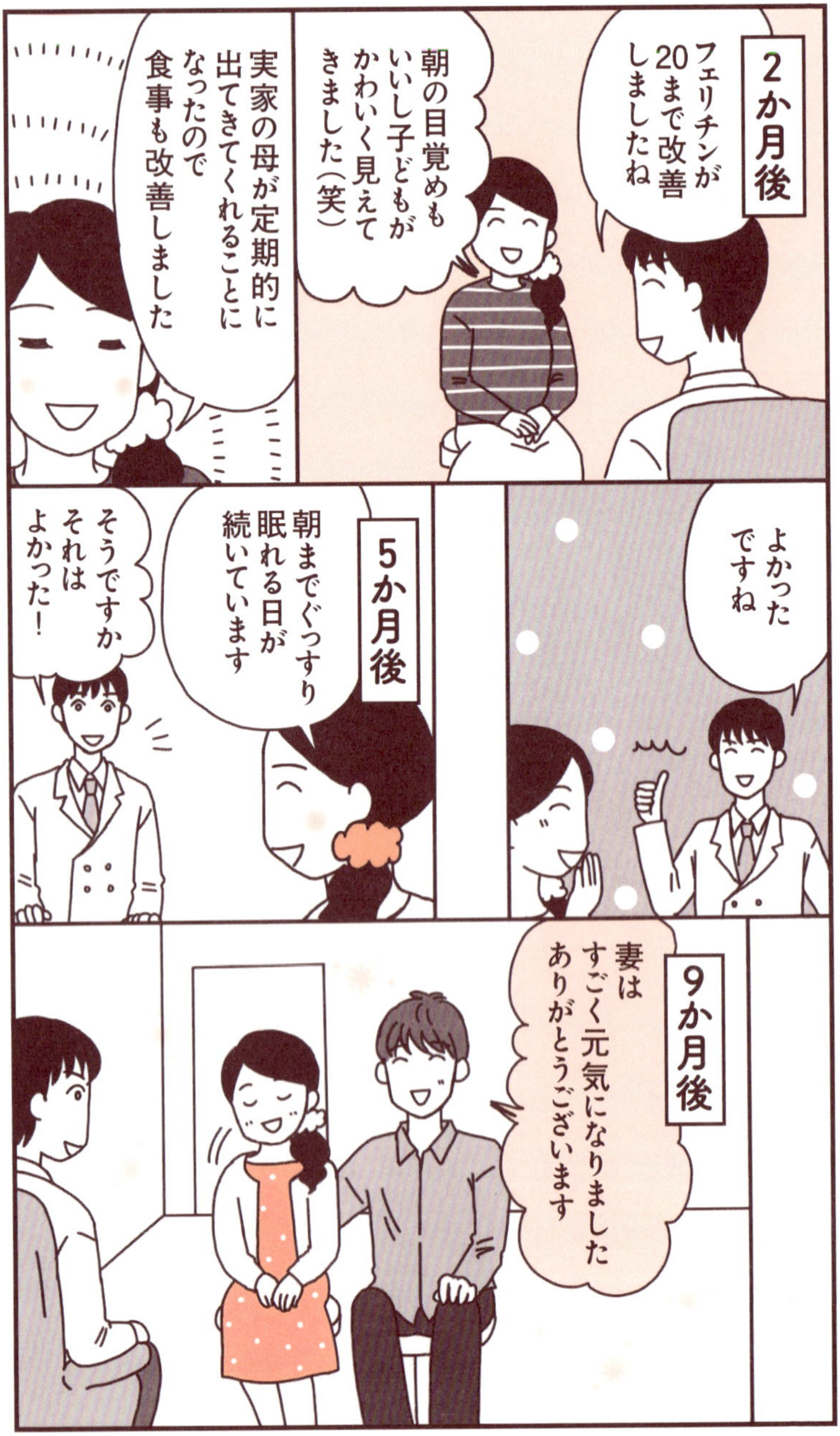
2か月後
フェリチンが20まで改善しましたね
朝の目覚めもいいし子どもがかわいく見えてきました（笑）
実家の母が定期的に出てきてくれることになったので食事も改善しました
よかったですね
5か月後
朝までぐっすり眠れる日が続いています
そうですかそれはよかった！
9か月後
妻はすごく元気になりましたありがとうございます

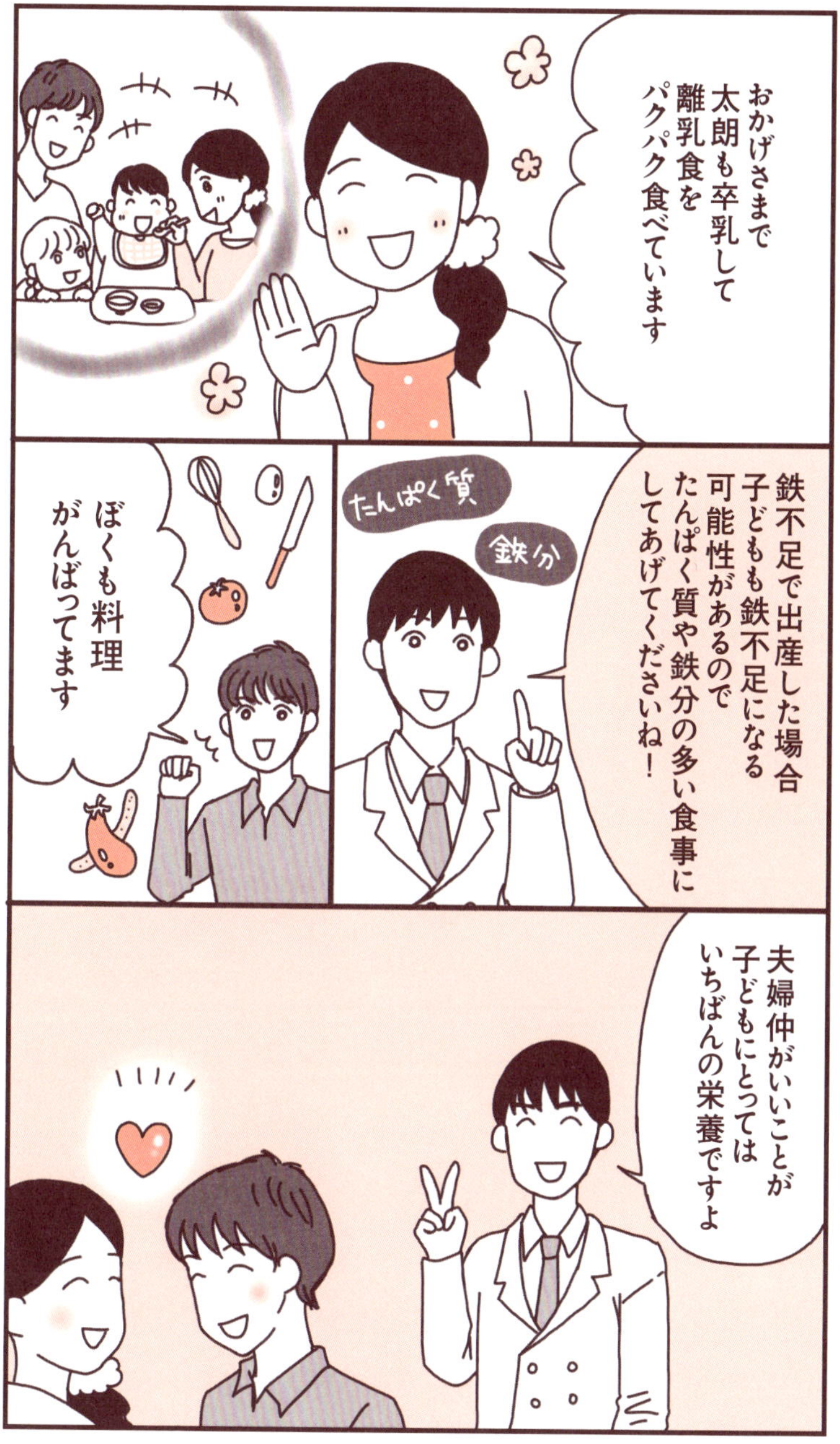
おかげさまで太朗も卒乳して離乳食をパクパク食べています
鉄不足で出産した場合子どもも鉄不足になる可能性があるのでたんぱく質や鉄分の多い食事にしてあげてくださいね！
たんぱく質
鉄分
ぼくも料理がんばってます
夫婦仲がいいことが子どもにとってはいちばんの栄養ですよ

子どもの発達障害 G太くんの場合

症例 7

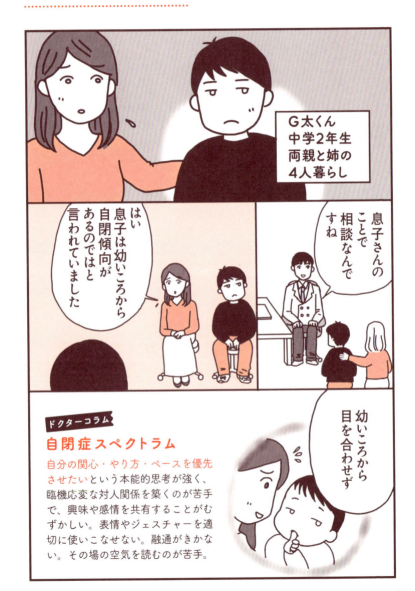

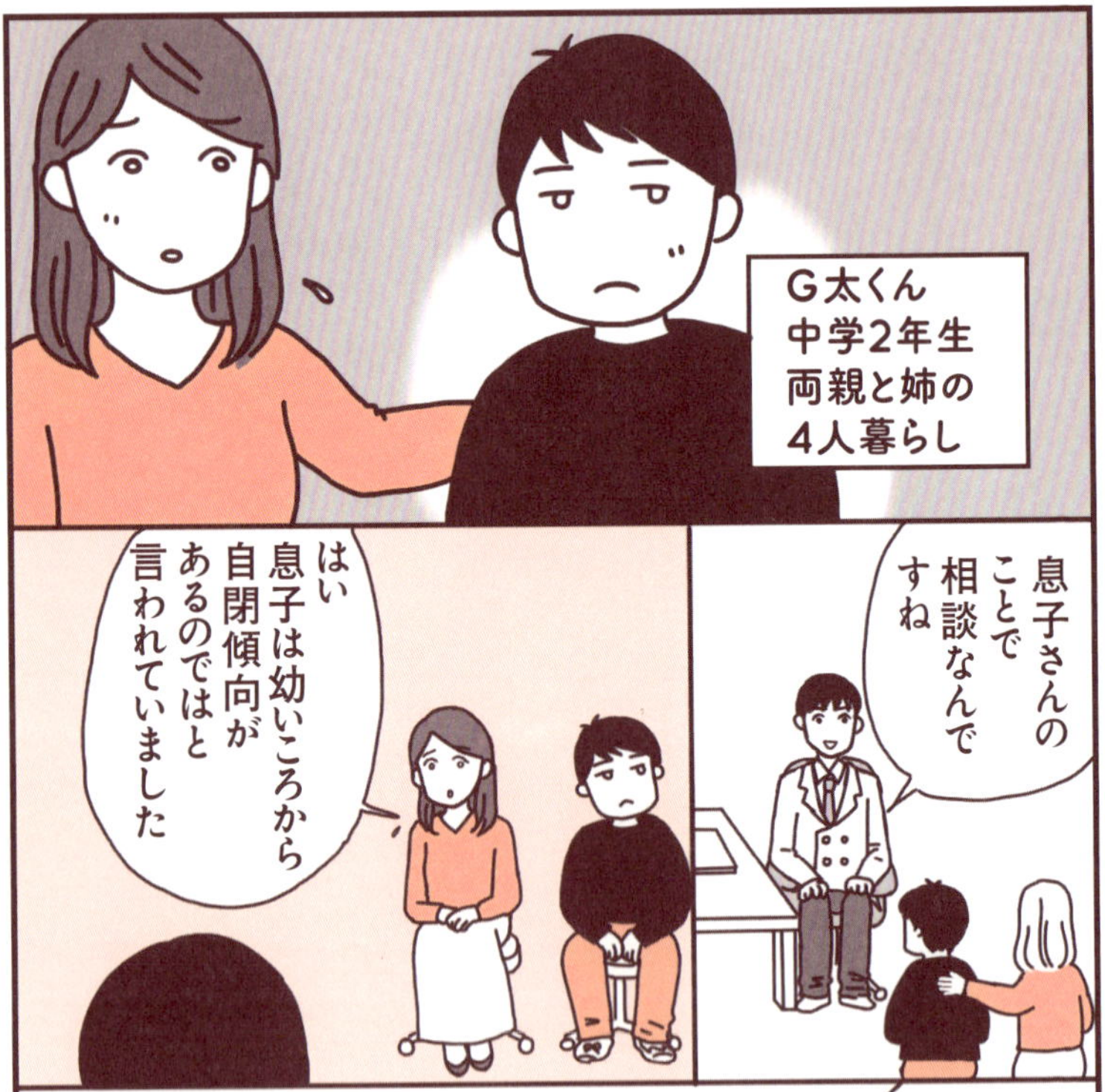

G太くん
中学2年生
両親と姉の
4人暮らし
息子さんのことで相談なんですね
はい息子は幼いころから自閉傾向があるのではと言われていました

ドクターコラム

自閉症スペクトラム

自分の関心・やり方・ペースを優先させたいという本能的思考が強く、臨機応変な対人関係を築くのが苦手で、興味や感情を共有することがむずかしい。表情やジェスチャーを適切に使いこなせない。融通がきかない。その場の空気を読むのが苦手。

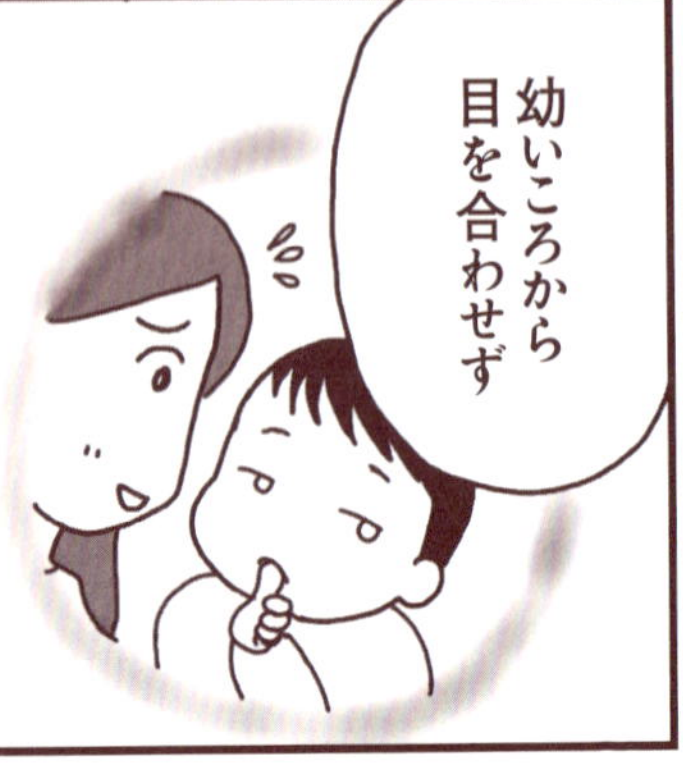

幼いころから目を合わせず

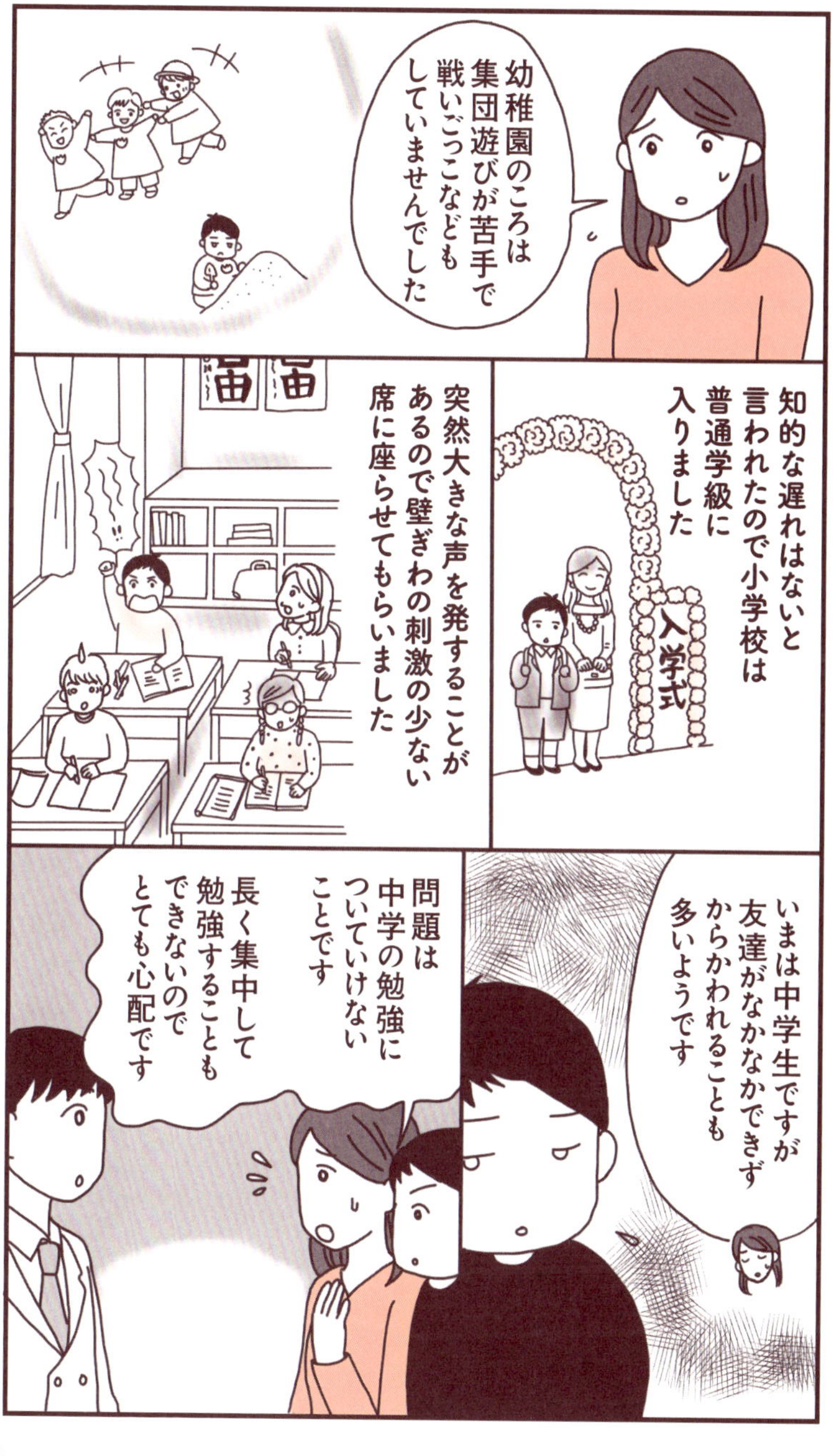
幼稚園のころは集団遊びが苦手で戦いごっこなどもしていませんでした
知的な遅れはないと言われたので小学校は普通学級に入りました
入学式
突然大きな声を発することがあるので壁ぎわの刺激の少ない席に座らせてもらいました
いまは中学生ですが友達がなかなかできずからかわれることも多いようです
問題は中学の勉強についていけないことです
長く集中して勉強することもできないのでとても心配です

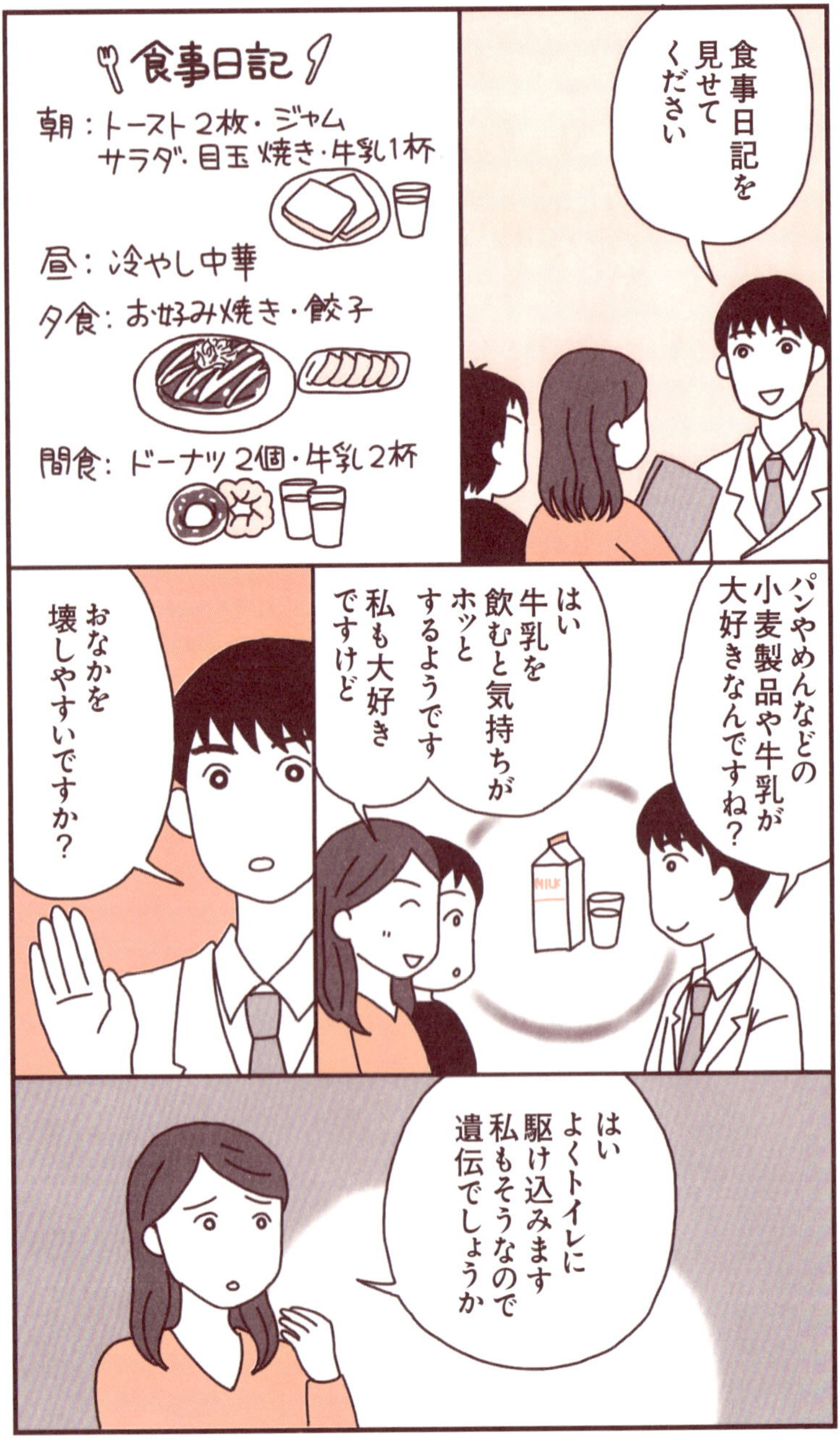
食事日記を見せてください
食事日記
朝：トースト2枚・ジャム
サラダ・目玉焼き・牛乳1杯
昼：冷やし中華
夕食：お好み焼き・餃子
間食：ドーナツ2個・牛乳2杯
パンやめんなどの小麦製品や牛乳が大好きなんですね？
はい 牛乳を飲むと気持ちがホッとするようです 私も大好きですけど
おなかを壊しやすいですか？
はい よくトイレに駆け込みます 私もそうなので遺伝でしょうか

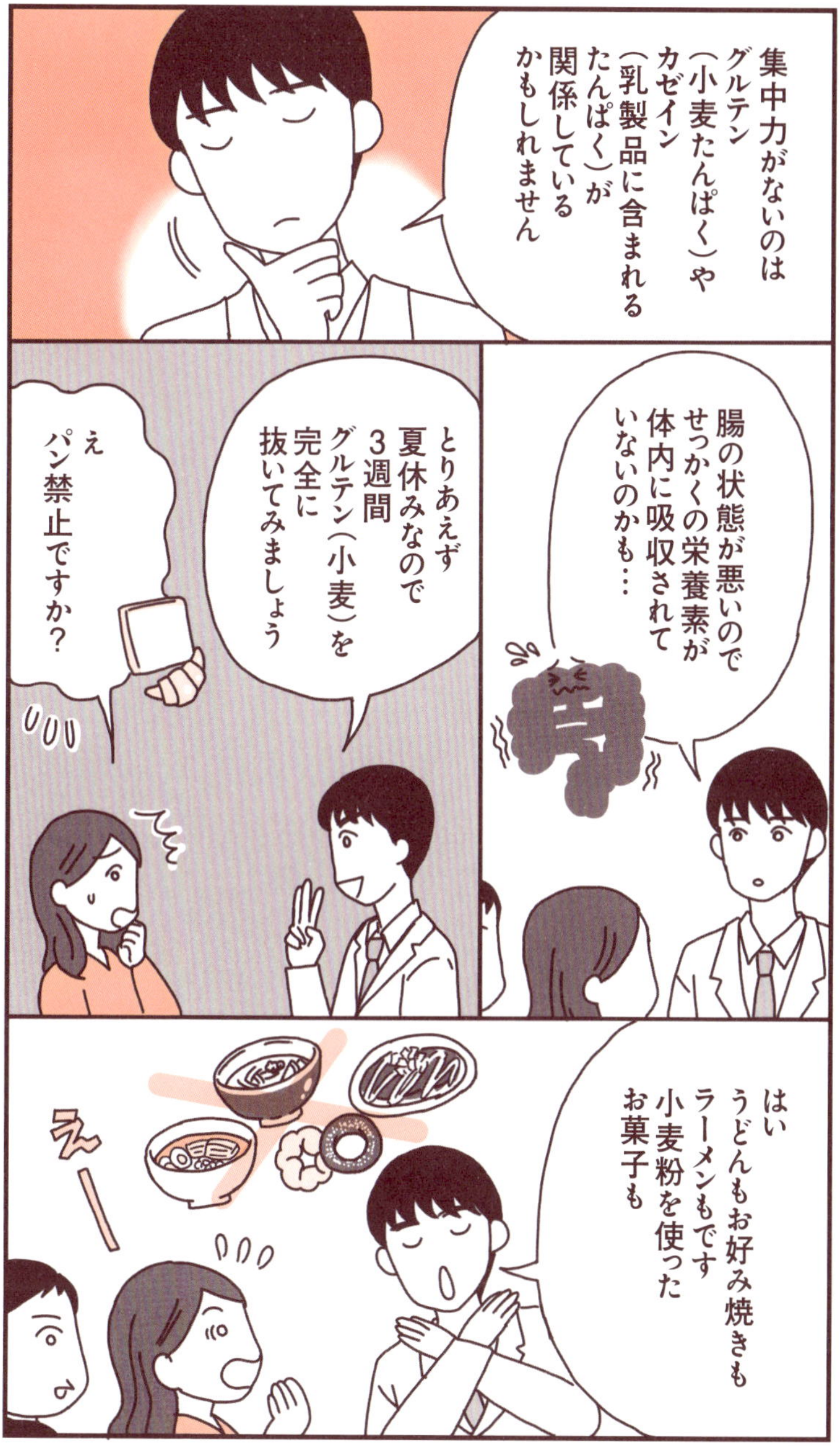

集中力がないのは グルテン（小麦たんぱく）や カゼイン（乳製品に含まれる たんぱく）が 関係している かもしれません
腸の状態が悪いので せっかくの栄養素が 体内に吸収されて いないのかも…
とりあえず 夏休みなので 3週間 グルテン（小麦）を 完全に 抜いてみましょう
え パン禁止ですか？
はい うどんもお好み焼きも ラーメンもです 小麦粉を使った お菓子も
えー

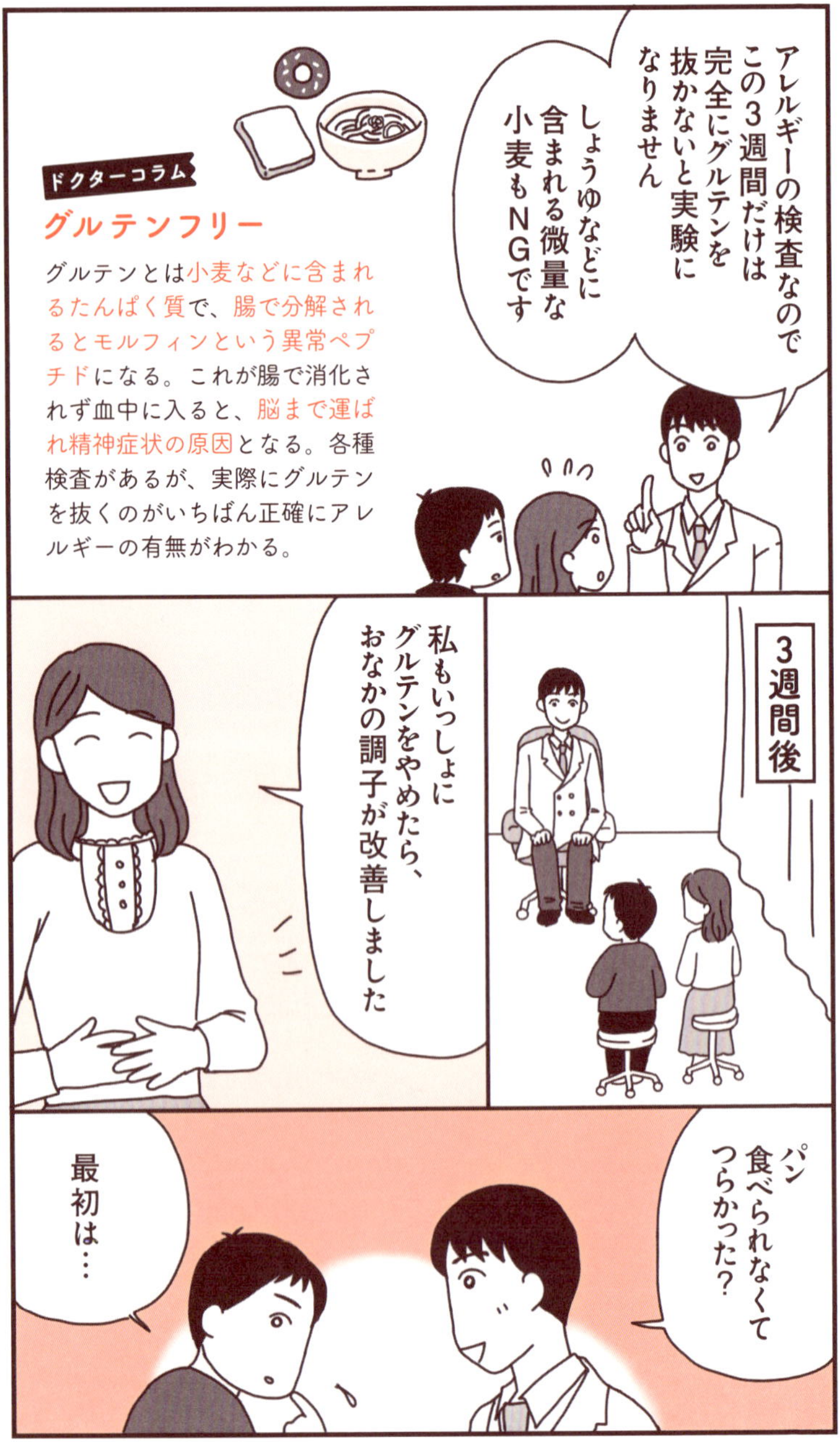
アレルギーの検査なので
この3週間だけは
完全にグルテンを
抜かないと実験に
なりません
しょうゆなどに
含まれる微量な
小麦もNGです
3週間後
私もいっしょに
グルテンをやめたら、
おなかの調子が改善しました
パン
食べられなくて
つらかった?
最初は…

ドクターコラム

グルテンフリー

グルテンとは小麦などに含まれるたんぱく質で、腸で分解されるとモルフィンという異常ペプチドになる。これが腸で消化されず血中に入ると、脳まで運ばれ精神症状の原因となる。各種検査があるが、実際にグルテンを抜くのがいちばん正確にアレルギーの有無がわかる。

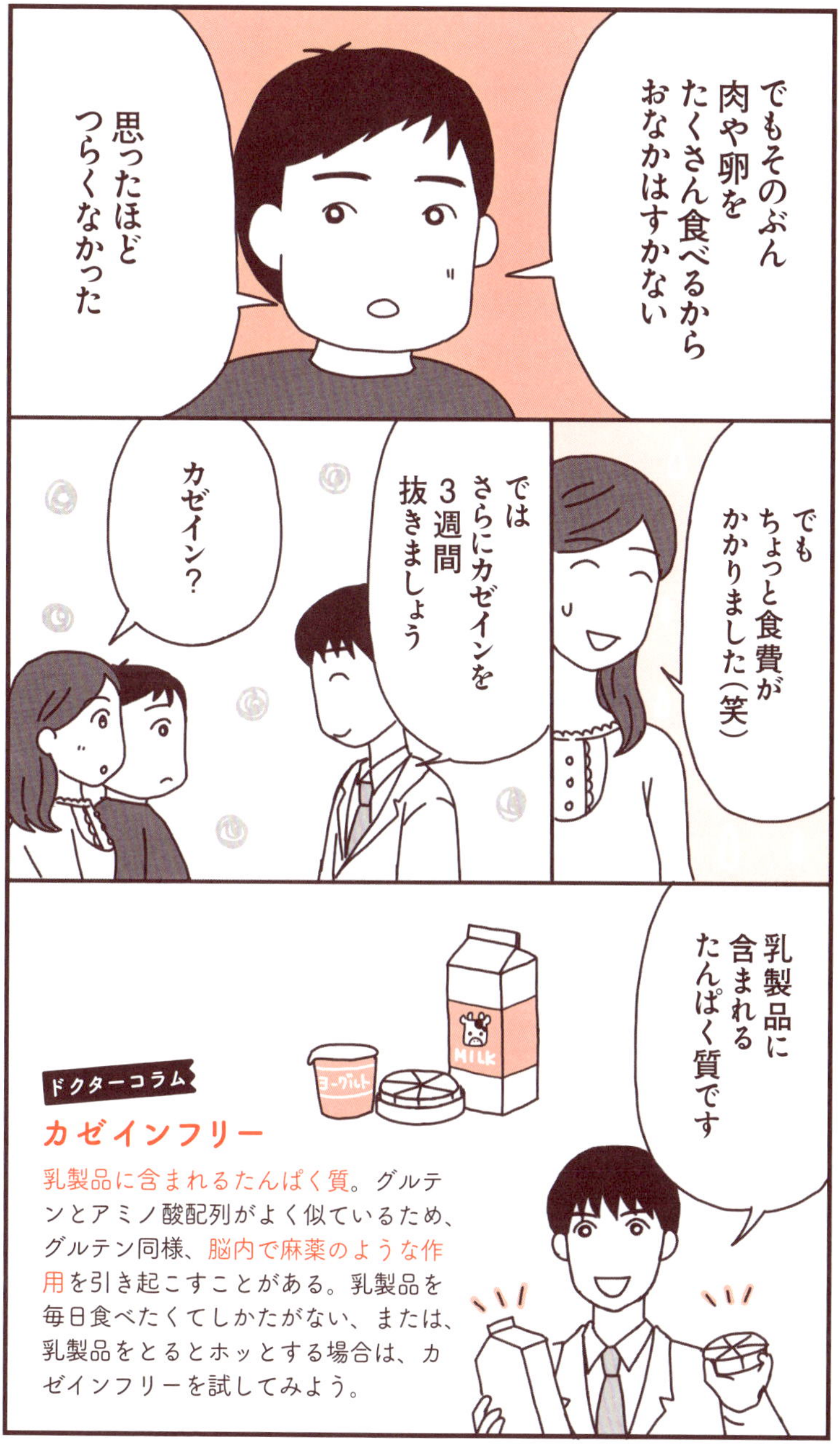
でもそのぶん肉や卵をたくさん食べるからおなかはすかない
思ったほどつらくなかった
でもちょっと食費がかかりました（笑）
ではさらにカゼインを3週間抜きましょう
カゼイン？
乳製品に含まれるたんぱく質です
ヨーグルト
MILK

ドクターコラム

カゼインフリー

乳製品に含まれるたんぱく質。グルテンとアミノ酸配列がよく似ているため、グルテン同様、脳内で麻薬のような作用を引き起こすことがある。乳製品を毎日食べたくてしかたがない、または、乳製品をとるとホッとする場合は、カゼインフリーを試してみよう。

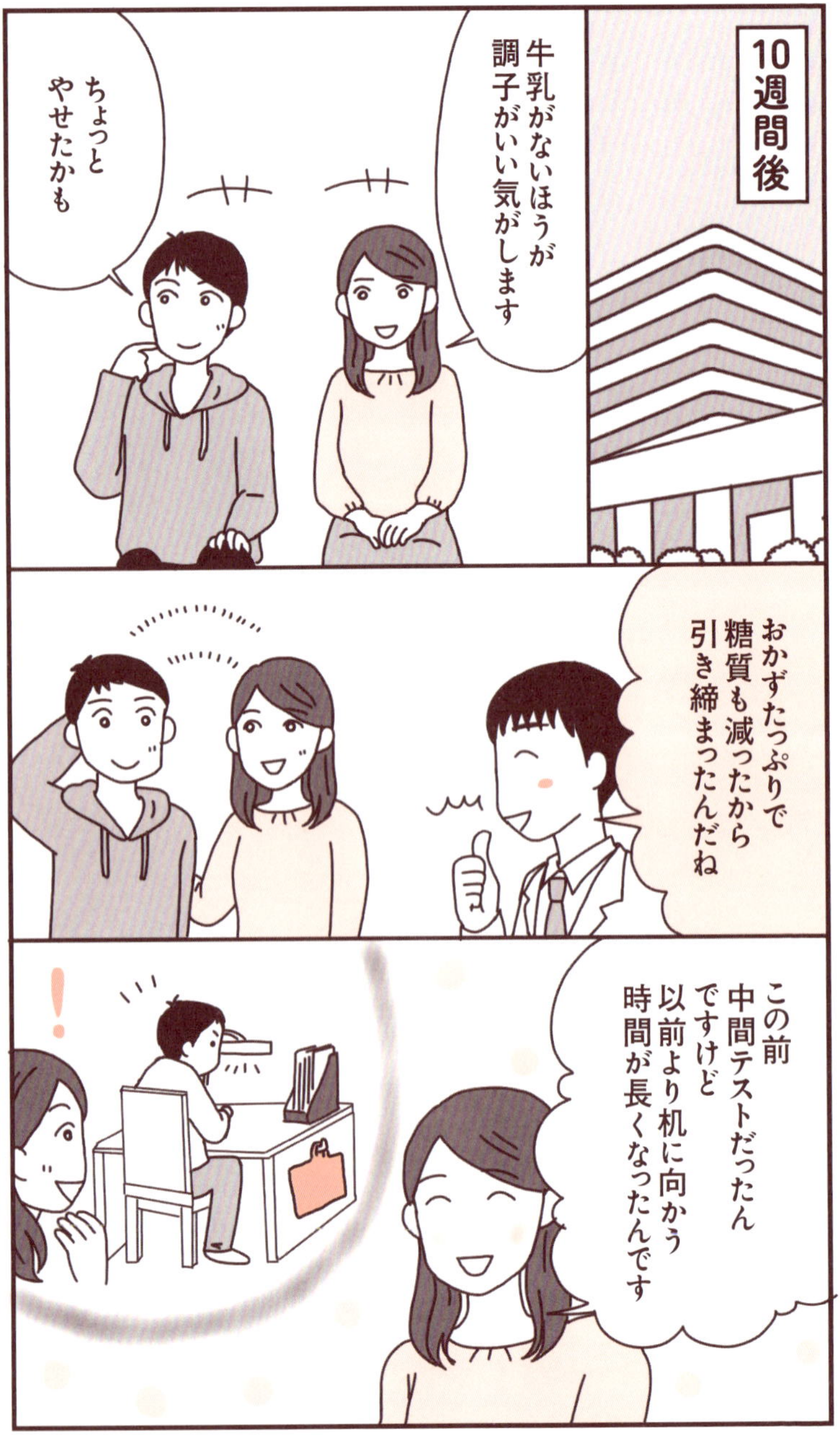
10週間後
牛乳がないほうが調子がいい気がします
ちょっとやせたかも
おかずたっぷりで糖質も減ったから引き締まったんだね
この前中間テストだったんですけど以前より机に向かう時間が長くなったんです

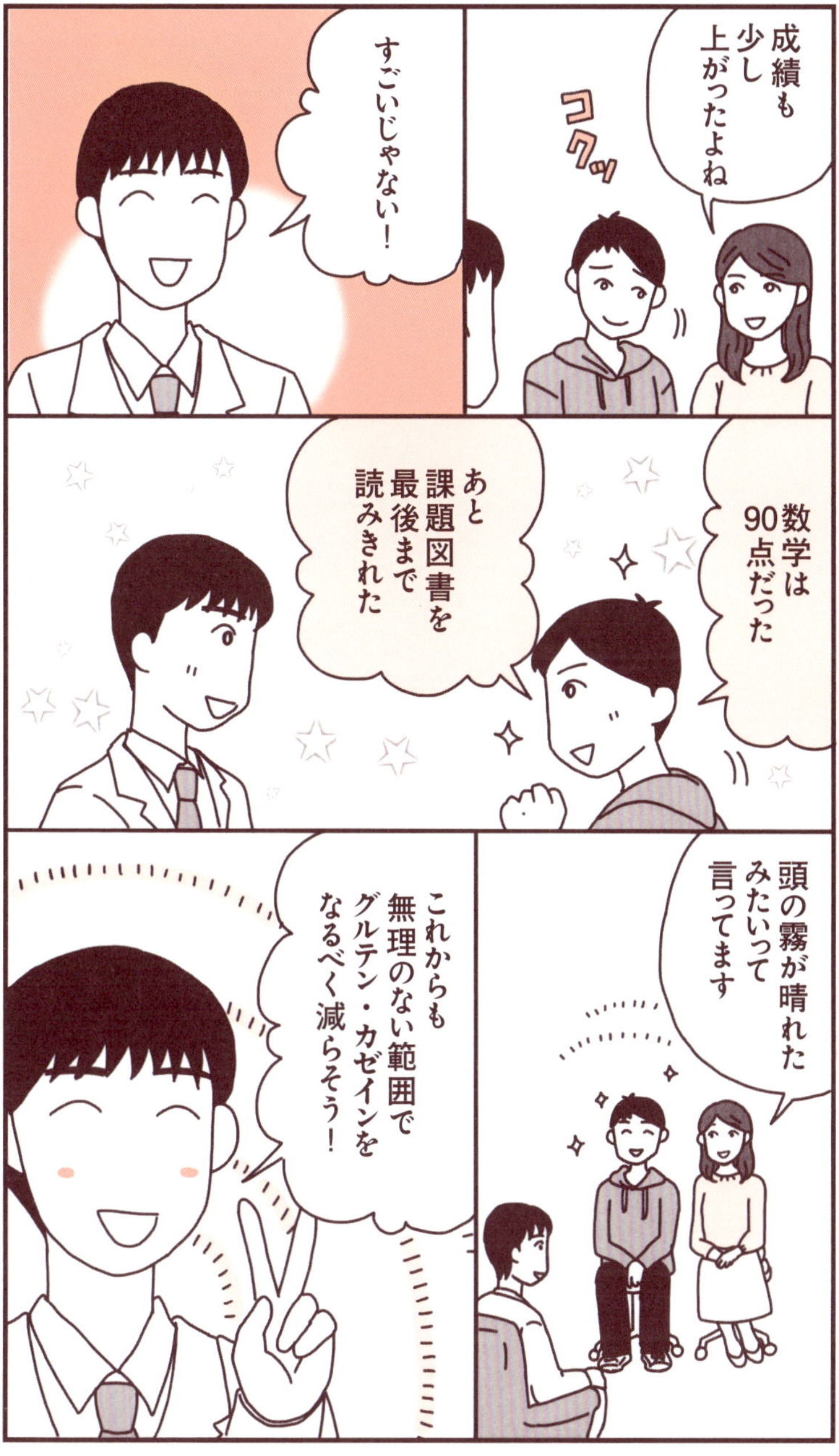
成績も少し上がったよね
コクッ
すごいじゃない！
数学は90点だった
あと課題図書を最後まで読みきれた
頭の霧が晴れたみたいって言ってます
これからも無理のない範囲でグルテン・カゼインをなるべく減らそう！

気分変調症
H子さんの場合

症例 8

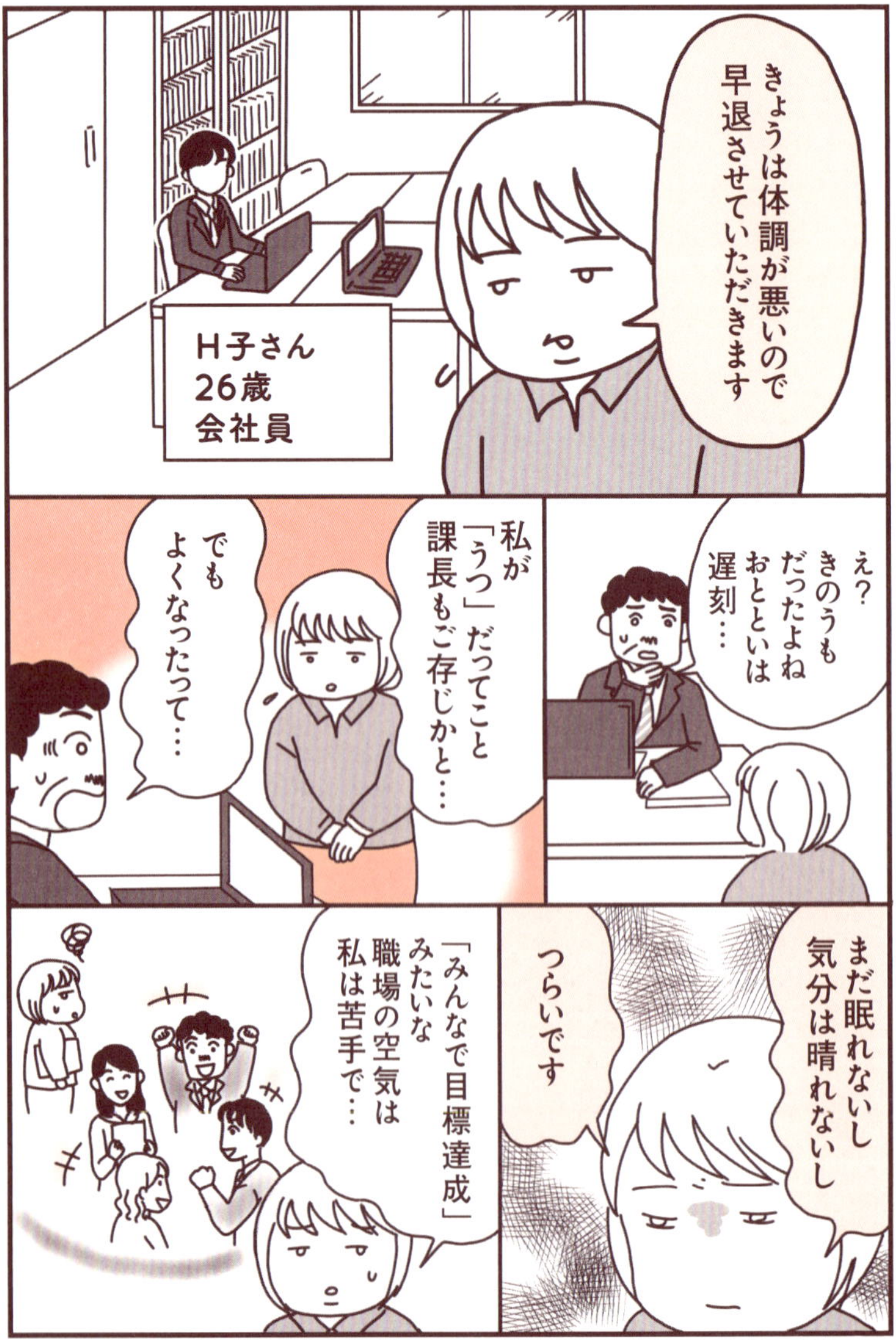
H子さん
26歳
会社員
きょうは体調が悪いので早退させていただきます
え？
きのうも
だったよね
おとといは
遅刻…
私が「うつ」だってこと
課長もご存じかと…
でも
よくなったって…
まだ眠れないし
気分は晴れないし
つらいです
「みんなで目標達成」
みたいな
職場の空気は
私は苦手で…

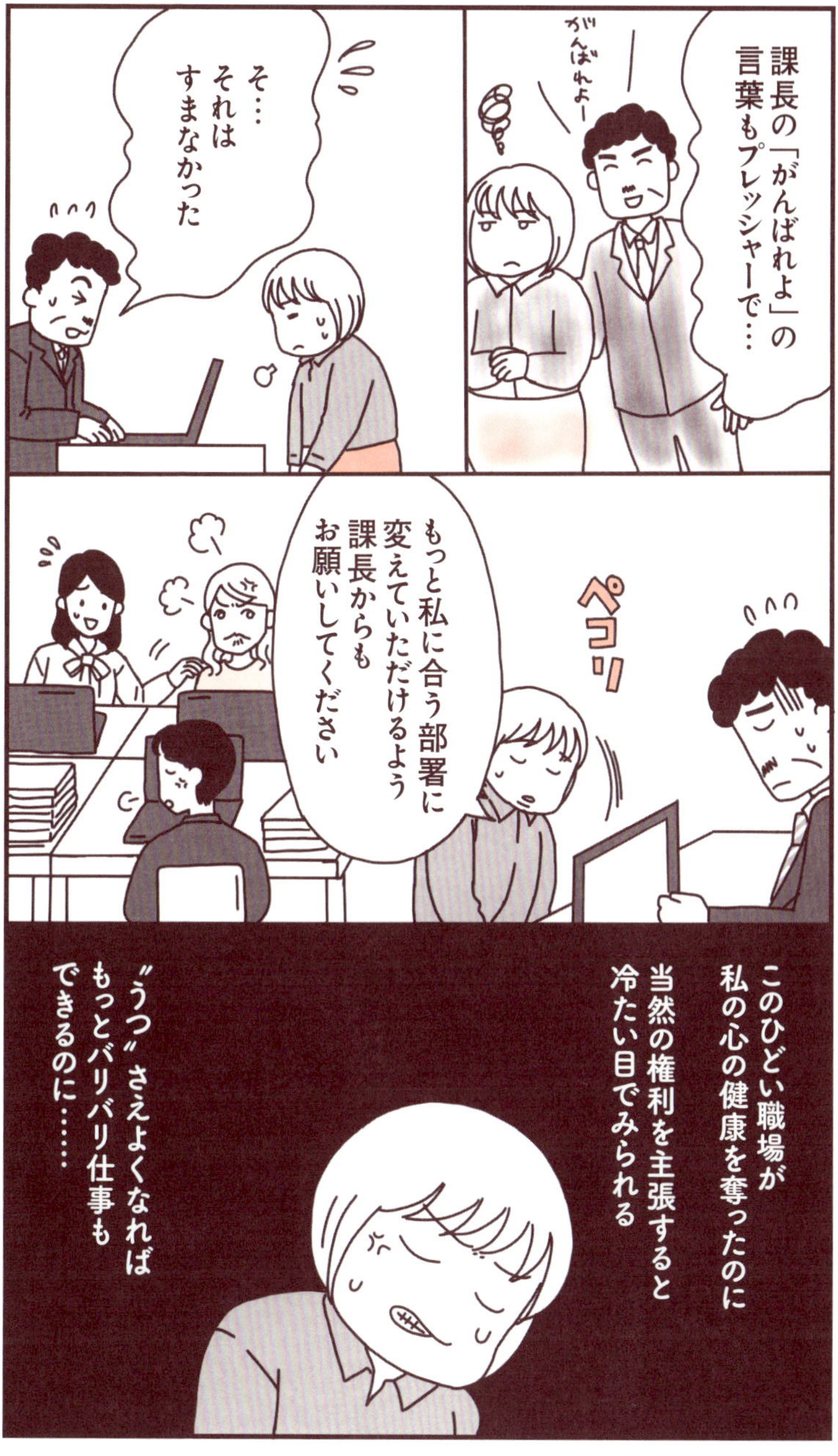
課長の「がんばれよ」の言葉もプレッシャーで…
がんばれよー
そ…それはすまなかった
もっと私に合う部署に変えていただけるよう課長からもお願いしてください
ペコリ
このひどい職場が私の心の健康を奪ったのに当然の権利を主張すると冷たい目でみられる
〝うつ〟さえよくなればもっとバリバリ仕事もできるのに……

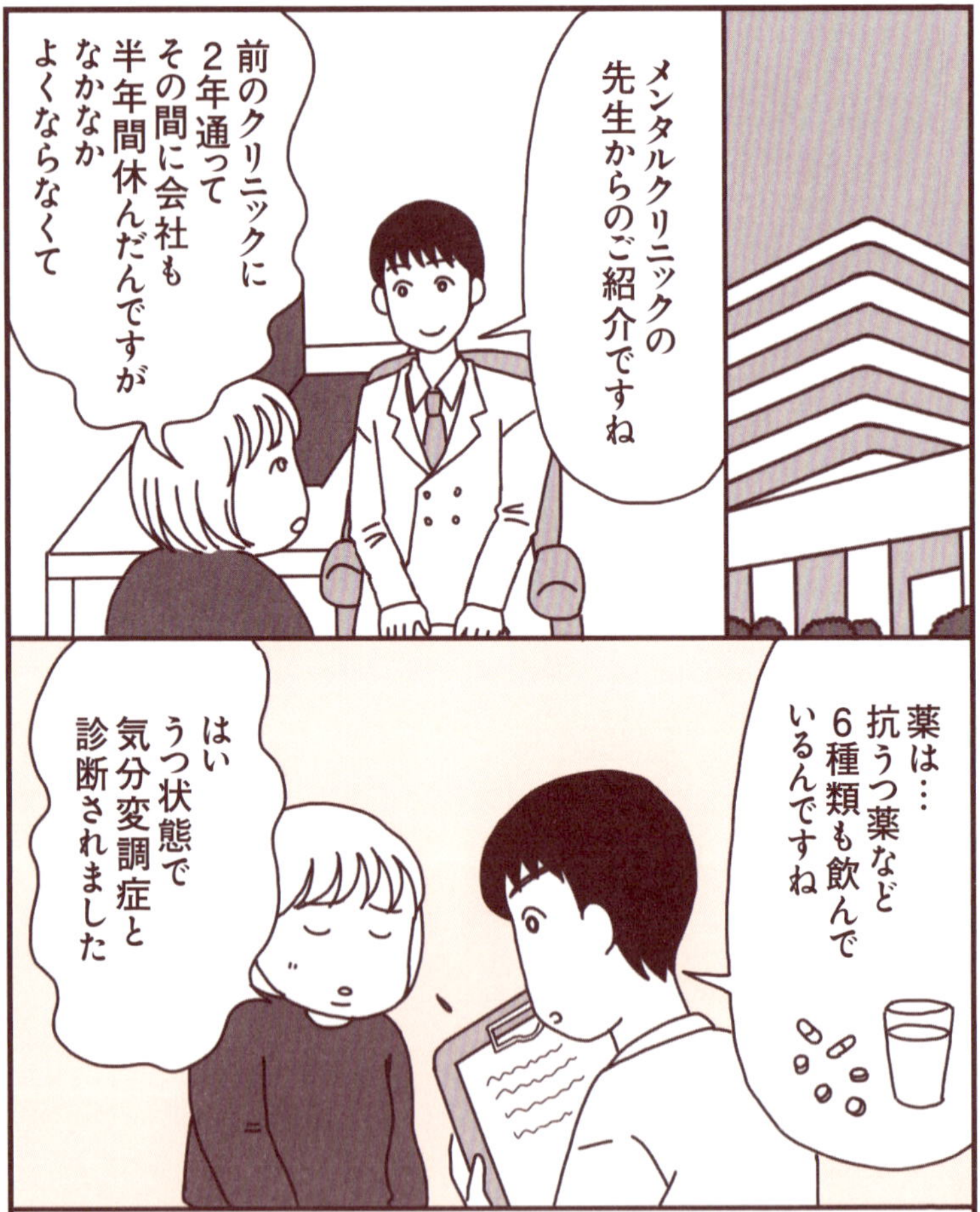
メンタルクリニックの
先生からのご紹介ですね
前のクリニックに
2年通って
その間に会社も
半年間休んだんですが
なかなか
よくならなくて
薬は…
抗うつ薬など
6種類も飲んで
いるんですね
はい
うつ状態で
気分変調症と
診断されました

ドクターコラム

気分変調症

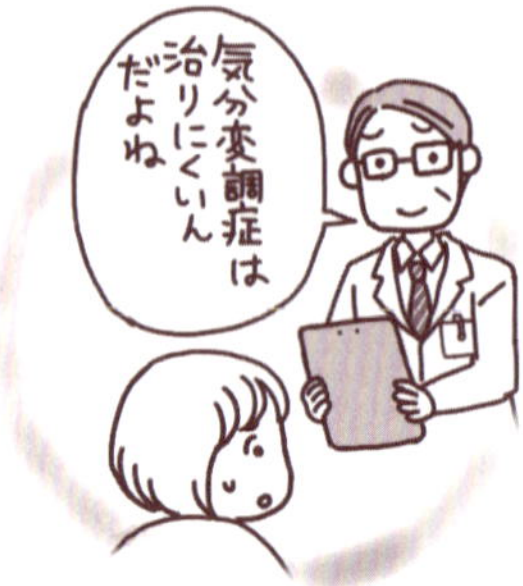
気分変調症は
治りにくいん
だよね

普通の気分の日もあるが、軽い抑うつ気分がほぼ毎日、2年以上持続する。仕事や日常生活はおおむね問題なく送れる。女性のほうが多い。抗うつ薬が効きにくい。臨床経験上、「鉄不足」や「炎症に伴う鉄の利用障害」といった鉄欠乏が背景にある患者さんは多い。

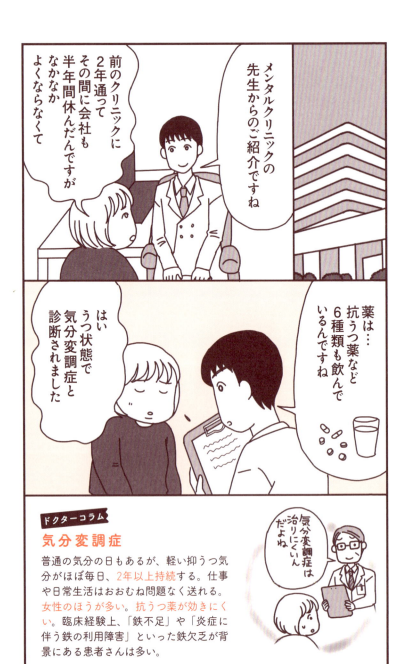

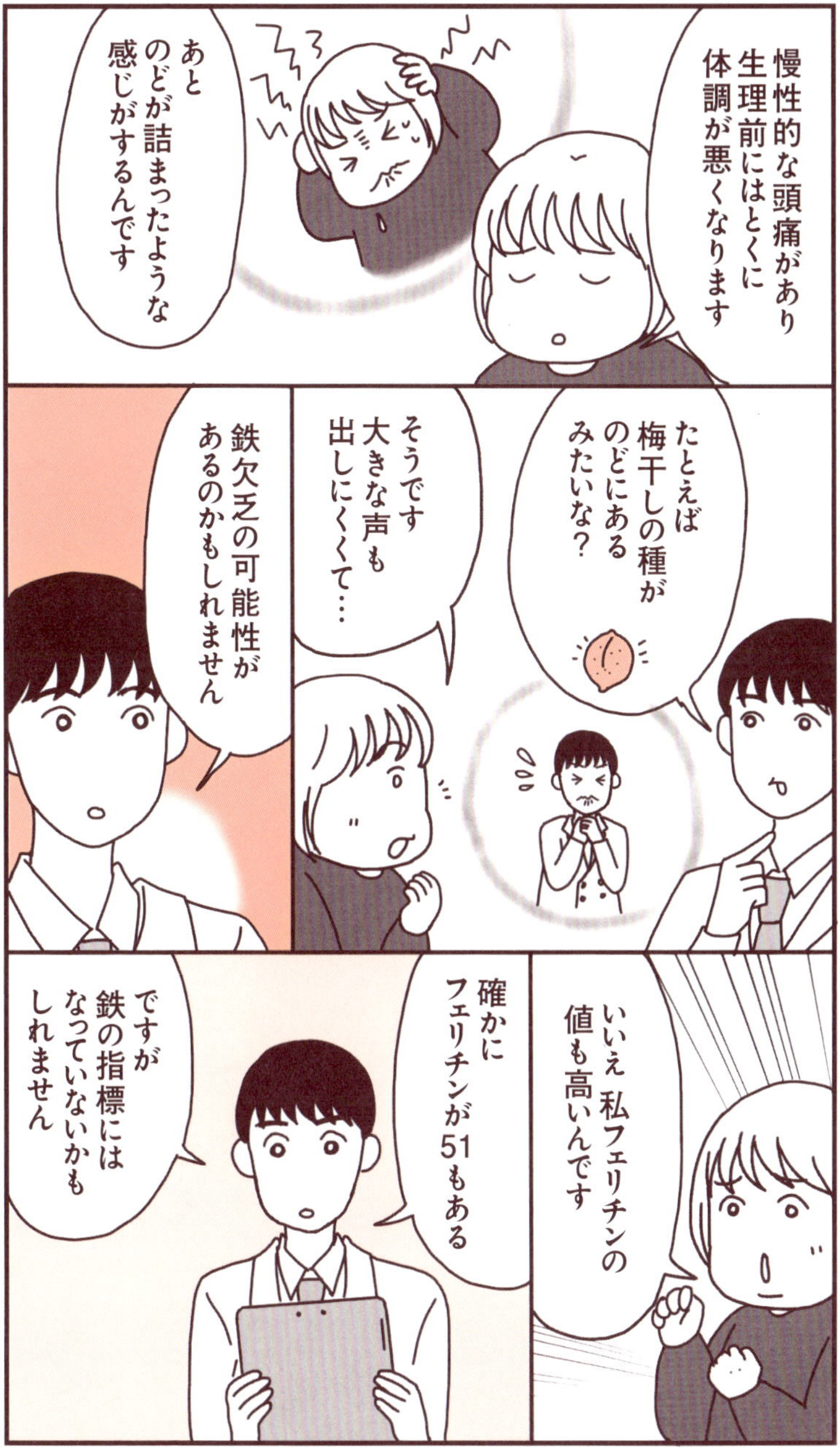
慢性的な頭痛があり生理前にはとくに体調が悪くなります
あとのどが詰まったような感じがするんです
たとえば梅干しの種がのどにあるみたいな?
そうです大きな声も出しにくくて…
鉄欠乏の可能性があるのかもしれません
いいえ 私フェリチンの値も高いんです
確かにフェリチンが51もある
ですが鉄の指標にはなっていないかもしれません

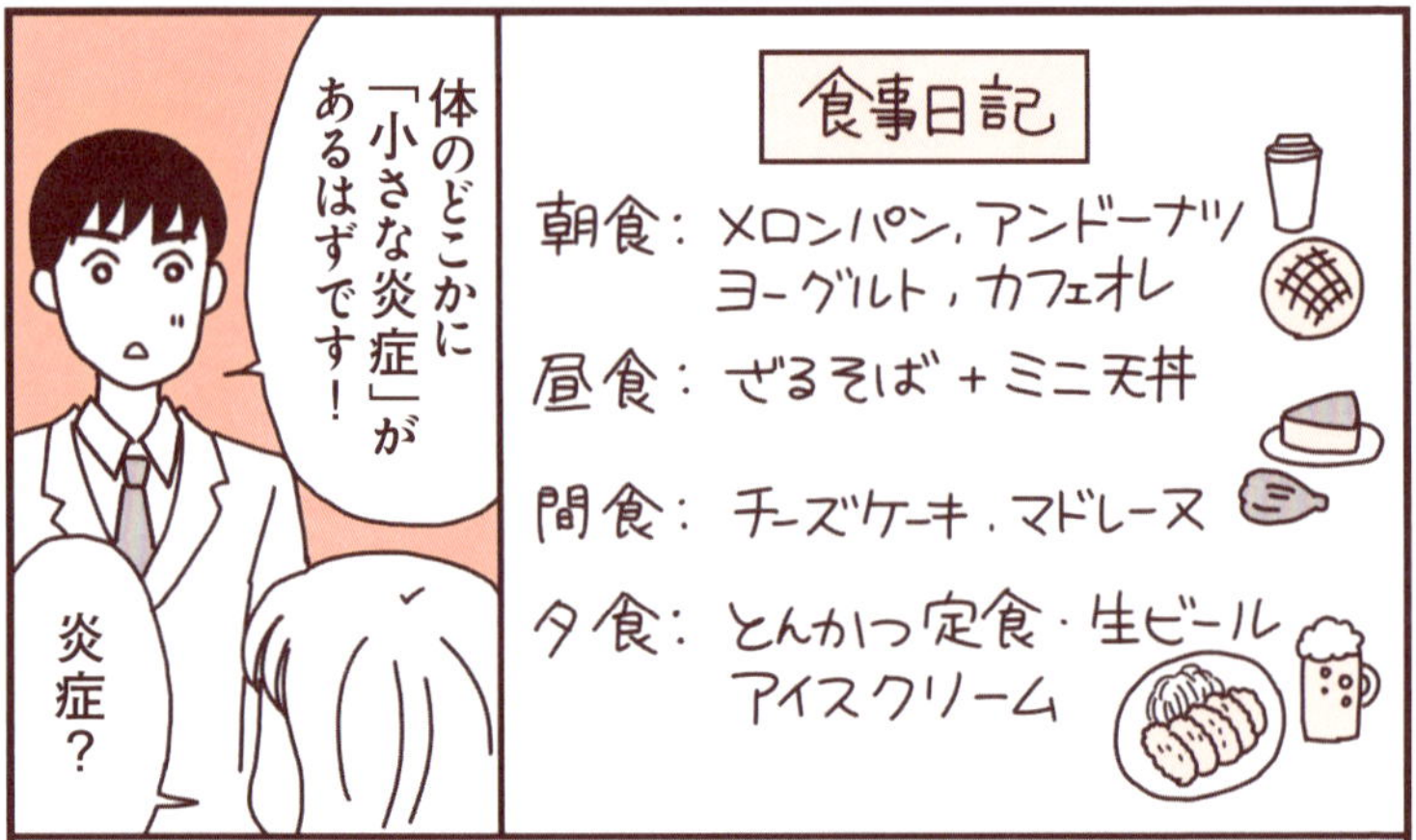

ドクターコラム **炎症**

炎症時はフェリチンが高めに出るので鉄不足の指標にならない。炎症の指標CRPが正常でも、血清鉄・UIBCが低くフェリチンが高いと炎症の可能性がある。たとえばASTよりALTが高く中性脂肪が高い人は、糖質過多などで肝臓に脂肪がたまり微細な肝機能障害（炎症）の可能性がある。

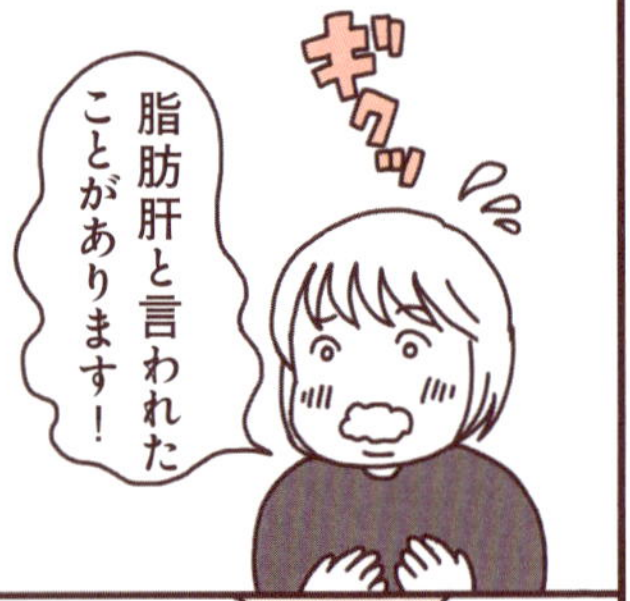
ギクッ
脂肪肝と言われたことがあります！

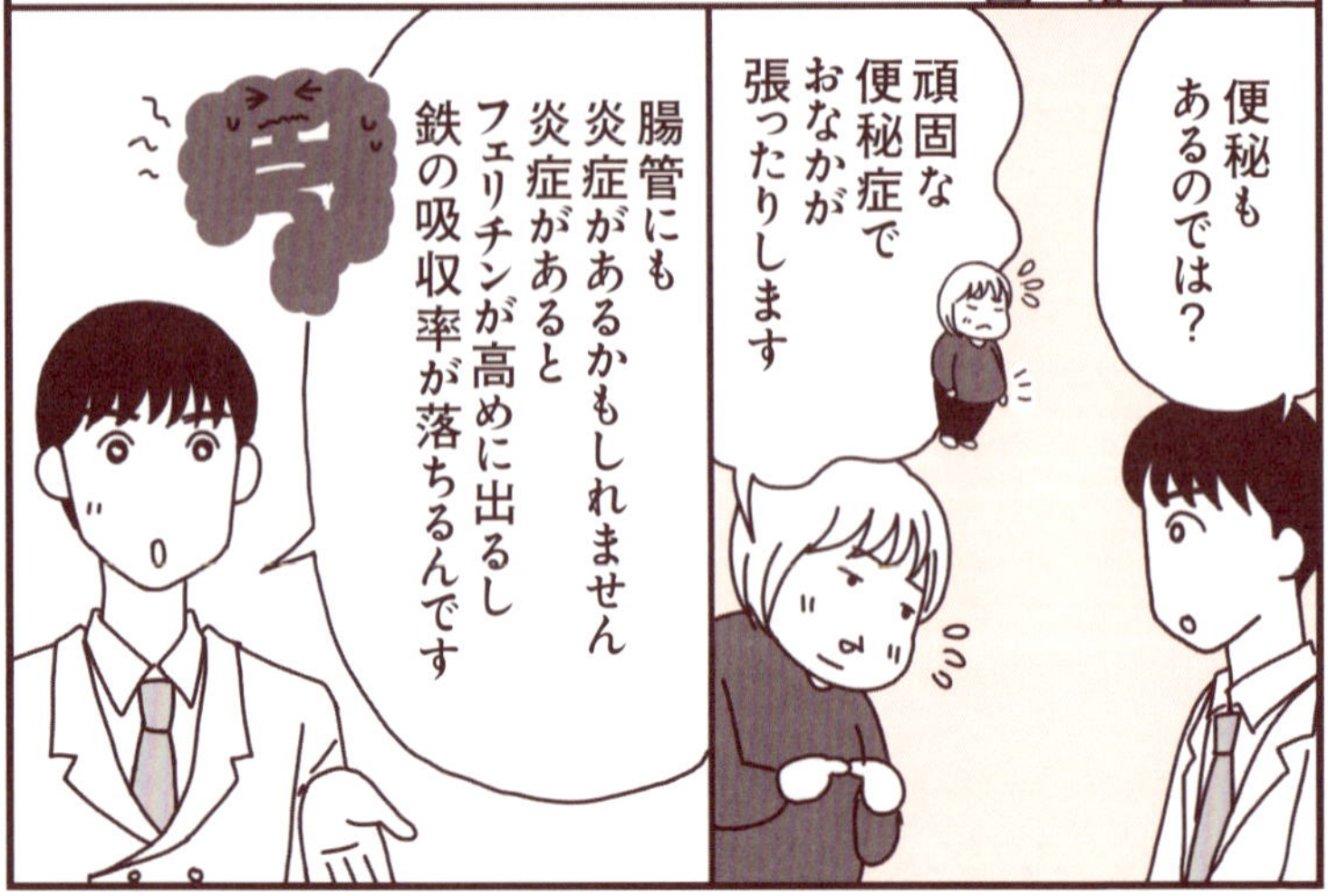
便秘もあるのでは？
頑固な便秘症でおなかが張ったりします
腸管にも炎症があるかもしれません
炎症があるとフェリチンが高めに出るし
鉄の吸収率が落ちるんです

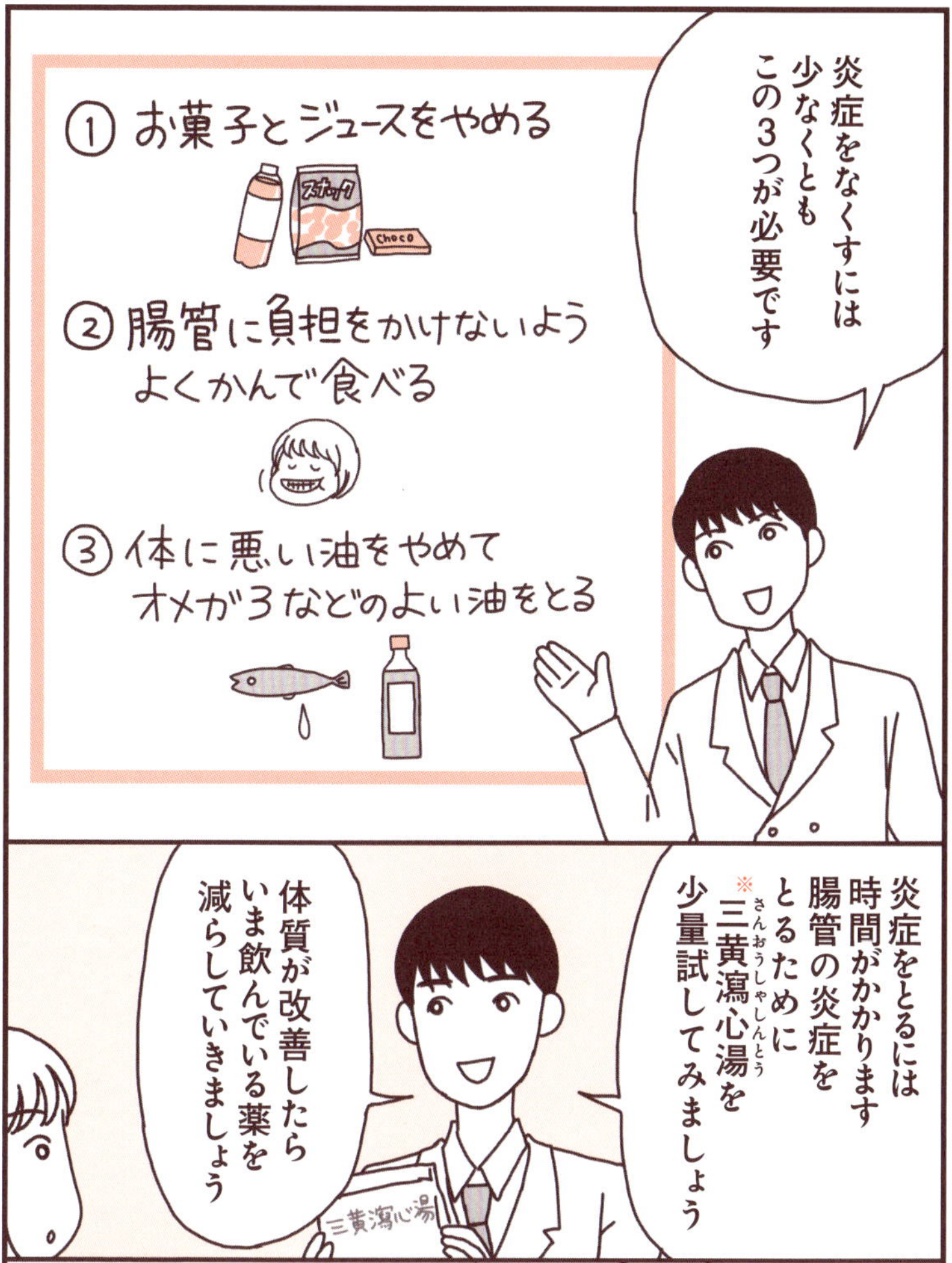

ドクターコラム

減薬の注意点

原則として、精神症状が改善してから減薬していく。また、精神症状に対する栄養学的な影響因子（鉄欠乏など）が小さくなってから、つまり、体質改善ができてからゆっくり減薬していくことが重要。精神科専門医、主治医とよく相談しながら行う。

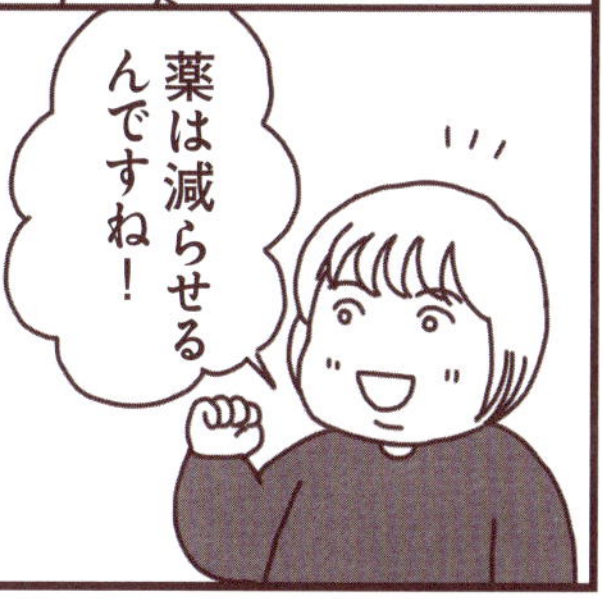

※三黄瀉心湯：黄のつく3つの生薬（大黄・黄連・黄芩）からなる。抗炎症・便通改善作用がある。頑固な便秘症の人、または体力がある人でないと、下痢をしてしまうので注意。

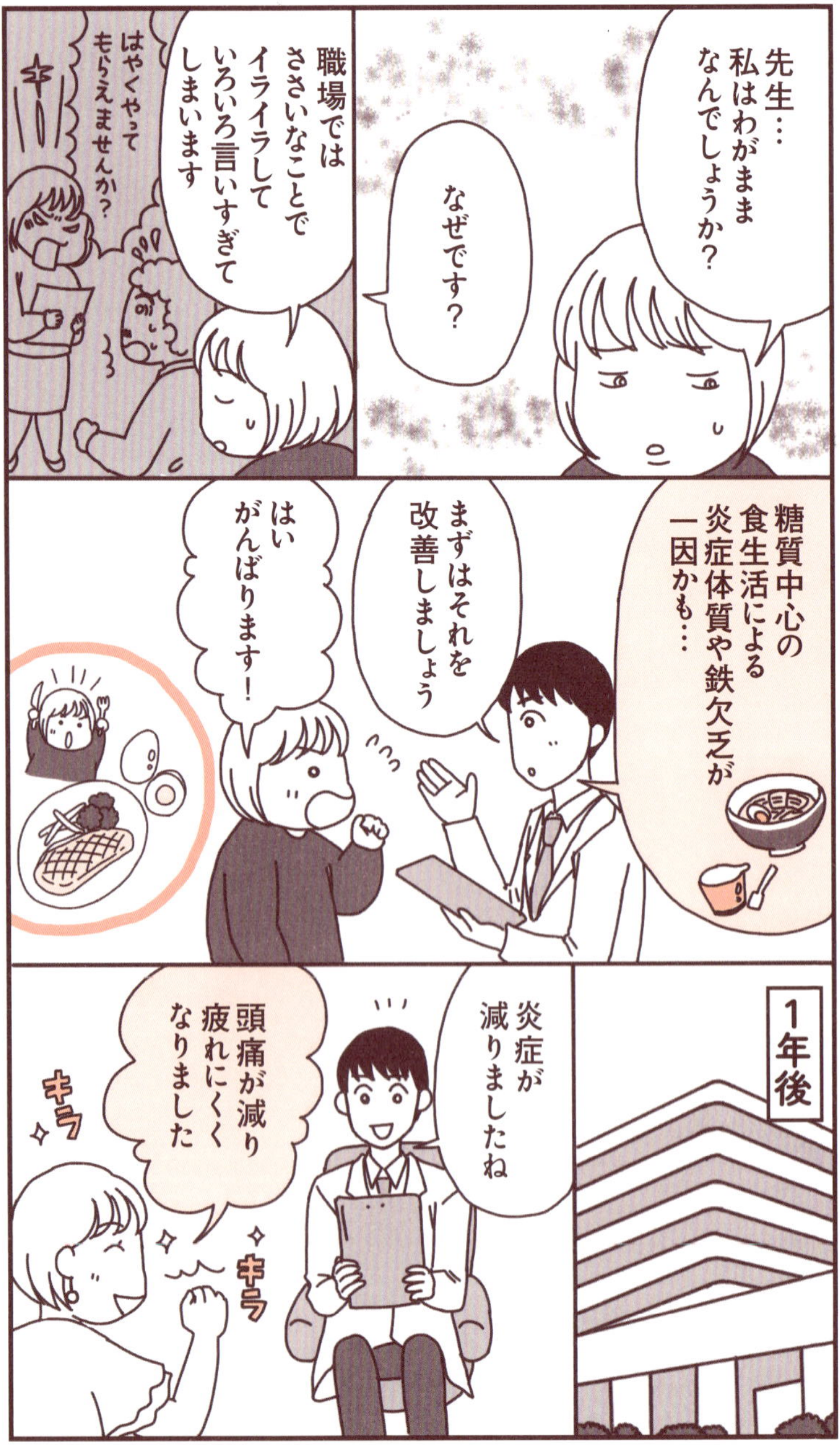
先生…
私はわがまま
なんでしょうか?
なぜです?
職場では
ささいなことで
イライラして
いろいろ言いすぎて
しまいます
はやくやって
もらえませんか?
糖質中心の
食生活による
炎症体質や鉄欠乏が
一因かも…
まずはそれを
改善しましょう
はい
がんばります!
1年後
炎症が
減りましたね
頭痛が減り
疲れにくく
なりました
キラ
キラ

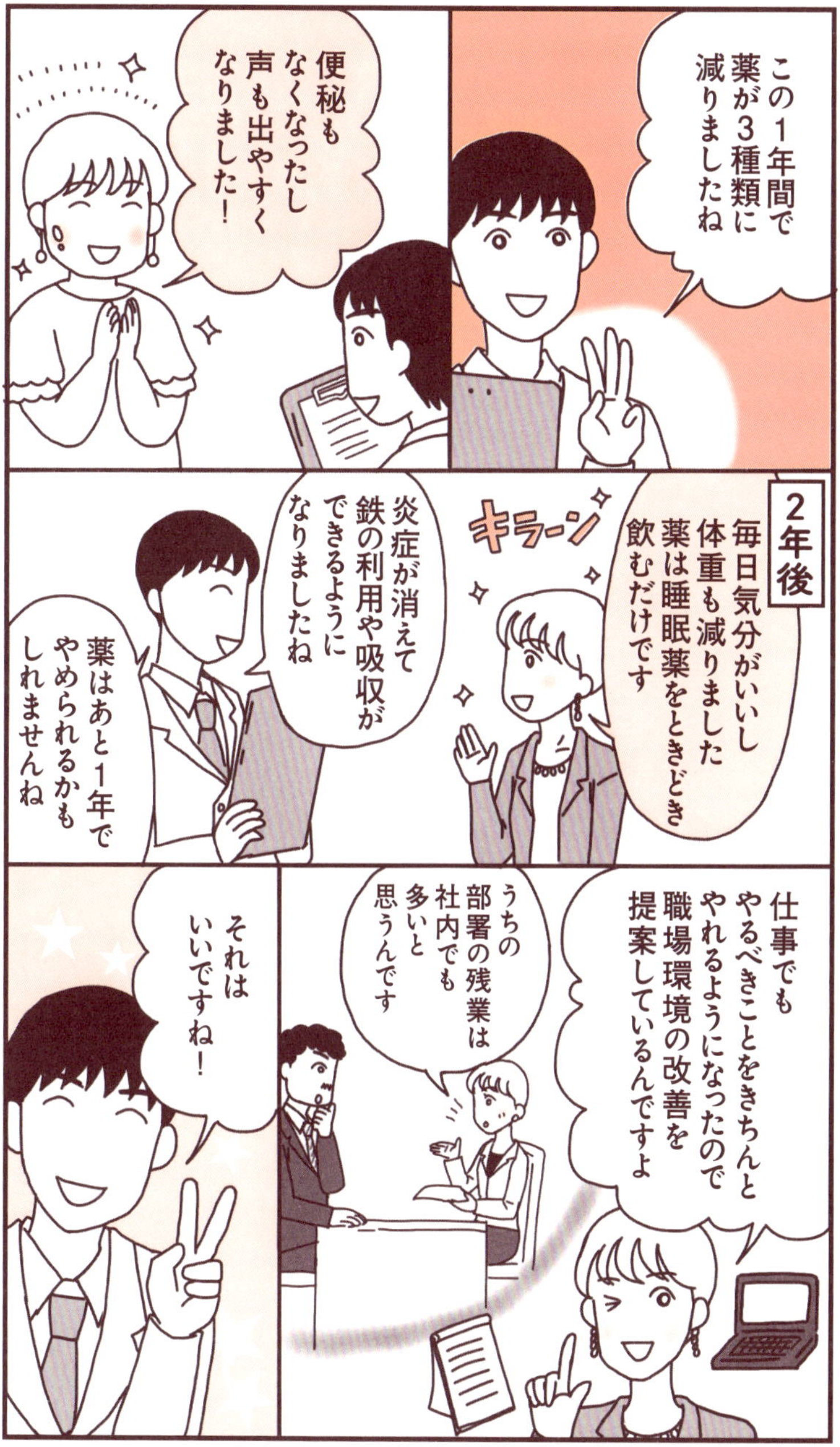
この1年間で薬が3種類に減りましたね
便秘もなくなったし声も出やすくなりました！
2年後
毎日気分がいいし体重も減りました薬は睡眠薬をときどき飲むだけです
キラーン
炎症が消えて鉄の利用や吸収ができるようになりましたね
薬はあと1年でやめられるかもしれませんね
仕事でもやるべきことをきちんとやれるようになったので職場環境の改善を提案しているんですよ
うちの部署の残業は社内でも多いと思うんです
それはいいですね！

Dr.奥平式

血液検査の栄養療法的な読み方

step 1

検査会社の参考基準値に入っているか？

血液検査の結果を見ると、項目ごとに「参考基準値」が書かれています。この幅の中に入っていれば大きな病気はないといえるので、まずはひと安心。でも、8人の体験にもあるように、基準値だけではわからないこともあります。

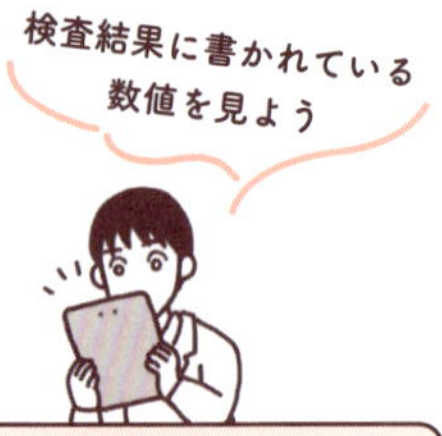
検査結果に書かれている
数値を見よう

step 2

栄養療法的な理想値に入っているか

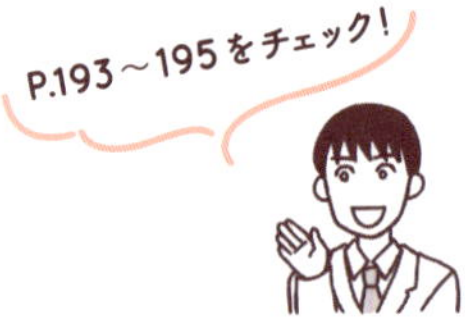
P.193～195をチェック！

本書では、単に「参考基準値」の中に入っているかどうかではなく、血液検査の数値に栄養療法的な情報を加えて「Dr.奥平式 理想値」を設定しています。この基準を満たしていなければ、なんらかの対策が必要だと考えています。

step 3

数値をマスクしているものはないか？

「Dr.奥平式 理想値」の中に入っていたとしても、測定された数値そのものになんらかの上昇因子や低下因子が働くこともあります。それらの因子のために実際により高い（低い）数値が出てしまっていないか、考えてみましょう。

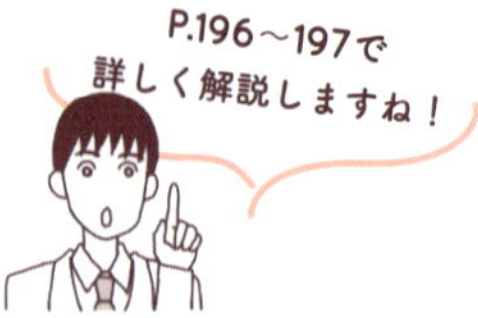
P.196～197で
詳しく解説しますね！

自分の血液検査結果を栄養療法的に確認！

8人の体験談、いかがでしたでしょうか？　あなたのその不調も、栄養学的な問題がかかわっているかもしれません。あなた自身の血液検査の結果を見直してみましょう。

血液検査の報告書は、項目別に測定値（あなたの検査結果）と参考基準値が並んでいます。基準値内であれば「あーよかった」でオシマイ……ではありません。奥平式の読み方を次のページから表にしてご紹介しますので、ひとつひとつつき合わせて見直してみてください。

栄養療法的に数値をみよう

鉄 はここをみよ！

	Dr.奥平式 理想値	説明
フェリチン	有経女性 50ng/ml以上 赤：25未満　黄：50未満 男性・閉経後の女性 100〜150ng/ml 赤：50未満 黄：80未満	貯蔵されている鉄（例：通帳のお金）の指標 上昇因子 炎症、膜障害 ※鉄不足のマーカーであると同時に炎症のマーカーでもある
MCV	93〜99fl 赤：90未満 黄：93未満	赤血球の大きさ 上昇因子 ビタミンB_{12}や葉酸の不足、低胃酸やアルコール 低下因子 鉄不足（鉄不足を鋭敏に反映するが上昇因子でマスクされることが多い）
TIBC	300μg/dl 赤：350以上 黄：320以上	TIBC（鉄を運ぶトラックの総数） ＝血清鉄（鉄を運んでいるトラックの数）＋ UIBC（鉄を運んでいないトラックの数） 上昇因子 鉄不足　低下因子 炎症、膜障害、肝障害、腎障害
血清鉄	100μg/dl 赤：60未満 黄：80未満	血液中に流れている鉄 上昇因子 膜障害、肝障害 低下因子 鉄不足、炎症、夕方採血
MCHC	32〜33% 赤：31未満 黄：32未満	赤血球中のヘモグロビン濃度、鉄不足にかなり特異的 MCVが下がってからMCHCも低下 上昇因子 脱水、多血症　低下因子 鉄不足
ヘモグロビン	13.5〜15台g/dl 赤：12.0未満 黄：13.5未満	赤血球の鉄（例：お財布のお金）の指標 鉄不足でも赤血球の鉄は最後まで守られるため、鉄不足であるにもかかわらず、ヘモグロビンは基準値内であることが多い。つまり、フェリチン（貯蔵鉄=通帳のお金）があるうちはあまり下がらない　上昇因子 脱水

血糖調節障害 はここをみよ！

	Dr.奥平式 理想値	説明
1.5AG	15μg/ml以上 赤：1ケタ 黄：15未満	過去数日間の血糖コントロールの指標となる。1ケタの場合は、食後高血糖が200mg/dl以上になっている可能性がある。つまり血糖が急激に上がっている可能性が高いため、血糖調節障害の指標となる。厳格に糖質制限をした場合も、1ケタになる。 上昇因子 人参養栄湯・加味帰脾湯に含まれる遠志（おんじ） 低下因子 厳格な糖質制限、SGLT2阻害薬
グリコアルブミン（GA）	14.5% 赤：13未満・16以上 黄：14未満・15以上	過去2週間程度の血糖値の平均値。血糖曲線のグラフで、高血糖の面積の総和と低血糖の面積の総和が同じくらいになると、14.5%となる。低い場合は、低血糖の時間が長い可能性があるので、糖質でないもので間食をしたほうがよい。 上昇因子 高血糖　低下因子 低血糖、低たんぱく

※糖尿病の診断項目であるHbA1cは、過去1〜3か月の血糖値の平均値であるため、グリコアルブミンと同様、血糖値の乱高下の指標にはならない。

※1.5AGは、食後に血糖が急上昇しているかどうかを判断するのに、よい指標となる。グリコアルブミンの値と合わせて考えると、5時間糖負荷検査の血糖曲線のイメージ図を描くことができる（ブドウ糖を飲んだあとの血糖値、インスリン、体温、症状の推移を5時間みる検査。血糖値の乱高下などの変動のパターンがわかる）。

たんぱく質 はここをみよ！

	Dr.奥平式 理想値	説明
尿素窒素（BUN）	15～20mg/dl 赤:1ケタ 黄:15未満	**たんぱく質の代謝をあらわす項目** **たんぱく質とビタミンB群が必要** 上昇因子　低カロリー、脱水、上部消化管出血、激しい運動 低下因子　たんぱく質やビタミンB群の不足
γ-GTP	15～25U/L 赤:1ケタ 黄:15未満	**たんぱく質の摂取量の指標** 上昇因子　アルコール、薬、グルタチオン（薬や異物の解毒）の需要亢進、脂肪肝、胆石 低下因子　たんぱく質の摂取不足
総コレステロール（Tcho）	180～280mg/dl 赤:150未満 黄:180未満 ※300以上の人も注意	**肝臓でのリポタンパク合成能を反映** **リポタンパク＝たんぱく質＋脂質** 上昇因子　甲状腺機能低下、前日の飲酒、閉経後 低下因子　たんぱく質不足、脂質不足、肝障害 ※コレステロールが低値だと衝動性や希死念慮や自殺企図がふえる可能性がある ※ストレスと闘うホルモン（コルチゾール）、女性ホルモン、男性ホルモン、ビタミンD、胆汁酸、細胞膜などの材料
総タンパク（TP）	7.0～8.0g/dl 赤:6.5未満 黄:7.0未満	**血液中のたんぱく質。たんぱく質の合成量や摂取量を反映** 上昇因子　脱水、膜障害、炎症や感染時のγ-グロブリン上昇 低下因子　たんぱく質不足、肝障害、腎障害
アルブミン（Alb）	4.3g/dl以上 赤:4.0未満 黄:4.3未満	**肝臓で合成するたんぱく質。栄養素や薬を体内に運ぶ役割を果たす。肝臓のたんぱく合成能力を反映** **アルブミンが低値だと、薬の副作用が出やすかったり、むくみの原因となったりする** 上昇因子　脱水 低下因子　たんぱく質不足、肝障害、腎障害、慢性感染症、膠原病

亜鉛・マグネシウム はここをみよ！

	Dr.奥平式 理想値	説明
アルカリフォスターゼ（ALP）	170～270U/L 赤:150未満 黄:170未満	**ALPの活性中心は亜鉛で、マグネシウムで活性化** 上昇因子　肝疾患、骨疾患、成長期、脂肪食後、アルコール、B型・O型、妊娠後期 低下因子　亜鉛やマグネシムの不足、甲状腺機能低下、遺伝
血清亜鉛（Zn）	90～110μg/dl 赤:80未満 黄:90未満	**血液中の亜鉛** 上昇因子　甲状腺機能亢進、膜障害、空腹 低下因子　食後、夕方採血、糖尿病
血清亜鉛／血清銅（Zn／Cu）	0.9～1.1 赤:0.8未満 黄:0.9未満	**亜鉛と銅、どちらも100μg/dl程度が理想** **銅が高い場合は炎症を示唆**
血清マグネシウム（Mg）	2～3mg/dl ※不足に関しては指標とならない	**マグネシウムが過剰の場合にしか、参考にならない** **腎機能障害やマグネシウムの過剰投与により、高マグネシウム血症となる** 上昇因子　甲状腺機能低下、膜障害 低下因子　慢性下痢、下剤乱用、授乳、アルコール

※血液検査では、細胞内の亜鉛やマグネシウムの欠乏が必ずしも反映していないため、毛髪検査やオリゴスキャン（手のひらにセンサーを当てて測定）なども参考にする。

ビタミンB_6はここをみよ！

	Dr.奥平式 理想値	説明
AST （GOT）	17～25U/L 赤：15未満 黄：17未満	ビタミンB_6欠乏の指標 上昇因子 肝機能障害（脂肪肝、薬など）、膜障害 低下因子 ビタミンB_6不足、たんぱく質不足
ALT （GPT）	15～25U/L 赤：1ケタ 黄：15未満	ビタミンB_6欠乏の指標 上昇因子 肝機能障害（脂肪肝、薬など） 低下因子 ビタミンB_6不足、たんぱく質不足、アルコール

※AST－ALTの値が大きいほど、ビタミンB_6不足の可能性　※差は、2未満が理想　※AST＞ALT：ビタミンB_6の過不足の参考になる　※AST＜ALT：肝機能障害（微細なものも含む）があるとビタミンB_6不足の参考にはならない（アルコール性肝障害の場合は、AST＞ALTとなる）。たとえば糖質過多やカロリー過多により肝臓に脂肪がたまる軽度の脂肪肝（隠れ脂肪肝）や、薬による肝機能の低下。肝機能障害があると、ビタミンB_6不足がマスクされている可能性も考える　※マスクがかかっていない場合（上昇因子も低下因子の影響も少ない場合）は、BUN・γ-GTP・ALTが同じくらいの値になっていることが多い。

ナイアシン（B_3）はここをみよ！

	Dr.奥平式 理想値	説明
乳酸脱水素酵素 （LDH）	170～240U/L 赤：150未満 黄：170未満	ナイアシン（ビタミンB_3）欠乏の指標（個人差大） 低値は糖新生が働かず、乳酸をエネルギーにできない 上昇因子 膜障害、アレルギー、肝障害、急性心筋梗塞、小児 低下因子 ナイアシンの不足

ビタミンDはここをみよ！

	Dr.奥平式 理想値	説明
25（OH） ビタミンD	40～80ng/ml 赤：30未満 黄：40未満	「25 ヒドロキシ ビタミンD」と読む。 血清カルシウム値が上がってきたら、 ビタミンD_3の服用量を減らす

自律神経（ストレス）はここをみよ！

	Dr.奥平式 理想値	説明
好中球 （Neut）	50～55%	交感神経が緊張すると（ストレスがふえると）、 好中球の比率が高くなる 好中球はアドレナリン受容体（交感神経）を持っているため
リンパ球 （Lym）	40～45%	副交感神経が優位だと、リンパ球の数値が高くなる リンパ球はアセチルコリン受容体（副交感神経）を 持っているため
好中球： リンパ球	5：4	割合によって、日常的にどのくらいストレスに さらされているかの参考になる

※以上の数値は、Dr.奥平の日々の精神科臨床上の経験的な目安にしかすぎません。他の検査数値や症状、所見も併せて解釈することが大切です。その人にとっての理想値は、疾患や病態、個体差、検査会社、検査方法によって変わることがあります。主治医の先生の指示に従いましょう。

数値を〝マスク〟する3大要因

この数値は正しい？と疑って

ご自分の数値と栄養学的な理想値を照らし合わせて確認したら、さらに疑い深くなってほしいと思います。「この数値は本当に正しいのか？」と。

検査結果の数値そのものが、「上昇因子」や「下降因子」のせいで変化して、本来の不足や過剰を示していないことがあるのです。これを「マスク要因」といいます。

もしあなたが「50ページのチェックテストで鉄欠乏と出たけれど、フェリチンは100もあった」という場合、明らかに何かが鉄不足をマスクしています。それを解き明かすことで真の問題が明らかになるのです。

何かの要因で
数値が正しく
ないかも!?
探偵のように
推理しよう

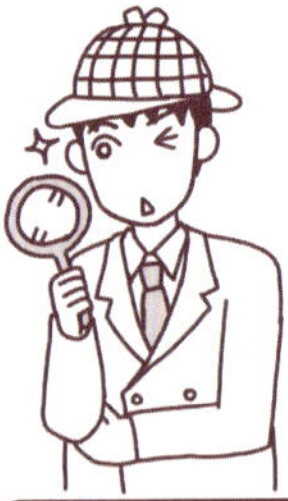

マスク要因 1

血液中の水分が減り成分が濃くなっている

脱水

脱水とは、血液中の水分が少なくなっている状態。そのため血液中の成分が濃くなってしまい、数値が高く出ることがある。たんぱく質の代謝が悪いと脱水になりやすいので、たんぱく質とビタミンB群をとることで改善させたい。

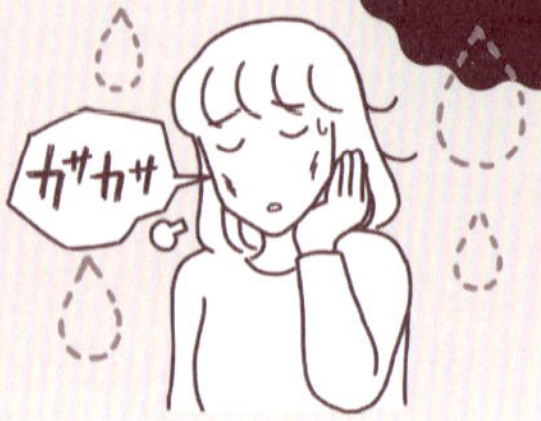

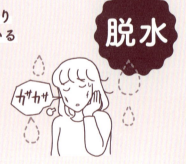

脱水で上がる項目

- 総タンパク（TP）
- アルブミン（Alb）
- ヘモグロビン（Hb）
- ヘマトクリット（Ht）
- 赤血球数（RBC）
- 尿素窒素（BUN）

マスク要因 2

体内に炎症があると鉄が供給されなくなる

炎症

炎症とは、細菌感染やけがなどを治そうと熱をもったり赤くなったりする生体反応のこと。鉄は細菌のエサになるので、体内のどこかに炎症があると血液中に鉄が流されなくなる。残った鉄はフェリチンとして蓄えられるので数値は上がるが、必要な場所に鉄は届けられていない。

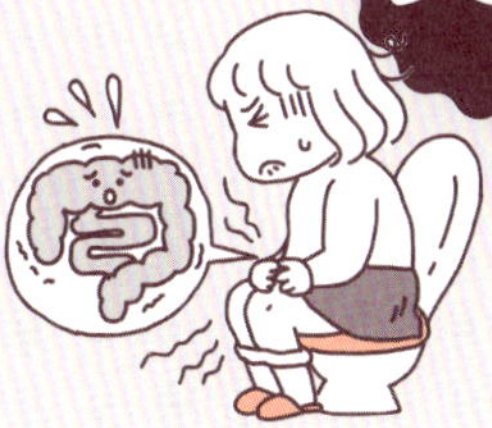

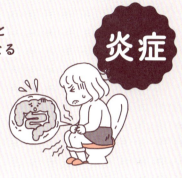

炎症で上がる項目

- フェリチン
- 銅（Cu）
- γ-グロブリン
- CRP

※微細な炎症では、CRPは上がらない
※血清鉄（Fe）、TIBC、UIBCは低下

マスク要因 3

赤血球の膜が弱いせいで中身が漏れ出している

膜障害

膜障害とは、血液中の赤血球の膜が弱くなっている状態のこと。たとえば、赤血球内の鉄が漏れ出してしまうので、血液中の鉄（血清鉄）の数値が高く出る。TIBCが高いのに、血清鉄の数値が高い場合は要注意。たんぱく質や脂質、ビタミンC、Eをしっかりとって改善を。

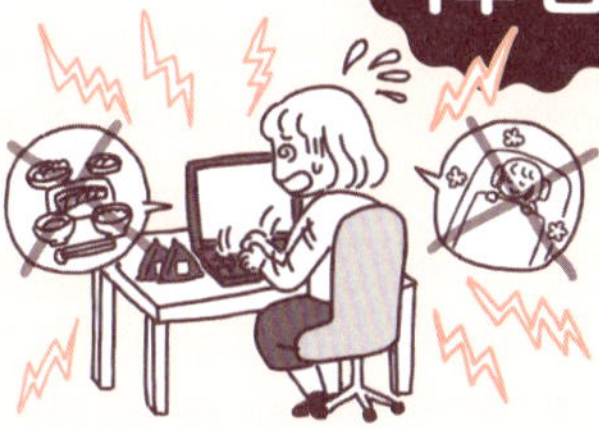

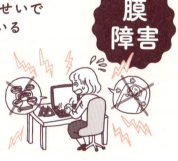

膜障害で上がる項目

- 間接ビリルビン（I-Bil）
- カリウム（K）
- 乳酸脱水素酵素（LDH）
- AST（GOT）
- 総タンパク（TP）
- 鉄（Fe）
- 亜鉛（Zn）
- フェリチン

各症例についてDr.奥平より解説

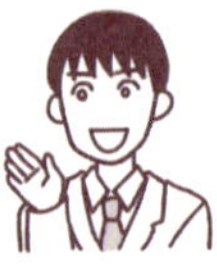

P.121
うつ傾向のA子さん

鉄不足と血糖調節障害

糖質中心の食生活は、血糖値の乱高下（血糖調節障害）につながる。また、おかずが少ないと、たんぱく質・鉄やビタミンB群が不足する。女性は生理があるため、鉄不足は深刻。鉄不足に血糖調節障害が加わると、症状はより悪化しやすい。内科などの身体科の先生より、血液検査などから「身体的な問題はないので、うつ病などの精神的な疾患を疑う」と紹介されるケースでも、鉄欠乏をはじめ栄養学的な要因が隠れていることが多い。食事や栄養を見直すことで、うつ状態など心身の不調が劇的に改善することがある。

〈鉄欠乏と爪〉

爪や髪はケラチンというたんぱく質でできていて、鉄・ビタミンB_6・亜鉛などが必要。鉄欠乏により、爪はもろく平坦に、さらに進むとスプーンのように反り返る（スプーン爪）。その理由は、ヘム酵素（鉄を含む酵素）であるチトクロームオキシダーゼの活性が低下し、爪の胚芽層（深い層）と角質層（表面の層）の伸びる速度に差が生じるためと考えられている。爪をさわると鉄欠乏の度合い（フェリチンの値）の参考になる。爪がやわらかくなる要因には、鉄不足以外も考えられ、炎症や、たんぱく質代謝の低下（たんぱく質やビタミンB群不足）などが挙げられる。爪をさわるときは、親指がいちばんわかりやすいので、親指をさわったあとに、ほかの指をさわるとよい。

〈貧血がなくても鉄不足〉

赤血球中にあるヘモグロビン（Hb）というたんぱく質は、酸素と結合する性質があり、赤い色素（鉄）を持っている。Hbは全身に酸素を運ぶという生体にとってきわめて重要な役割を果たしているため、Hbに鉄が優先的に運ばれる。Hbが基準値内、つまり貧血に至っていなくても、体の鉄の不足が諸症状を引き起こす。

テケジョの多くは貧血まで至っていないので、採血をしても見逃されてしまう。

血清鉄とUIBCの関係［300ルール］

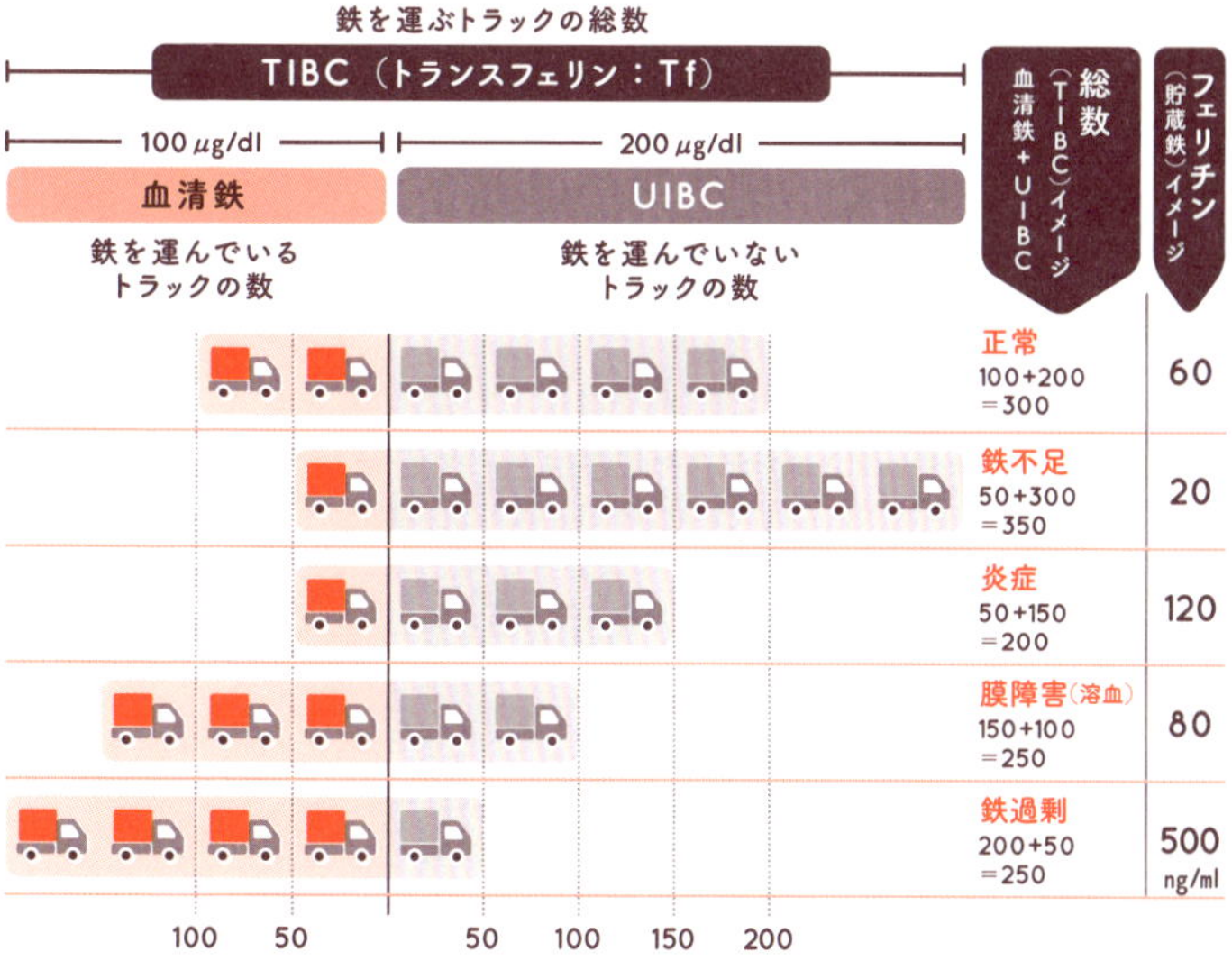

血清鉄だけみても鉄の過不足はわからない

血液中の鉄はたんぱく質でできたトラックで運ばれている。

トラックの総数（TIBC）

＝ 鉄を運んでいるトラック（血清鉄） ＋ 鉄を運んでいないトラック（UIBC）

①正常　トラックの総数（TIBC）はおおむね300（血清鉄100＋UIBC200）程度。
②鉄不足　鉄をもっと運びたいのでトラックを増産。
③炎症　炎症があると生体は感染したと認識。細菌は鉄で増殖するため、生体は細菌に鉄を渡すまいと、フェリチンとして鉄を臓器に貯蔵し、腸からの鉄の吸収も低下させ、血液中に鉄を流さないようにする。その結果、鉄を必要なところに運べなくなり、その場所が鉄欠乏状態。つまり鉄があっても使えない「鉄の利用障害」が起きる。鉄を運ぶトラックは必要ないので生産しなくなる。
④膜障害　赤血球の膜が破けると、中から鉄が漏れ出て、血清鉄が余剰になる。これ以上血液中の鉄をふやしたくないのでトラックを減らす。
⑤鉄過剰　静脈注射などで血清鉄が多すぎると、膜障害と同様にトラックを減らす。

注意：トラックの合成力が低下したとき（トラックを作る肝臓が悪い、たんぱく質代謝の著しい低下など）はここでいう「**300ルール**」は使えない。

※血清鉄：低値は〝炎症？〟、高値は〝膜障害？〟と疑って、他の値もみてみよう。

P.130 パーソナリティ障害の B子さん

膜障害と血清鉄

パーソナリティ障害は薬物療法も効果不十分で治療が難航することが多い。本例は、鉄欠乏などの栄養学的な問題の解決により、劇的な改善と減薬に至った一例である。

脂質やたんぱく質の不足により赤血球の膜が弱い場合などに、赤血球内の鉄や亜鉛などが血液中に漏れ出て（膜障害）、血液検査の値が高くなることがあるが、たくさんあるわけではないので、注意が必要。

〈衝動性と鉄欠乏・低コレステロール〉

パーソナリティ障害の衝動性や抑うつ気分には、鉄欠乏や低コレステロールが関与している可能性がある。鉄欠乏が関与していると考えられる理由には、①パーソナリティ障害が女性に多いこと、②ただし50歳を過ぎると症状は目立たなくなること、③鉄の補充により衝動行為や焦燥感、慢性的な抑うつ気分が緩和することなどがあげられる。炎症による鉄の利用障害がある場合は、抗炎症対策も大切。

コレステロールはリポたんぱく質。仮に脂質をふやさなくても、アミノ酸やたんぱく質をしっかり摂取すると、コレステロールは適正値になってくる。

P.140 パニック障害の C子さん

たんぱく質代謝と脱水

パニック発作が出やすくなる背景に、鉄欠乏、血糖調節障害、ビタミンB群の不足、たんぱく質代謝の低下などの栄養学的な問題が関与しているかもしれない。これらを解決することが、回復力（レジリエンス）の向上につながると考え、本例では結果として断薬に至った。また、総たんぱくの値がよくても、実際にはたんぱく質が足りない場合がある。たんぱく質代謝の低下（ビタミンB群やたんぱく質の不足）で、やや脱水傾向となり、血液中の成分が濃くなり、総タンパクの値が高めに出ることがある。食事日記や症状、他の検査数値と併せて判断するとよい。

〈月経過多と漢方薬〉

月経過多に伴う鉄不足には漢方薬も積極的に併用。本例では芎帰膠艾湯（きゅうききょうがいとう）で経血量が適正化された。

P.150 幻覚妄想状態の D子さん

ナイアシン療法

統合失調症は再発をくり返すことで、不可逆的に精神的または社会的な機能低下が起こりうる慢性疾患。そのため、再発防止のために必要最小量の抗精神病薬は服用していたほうがよいと考えられている。本例では、初めての幻覚妄想状態が薬でいったん消失したが、自己判断で中止したため再燃。本人と家族の強い希望で、入院中にナイアシン療法を試み、低糖質食、鉄やビタミンB群の補充も行った。抗精神病薬なしで、以後再発していないため、本例の診断は統合失調症ではなく急性一過性精神病性障害としている。

〈腸管と薬の吸収〉

「私たちの体は食べたものでできているのではない。腸で吸収されたものでできている」。早食い・ながら食いなどの咀嚼不足や低胃酸が原因で、食物が未消化のままだと、食事も身にならない。薬も同様に、服用量で血中濃度が決まるのではなく、腸管の状態で吸収率は変わる。腸管から血管内に、薬や栄養を輸送するのは、たんぱく質だが、腸管に炎症があると、ダメージを受けて、薬などの吸収率が低下する可能性がある。統合失調症の人は、腸管の状態が悪いことが多く、飲んだ薬が適切に吸収されている保証はない。筋肉注射や舌下投与等の〝腸管を介さない経路〟での投薬が、減薬・副作用軽減・症状安定につながることがある。

P.158 大人のADHD疑いの E子さん

栄養障害と ADHD様の症状

ADHDは、注意力欠如または衝動性や多動性を特徴とする発達障害で、病態はいまだに解明されていない。子どものころから症状があり、それが大人になっても継続する場合、大人のADHDと呼ぶ。本例は、子どものころには症状が目立たなかったため、ADHDとは診断していない。栄養学的な問題を解決し、ADHD様の症状が改善した。

〈AST／ALTとビタミンB6不足〉

日本では、AST／ALT（GOT／GPT）低値がB6不足の参考となるが、微細な肝機能障害を見逃す可能性がある。諸外国では、AST／ALTを精緻に測るため、AST／ALTの補酵素であるB6が血液検査の試験管に添加されている。日本では、添加されていないため、AST／ALTは本来の値よりも低く出るが、B6不足の参考となる。少なくとも、ALTが1ケタの人は、B6が不足していると考え、食事を見直し、たんぱく質・B群をしっかり摂取したほうがよい。

P.166
産後うつの
F子さん

妊娠出産と精神症状

母体と胎児の心身の健康に、鉄は必須。産後のうつ状態は、まず鉄不足を疑う。鉄不足の人ほど、鉄不足による粘膜の代謝障害のため、鉄が胃腸にさわって飲めない。その場合、胃腸にやさしいヘム鉄や、人参養栄湯（にんじんようえいとう）などの漢方を積極的に活用するとよい。本例のように、第一子を出産後、精神症状が出始め、第二子出産後に重度の精神症状があらわれる人がいる。低フェリチンでの妊娠は、胎児の中枢神経系の発達に影響を与える可能性が高い。母と子の心身の健康のためにも、妊娠前に、フェリチンは最低50ng／ml以上にしておきたい。

P.176
子どもの発達障害の
G太くん

グルテン＆カゼインフリー

グルテン（小麦など）やカゼイン（牛乳などの乳製品）を抜くことで、自閉症スペクトラムの一部の症状が緩和した例。子どもは給食のない夏休みを活用し、厳格に3週間抜いてみて、症状に変化があるかを確認するとよい。変化がある場合は、日常の食生活でなるべく控えたほうが、精神症状は安定すると考えられる。自閉症スペクトラムだけでなく、一部の統合失調症や躁うつ病にも、グルテンやカゼインが精神症状に影響しているとの報告がある。

P.184
気分変調症の
H子さん

炎症に伴う鉄の利用障害

軽度の抑うつ状態にもかかわらず、抗うつ薬が効果不十分で精神科薬が多剤になっている難治例は多い。本例では、炎症に伴い鉄がうまく使えないことが一因と考え、食事栄養指導や漢方治療を行った結果、症状も劇的に改善し減薬にもつながった。抗炎症対策には、柴胡（さいこ）剤、芩連（ごんれん）剤などの漢方も活用。

〈隠れ脂肪肝と中性脂肪〉

見た目がやせていても、糖質過多やカロリーオーバーによって脂肪が肝臓にたまっている人がいる。ＡＳＴよりＡＬＴが高く、中性脂肪（ＴＧ）が高い場合に、隠れ脂肪肝の可能性がある。中性脂肪が60～100mg／dℓくらいになるように、低糖質の食事指導を行っている。脂肪肝は小さな炎症の原因となり、鉄の利用障害にもつながるので注意。逆に、中性脂肪が低い場合は、カロリーやたんぱく質が不足している可能性がある。1回の食事量が少ない場合や、低血糖の時間が長い場合は、間食をすすめている。糖質ではなく、枝豆やナッツ類など「たんぱく質や脂質による間食（おやつ）」で、低血糖は緩和してほしい。

伝えたいこと

鉄欠乏女子（テケジョ）

本書での「鉄欠乏」とは、「鉄不足（足りない）＋鉄の利用障害（炎症で運べない、吸収できない）」、つまり、体の必要なところに鉄を届けられずに欠乏している状態をさす。本書ではこのように鉄代謝に問題がある女性を〝テケジョ〟「鉄欠乏女子」と名づけた。1000人以上に鉄治療を行い、多くの人が劇的に改善したが、鉄を飲むだけでよくなる人はラッキー。鉄治療のポイントは、単に鉄の補充ではなく、背景にある小さな「炎症」を改善すること。炎症は腸管にあることが多い。そのため、鉄欠乏の治療は「腸管をととのえること」がとても重要となる。

精神科治療は〝総力戦〟

躁うつ病や統合失調症などの精神疾患は、いまだにメカニズムや完治の方法は解明されていない。そのため、現時点では精神科治療は〝総力戦〟だと考える。よくなる可能性があること、回復力（レジリエンス）の向上につながることは、積極的にとり入れたい。薬だけでなく体質改善に向けた多面的なアプローチが大切である。

栄養でレジリエンス向上

レジリエンスとは回復力・自己治癒力の意味。ストレスに強い体質にして、減薬や再発予防につなげたい。父が鍼灸師で幼いころから東洋医学に慣れ親しんできた。今も大学の東洋医学科で「体質改善」や「バランス」を重視した漢方外来を続けている。医学の父ヒポクラテスが「汝（なんじ）の食事を薬とし、汝の薬は食事とせよ」という格言を残した。薬食同源、「メンタルヘルス対策は、まずは食事から」と考えている。食事・栄養・漢方の工夫で、回復力を高める「精神科治療のパラダイムシフト」をめざしている。

ピースへの思い

心の不調が原因で亡くなる患者さんを何人も経験した。苦しむ人を一人でも多く救いたい、自殺者を減らしたいという思いで、食事・栄養・漢方もとり入れ、総力戦で臨床を行っている。症例のマンガの最後は私のピース。ピースをすると、誰もが笑顔になるため、いつも講演会などで記念写真を撮るときは、みんなでピース。一人でも多くの人が心の不調から解放され、笑顔になってほしいという思いが込められている。

食事日記をつけよう

ココロの不調回復のための最初のステップは、
自分がどんな食事をしているかを客観的に知ることです。
まずはきょうから食事日記をつけ始めましょう。
きっと新しい発見があるはずです。

食事日記のつけ方

- 食べたものをすべて記入します。
「あめ2つ」「ジュース1杯」などの間食も必ず。
- 「その他」のところには、体重、体温、
体の変化、排便の様子などを自由に記入。
- 1週間単位で食事内容を見直し、
「糖質が多い」「たんぱく質が少ない」

などを次週に生かしましょう。

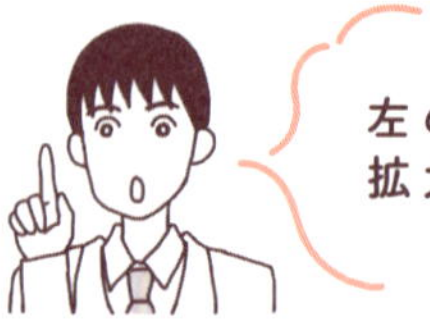
左のページを
拡大コピーして使ってね

食事日記の例

	朝食	昼食	夕食	間食	その他
5/15	トースト1枚 サラダ ゆで卵1つ	おにぎり 2つ 野菜のお惣菜1つ シュークリーム 1つ	ミートスパゲティ サラダ・チーズ 赤ワイン1杯	コーヒー2杯 アイスクリーム1つ	55.3kg 35.8℃ 軟便(2回) 朝は頭がぼんやり

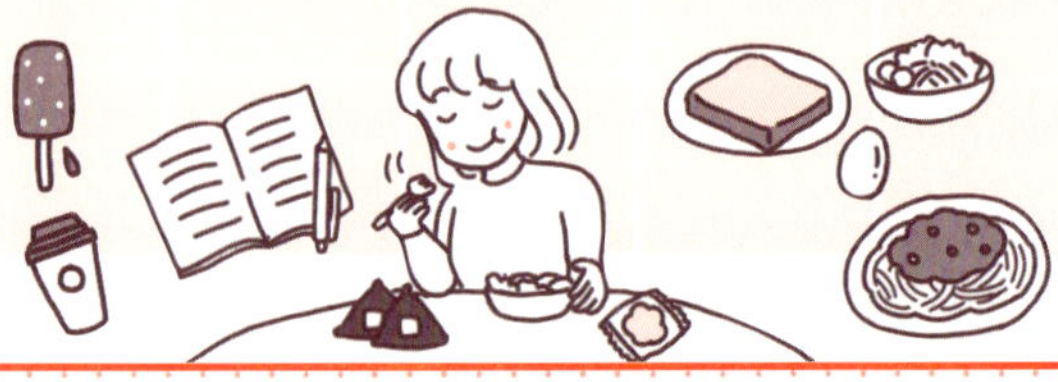

	朝食	昼食	夕食	間食	その他
／					
／					
／					
／					
／					
／					
／					

あとがき

健診に栄養学的な視点を

疾患の予防と医療費削減のためには、栄養学的な視点をとり入れた新しい健診システムの構築が必要です。健康診断の血液検査が、参考基準値内であれば大きな病気がないことは確認できますが、栄養学的視点も添えたほうが、健康診断の意義は深まります。貧血の有無はヘモグロビンでわかりますが、貧血まで至らない鉄欠乏を正しく把握するためには、フェリチンの健診項目必須化が必要です。私自身、企業で産業医をしていますが、うつ状態で相談に来る女性の多くは、〝テケジョ〟鉄欠乏女子です。産業医がストレスチェックのアンケートに加えて、血液検査結果から栄養学的なアドバイスをすることで、心の不調の予防や改善が期待できます。現在の早期発見・早期薬物治療から、早期発見・早期栄養指導へのシフトが望まれます。

「栄養精神医学」の構築

うつ病の診断は、身体的な問題による抑うつ状態を除外する必要があります。しかし実際は、身体的問題の一部である栄養学的問題が十分に考慮されていません。「メンタルヘルスは食事から」。ココロの不調者の症状緩和や減薬のためには、精神科医が食事や栄養の観点から治療する〝栄養精神医学〟を深めていくことが必要です。食や栄養や腸管に関心の高い精神科医を中心に、2016年に「日本栄養精神医学研究会」を発足し、定期的に研究会を開催しています。一人でも多くの精神科領域の医療関係者が、精神疾患で苦しむ人々の症状緩和や減薬に、栄養面からもとり組んでほしいという思いで活動を続けています。

みんなで力を合わせて

栄養療法や漢方・食事について、多くの先生がたから学ばせていただきました。深く感謝申し上げます。この本は、食事・栄養・漢方からのアプローチを積極的にとり入れた精神科臨床の工夫について書いたものです。医学的根拠が十分ではない箇所もあり、今後多くの先生がたとの検証が必要ですが、劇的に回復する例もあるため、精神科診療の一助となり、一人でも多くのかたの心の健康につながれば幸いです。

わが国では、毎年約1万人のかたが心身の不調が原因で自殺しています。いまの精神医学に栄養学的視点をとり入れることが、私のライフワークです。食や栄養に関する国の政策や指針を理想的な方向へ変えていきたい。この壮大な思いは、私ひとりの力で成し得ることではありません。志を共にする医療関係者のかたがたはもちろん、一般の皆さんのお力が必要です。精神疾患で苦しむ人や自殺者を一人でも減らすために、周りのかたに、食や栄養の大切さを広めていただければと思います。力を貸してください。いっしょに頑張りましょう。

2017年10月　奥平　智之

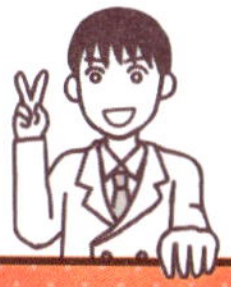

奥平 智之

おくだいら・ともゆき

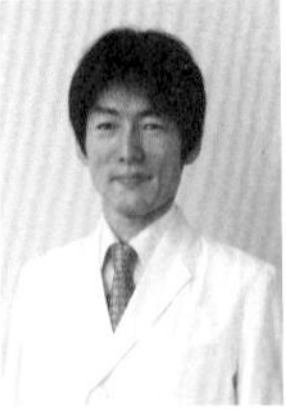

医療法人山口病院 精神科部長（埼玉県）
東京女子医科大学東洋医学研究所 非常勤講師（漢方外来）

「メンタルヘルス（心の健康）は食事から」をモットーに個々の体質や病態に合わせ、食を中心に栄養や漢方をとり入れた治療・減薬を実践している栄養療法&漢方専門の精神科医。食や腸管の重要性、血液検査などによる栄養解析、体質改善、減薬方法などについて全国で講演を行っている。日本栄養精神医学研究会会長（www.j-np.net）、食事栄養療法倶楽部代表、埼玉メンタルヘルス交流会会長、埼玉/東京若手漢方医会代表、日本うつ病学会評議員・双極性障害委員会フェロー、日本精神科救急学会評議員、日本心身医学会代議員、認知症専門医指導医、精神鑑定、産業医など。

STAFF

装丁・本文デザイン	細山田光宣　南 彩乃 （細山田デザイン事務所）
表紙・本文イラスト・マンガ	いしいまき
人物撮影	佐山裕子 （主婦の友社写真課）
構成・マンガ脚本	神 素子
制作・広報協力	田原眞紀
編集担当	近藤祥子（主婦の友社）

参考文献

『EBM漢方第2版』寺澤 捷年、喜多 敏明、関矢信康
『漢方学舎 実践編1臨床カンファレンス実体験』大野 修嗣
『2週間で体が変わるグルテンフリー健康法』溝口徹
『江部康二の糖質制限革命』江部康二
『いちばんやさしいケトジェニックダイエットの教科書』白澤卓二
『ケトン体が人類を救う』宗田哲男
『糖質制限で子どもが変わる！三島塾レシピ』三島学 監修・江部康二
『ヒューマン・ニュートリション第10版』医歯薬出版株式会社

マンガでわかる ココロの不《ふ》調《ちょう》回《かい》復《ふく》 食《た》べてうつぬけ

平成29年12月10日　第1刷発行
平成30年 3 月10日　第4刷発行

著者　奥平智之《おくだいらともゆき》
発行者　矢崎謙三
発行所　株式会社主婦の友社
〒101-8911
東京都千代田区神田駿河台2-9
☎03-5280-7537（編集）
☎03-5280-7551（販売）
印刷所　大日本印刷株式会社

ISBN978-4-07-426816-0

■本書の内容に関するお問い合わせ、また、印刷・製本など製造上の不良がございましたら、主婦の友社（電話03-5280-7537）にご連絡ください。
■主婦の友社が発行する書籍・ムックのご注文は、お近くの書店か主婦の友社コールセンター（電話：0120-916-892）まで。
＊お問い合わせ受付時間　月～金（祝日を除く）9:30～17:30
主婦の友社ホームページhttp://www.shufunotomo.co.jp/